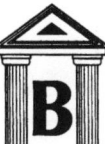

Guntram Knapp

Angst und Depression

Grundformen und Pathologie

Verlag Wissenschaft & Praxis

Die Deutsche Bibliothek – CIP-Einheitsaufnahme

Knapp, Guntram :
Angst und Depression : Grundformen und Pathologie / Guntram Knapp
– Sternenfels : Verl. Wiss. und Praxis, 2000
   ISBN 3-89673-091-6

ISBN 3-89673-091-6

© Verlag Wissenschaft & Praxis
Dr. Brauner GmbH 2000
D-75447 Sternenfels, Nußbaumweg 6
Tel. 07045/930093 Fax 07045/930094

Alle Rechte vorbehalten

Das Werk einschließlich aller seiner Teile ist urheberrechtlich geschützt. Jede Verwertung außerhalb der engen Grenzen des Urheberrechtsgesetzes ist ohne Zustimmung des Verlages unzulässig und strafbar. Das gilt insbesondere für Vervielfältigungen, Übersetzungen, Mikroverfilmungen und die Einspeicherung und Verarbeitung in elektronischen Systemen.

Printed in Germany

Inhalt

VORWORT 8

EINLEITUNG 9
    Die Frage nach dem Grund von Angst und Depression...................9
    Was ist Philosophische Anthropologie?...14
    Konkrete Anthropologie..16

I. TEIL: ALLGEMEINE BESCHREIBUNG VON ANGST UND DEPRESSION IM RAHMEN DER KONKRETEN ANTHROPOLOGIE

1. **PHÄNOMENOLOGIE UND PSYCHOANALYSE**......................21
2. **NATURALISTISCHE THEORIEN ZU ANGST UND DEPRESSION**..31
    2.1 Das Menschenbild der Biologie...31
    2.2 Annäherung an Begriffe der Konkreten Anthropologie 36
    2.3 Der Zusammenhang zwischen Angst, Depression und 'Leben' .41
3. **STRUKTUREN KONKRETEN LEBENS**......................................43
    3.1 Seinsübernahme..46
    3.2 Seinsübernahme im Verhältnis zur Natur.................................48
    3.3 Seinsübernahme im Verhältnis zu anderen 50
    3.4 Seinsübernahme im Selbstverhältnis...51
    3.5 Angst – Depression und Seinsübernahme................................53
4. **DIE STRUKTUR DES VERSTEHENS**...57
    4.1 Leben (menschliches Sein) als verstehender Weltaufenthalt.......57
    4.2 Verstehen im Zusammenhang mit Seinsübernahme.................58
    4.3 Das lebenspraktische Wissen...59
    4.4 Verstehen und lebenspraktisches Wissen.................................61
    4.5 Verschiedene Verstehensarten 62
    4.6 Irrationale Angst und Primäres Verstehen...............................64
        4.7.1 Angst vor Dunkelheit 65
        4.7.2 Eine Messerphobie 68
        4.7.3 Eine Bakterienphobie 73
    4.8 Gibt es beim Menschen 'biologische' Angst ?...........................76

5. STIMMUNG I ... 79
- 5.1 Der Erschließungscharakter von Stimmung ... 79
- 5.2 Beschreibung der depressiven, gehobenen und ängstlichen Stimmungen im Zusammenhang mit Lebensbewältigung ... 82

6. STIMMUNG II ... 91
- 6.1 Affirmative Gestimmtheit als Vorbedingung für 'Leben', Langeweile und Apathie ... 91
- 6.2 Die Anaklitische Depression und die 'affektive Zufuhr' bei René Spitz ... 99
- 6.3 Die Dimension von Aufgehobenheit ... 102
- 6.4 Primärer Narzißmus ... 107

7. VERSCHIEDENE BEREICHE VON AUFGEHOBENHEIT ... 117
- 7.1 Getragen-Sein. Versorgtheit. Vertrauen. Anerkennung ... 117
- 7.2 Versorgtheit ... 119
- 7.3 Vertrauen ... 120
- 7.4 Anerkennung ... 123
- 7.5 Struktureller Mangel im Bereich von Aufgehobenheit. Vernichtungsangst ... 126

8. DER BEGRIFF DES SELBST ... 129
- 8.1 Selbstgefühl und 'Identität' ... 129
- 8.2 Die Verfassung des Selbst ... 136
- 8.3 Die Konstitution des Selbst ... 138
- 8.4 Das kreatürliche (leibliche) Selbst ... 139

II. TEIL: DIE DEPRESSIVE DISPOSITION

9. DIE DISPOSITION ZUR DEPRESSION ... 147
- 9.1 Begriffsbestimmung von 'depressiv' ... 147
- 9.2 Der typologische Aspekt ... 148
- 9.3 Der Begriff der Disposition ... 150
- 9.4 Das Phänomen der Polarität ... 151

10. DEPRESSIVE DISPOSITION UND LEBENSBEWÄLTIGUNG I ... 155
- 10.1 Ordnung und Regellosigkeit ... 155
- 10.2 Altruismus und Egoismus ... 158
- 10.3 Schuld, Schuldgefühl, Gewissen ... 161

10.4 Selbstdestruktion und das Recht auf Leben 167

11. DEPRESSIVE DISPOSITION UND LEBENSBEWÄLTIGUNG II 171
11.1 Depressives Leiden an der Vergänglichkeit 174
11.2 Depressives Leiden an Unvollkommenheit 175
11.3 Depressives Leiden an der Individuation 179
11.4 Das unterschwellige depressive Belastungssyndrom 182

III. TEIL: DIE PSYCHOTISCHE ABWANDLUNG IN DER ENDOGENEN DEPRESSION

12. ENDOGENE DEPRESSION I (MELANCHOLIE, ZYKLOTHYMIE, BIPOLARE DEPRESSION) 183
12.1 Begriffsbestimmung und Stellenwert in der Psychiatrie............183
12.2 Der Symptomkatalog der Endogenen Depression......................189

13. ENDOGENE DEPRESSION II. DIE PSYCHOTISCHE ABWANDLUNG ALS GRENZÜBERSCHREITUNG 195
13.1 Belastung, Belastungstoleranz und die Grenzen des Menschen 195
13.2 Endogene Depression als Folge grenzüberschreitender Belastung 197
13.3 Spezifische Depressionsformen...203
13.3.1 Depressionen im Zusammenhang mit Wohnungswechsel........204
13.3.2 Schwangerschaftsdepression.................................207
13.3.3 Klimakterische Depression...................................210

14. ZUSAMMENFASSUNG UND ABSCHLIEßENDE BETRACHTUNG 213

LITERATUR..221

INDEX 224

Vorwort

Vorliegende Abhandlung ist die bearbeitete Fassung verschiedener an der Ludwig-Maximilians-Universität in München gehaltener Vorlesungen. Diese Vorlesungsreihe, die ihren Schwerpunkt in der von mir entwickelten Konkreten Anthropologie hatte, begann im Wintersemester 1993/94 mit dem Titel "Angst und Depression in anthropologischer Sicht".

Den Studenten/innen danke ich für ihre aus Diskussionsbeiträgen, Fragen und Kritik hervorgegangenen Anregungen.

Mein Konzept einer Konkreten Anthropologie enstammt einerseits einer kritischen Auseinandersetzung mit der philosophischen Tradition und der Theorie der Psychoanalyse, andererseits meiner langjährigen praktischen Tätigkeit als Psychoanalytiker im Umgang mit meinen Patienten/innen, die mir ständig das 'menschliche Leben' in seiner Eigenart vor Augen führten. Ihnen schulde ich besonderen Dank.

Polling, August 2000

Einleitung

Die Frage nach dem Grund von Angst und Depression

Menschen haben vor vielem Angst: Angst vor körperlicher oder psychischer Verletzung, Verlust von Vermögen und Besitz, Verlust des Arbeitsplatzes, Verlust nahestehender Personen, schließlich Angst, das Leben als solches zu verlieren. All dies beeinträchtigt Leben und verursacht Schmerz und Leid. Angst scheint sich hier von selbst zu verstehen als lebensdienliche Warnung vor Gefahr.

Viele Formen aber zeigen diesen lebensdienlichen Aspekt von Angst nicht. Sie lassen sich vier Bereichen zuordnen. Im ersten sind Gefahren für Leib und Leben zwar vorstellbar, in der konkreten Situation existieren sie aber nicht, oder ihr Eintreten ist unwahrscheinlich. Verletzungen und Unfälle können Leben beeinträchtigen, Verlust von Vermögen ist möglich und der Tod von Angehörigen denkbar. Die Angstbereitschaft zahlreicher Menschen ist jedoch der jeweils bestehenden Bedrohung nicht angemessen und sie erweist sich – rational betrachtet – als unbegründet. So ist die Angst, bei einem Flugzeugabsturz ums Leben zu kommen in einem gewissen Sinn berechtigt, denn die potentielle Gefahr wird durch Statistiken belegt. Gleichzeitig zeigen diese aber die große Unwahrscheinlichkeit eines Absturzes. Menschen mit Flugangst messen diesem unwahrscheinlichen Fall einen derart hohen Wirklichkeitswert zu, daß sie kein Flugzeug besteigen oder große Ängste ausstehen, wenn sie es tun. Auch Ängste, die sich auf mögliche Beeinträchtigung von Gesundheit richten, zeigen ein ähnliches Bild. Es handelt sich dabei bevorzugt um Angst vor schweren Erkrankungen (Krebs, Aids), bei denen ohne ersichtlichen Grund angenommen wird, die Krankheit sei bereits eingetreten und führe unaufhaltsam zum Tod. Manche Ängste richten sich auch auf gesunde Lebensfunktionen. Die Menschen haben dann Angst, zu ersticken, nicht schlucken zu können oder Angst, das Herz könnte aufhören zu schlagen, ohne daß dafür ein organischer Defekt nachweisbar wäre.

Im eben genannten Bereich gibt es rational begreifbare Gefahrenmomente, die Angst ist hier aber unbegründet, weil aktuell keine Gefahr besteht. In einem zweiten, ebenfalls umfangreichen Bereich ist dies jedoch nicht mehr der Fall. Bei der Angst vor kleinen Tieren, Spinnen, Käfern, Würmern, kann man nicht mehr von einer realen Bedrohung sprechen. Kennzeichen der *Phobien* sind *irrationale Ängste;* sie haben erhebliche Behinderungen des Lebens zur Folge. In der Psychiatrie werden die Phobien mit eindrucksvollen griechischen Namen belegt. Freud sagt, ihre Aufzählung würde wie die der ägyptischen Plagen klingen, nur daß ihre Anzahl weit über die zehn hinausginge. Warum haben Menschen Angst, einen öffentlichen Platz zu betreten (Agoraphobie) oder Angst, in eine U-Bahn einzusteigen oder einen Lift zu benützen (Klaustrophobie) ? Warum macht ihnen der Anblick spitzer Gegenstände Angst (Aichmophobie) und warum geraten sie in Panik, wenn ihnen ein harmloses Tier wie eine Maus über den Weg läuft (Theriaphobie) ? Man könnte die Aufzählung fortsetzen und zeigen, daß irrationale Ängste nicht nur in der Pathologie zu Hause sind. Auch 'Normale' haben solche Ängste. Überdies gibt es im Normalbereich Ängste, bei denen das Befürchtete zwar bekannt, ihre Ursache jedoch nicht leicht begreifbar ist. Das weite Feld der Versagensängste ist dafür ein Beispiel: Prüfungsangst, Autoritätsangst, Angst vor Beschämung, Angst vor Impotenz usf. Ebenso diejenige Form von Eifersucht, deren Motiv auf der Angst vor phantasierten Rivalen beruht: Angst, daß einen der Partner verrät, verläßt, betrügt, ohne daß der geringste Anlaß dafür bestehen muß. Ein weiteres Beispiel ist die übermäßige Angst vor Bakterien, vor Schmutz, vor Berührung mit ungereinigten Gegenständen. Es gibt aber auch eine Form von Angst, bei der das Eintreten von Angst überhaupt befürchtet wird (Phobophobie) und schließlich Ängste, für die es gar keinen Anlaß gibt. Die Menschen befinden sich hier in einem ständigen Angstzustand. Dabei erscheinen Welt und Menschen insgesamt als bedrohlich.

In einem dritten Bereich finden wir Angstformen, bei denen es sich geradezu umgekehrt verhält. In diesem Fall gibt es faktische Anlässe für Angst, eine adäquate Reaktion bleibt aber aus. Selbst in lebensbedrohlichen Situationen zeigen Menschen gerade das nicht, was man erwarten müßte: Angst. Handelt es sich hier um Verdrängung von Angst ? Gäbe es verdrängte Angst, würde sich das Problemfeld noch erheblich erweitern, denn die Angst träte manifest gar nicht in Erscheinung. Sie wäre nur in anderen Erscheinungsformen zu erkennen. Zweifellos gibt es Phänomene, bei denen Angst beiseite geschoben wird, weil das Wahrnehmen und Akzeptieren eines schmerzlichen Ereignisses dem betreffenden Menschen unerträglich sind. So kommt es vor, daß die Diagnose einer lebensbedrohlichen Krankheit jemanden nicht zu adäquaten lebensrettenden Maßnahmen veranlaßt. Er ignoriert vielmehr ärztliche Anweisungen und Behandlung, weil dies die Bestätigung der Erkrankung bedeuten würde. Bei den als 'kontraphobisch' bezeichneten Verhaltensweisen wiederum wird angenommen, daß Menschen unerträgliche und chronische Ängste durch gegenläufige Verhaltensweisen kompensieren. So kann sich jemand vor der ihm selbst unbewußten Angst vor Absturz schützen, indem er hohe Berge besteigt und sich somit beweist, daß er gegen Abstürze gefeit ist. Er oder sie ist allerdings dazu verurteilt, immer wieder waghalsige Touren zu unternehmen, denn die Angst kann auf diese Weise nicht endgültig eliminiert werden. Analoges gilt für viele Angstmöglichkeiten.

In einem vierten Bereich geht es um die Eigenart psychotischer Ängste. Hierbei ist den Menschen allzugut bekannt, wovor sie Angst haben. Sie sagen, es verfolge sie jemand, der es darauf abgesehen habe, sie zu schädigen oder gar zu töten. Dieser Jemand kann eine phantasierte Gestalt, eine bestimmte Person des näheren oder weiteren sozialen Umfelds sein, auch eine Institution. Für die Überzeugungen der Betroffenen findet sich jedoch in der Realität wenig oder überhaupt kein Anhalt. Die Verfolger sind entweder erfunden, oder es werden realen Personen diese bedrohlichen Eigenschaften grundlos zugeschrieben.

Auch bei der Depression gibt es vieles, das Kummer verursacht und Anlaß zu Trauer gibt. Unter depressiv verstehe ich (in Annäherung an den Sprachgebrauch) zunächst eine Bezeichnung für verschiedene Erlebens- und Verhaltensweisen wie traurig, bekümmert, bedrückt, niedergeschlagen, lustlos, hoffnungslos, usf. und unter Depression einen Oberbegriff. Wenn hier nach dem Anlaß gefragt wird, so trifft man auf ein ähnliches Bild wie bei der Angst: Verlust oder Beeinträchtigung in ihren vielfältigen Formen stehen auch hier an erster Stelle. Einen Unterschied scheint es im Zeitverhältnis zu geben und auch die Trauer ist ein Phänomen, das es im Angstbereich nicht gibt. " In der Angst fürchten wir einen kommenden Verlust, in der Depression trauern wir um einen, der bereits eingetreten ist". Diese Aussage des Psychoanalytikers Karl Abraham trifft zwar für viele Fälle zu, aber nicht für alle. Analog zur Angst werden auch bei der Depression künftige Verluste als bereits eingetretene erlebt und dies auch dann, wenn kein Anlaß dazu besteht. Trauer wiederum hat nicht nur ein Gesicht. Sie kann ein hilfreicher Prozeß sein, mit dem Menschen sich von Verlorenem trennen und damit wieder frei werden für neue Möglichkeiten. Sie kann aber auch in Gestalt endlosen Jammerns um das Verlorene auftreten. Bei der Angst vor zukünftigen Möglichkeiten von Verlust und Beeinträchtigung gehen Angst und Depression ein auf den ersten Blick verwirrendes Doppelspiel ein. Erst wird etwas befürchtet, das in Zukunft eintreten könnte, dann wird das Zukünftige in die Gegenwart verlegt und als bereits existent angenommen, was wiederum die Depression auslöst.

Analogien zur Angst finden sich auch bei der Verdrängung. Menschen, von denen man erwarten könnte, daß sie Kummer haben und niedergeschlagen sind, geben sich fröhlich und aktiv. Gegenläufige Verhaltens- und Erlebensweisen treten hier wie dort als Kompensation auf. In der Psychologie gelten Arbeitseinsatz und pausenlose Beschäftigung als Abwehr gegen Depression. Diese Formen werden in der Fachsprache als *larvierte Depression* oder als *depressio sine depressione* bezeichnet.

Psychotische Formen von Angst gibt es auch bei der Depression. Hier handelt es sich um Ängste ohne realen Anhalt. Sie kreisen in der Regel um drei wiederkehrende Themen. *Angst vor Verarmung* (Existenzangst), *Angst vor Krankheit* (Hypochondrie) und *Angst vor Verfehlung* (Schuldangst). In der Existenzangst wird befürchtet, daß die Mittel zum Lebensunterhalt nicht mehr zur Verfügung stehen könnten, obwohl dafür wenig oder gar kein Anlaß bestehen muß. Die unerschütterliche Überzeugung, daß diese Situation eintritt oder bereits eingetreten ist, wird hier zum Depressionsanlaß. Bei hypochondrischer Angst ist es die Gewißheit der Erkrankung, die – ebenfalls unbegründet – die Depression in Gang setzt. Angst vor Verfehlung hat zwar oft einen realen Anlaß, betrifft aber meist Dinge, die weit in der Vergangenheit zurückliegen oder sie bezieht sich auf belanglose Vorkommnisse, wie etwa einen Obstdiebstahl oder eine erotische Berührung in der Kindheit. Aber auch die kleinste tatsächliche Verfehlung in der Gegenwart gerät zum Beweis für grundsätzliche Verderbtheit, für eine Art Totalschuld. Der Depressive fühlt sich schuldig am Unglück nahestehender Personen, selbst am Elend der ganzen Welt.

Die *bipolare Depression* (manisch-depressive Psychose) schließlich bietet ein besonders eindrucksvolles Erscheinungsbild. Hier schlägt die Symptomatik der schweren Depression wie totale Niedergeschlagenheit, Antriebslosigkeit, vitale Gehemmtheit, Selbstverurteilung, Zurückgezogenheit und Verschlossenheit bei ein und demselben Menschen in die manische Symptomatik um, die ein merkwürdiges Gegenbild zur Depression darstellt: Euphorie, gesteigerter Antrieb, Hemmungslosigkeit auf vielen Gebieten, Selbstüberschätzung und übermäßige Aufgeschlossenheit.

Eine anhaltende depressive Stimmung (Schwermut) hat zur Folge, daß die Schattenseiten des Lebens in den Vordergrund rücken. Beeinträchtigung, Verlust, Vergeblichkeit, Scheitern und Tod erhalten dabei ein Schwergewicht. Die depressive Stimmung tritt nicht selten in Form einer grundsätzlichen Einstellung auf, einer Charaktereigenschaft vergleichbar, womit der gesamte Lebensstil und der Lebensablauf einen depressiven Unterton erhält.

Depressive Weltsicht findet sich auch in Werken von Dichtern und Schriftstellern. Eine depressive Auslegung gibt es selbst in der Philosophie. Bei Schopenhauer, der ein besonders anschauliches Beispiel bietet, stehen nahezu allein die Schattenseiten des Lebens im Vordergrund. Sein Pessimismus gipfelt in einer Absage an das Leben und einem ethischen Postulat der Lebensverneinung.

Die Frage nach dem Grund der vielfältigen, teilweise merkwürdigen Formen von Angst und Depression ist das Thema dieser Arbeit. Sie ist eine andere als die nach einzelnen, empirisch feststellbaren Ursachen und richtet sich auf die menschliche Lebensform, die der Vielfalt und der Eigenart dieser Phänomene zugrunde liegt. Angst und Depression haben offenbar einen zentralen Stellenwert im menschlichen Leben und beeinflussen dieses auch dann, wenn sie in nicht behandlungsbedürftiger Form auftreten. Es handelt sich um eine philosophische Frage.

Menschliches Leben ist offenbar ganz allgemein davon bestimmt, daß es etwas zu verlieren hat. Gäbe es die Möglichkeit von Verlust und Beeinträchtigung nicht, so gäbe es auch keine Anlässe zu Angst und Depression. Möglichkeiten sind beim Menschen aber immer 'verstanden', d.h. interpretiert. Aus diesem Grund können Anlässe zu Bedrohung auf sehr verschiedene Weise gesehen werden. Sie können adäquat oder unadäquat eingeschätzt, sie können uminterpretiert und sie können frei erfunden werden. Ebenso können sie ignoriert werden, wenn sie real vorhanden sind. Richtige Einschätzung von Gefahr und adäquate Interpretation von Verlust sind für die Lebensbewältigung in individueller und kollektiver Hinsicht von entscheidender Bedeutung. Für Fähigkeiten zum angemessenen Erkennen von Gefahr und Verlust sind viele Faktoren maßgebend, und eine lebensförderliche Bewältigung von Angst und Depression hängt ebenso von vielen Voraussetzungen ab, beispielsweise von Selbstsicherheit und Selbstvertrauen. Mit diesen Hinweisen ist bereits ein komplexes Feld von Zusammenhängen angesprochen, die alle auf die Seinsart 'Leben' verweisen. Aufklärung und umfassendes Verständnis dieser Zusammenhänge sind Ziel einer philosophischen Anthropologie.

Was ist Philosophische Anthropologie?

Anthropologie, Biologie, Psychologie und Soziologie sind Wissenschaftszweige, die sich mit einem Ausschnitt aus dem 'Leben' beschäftigen. In der Biologie ist es das natürliche Leben, in der Psychologie das seelische Leben, in der Soziologie das gesellschaftliche Leben. In einer Anthropologie wäre es das menschliche Leben. 'Mensch' kann aber vieles bedeuten. So gibt es eine Unterabteilung der Biologie, die Anthropologie genannt wird. Sie hat den Aufbau des menschlichen Skeletts und vor allem die Schädelformen zum Gegenstand und leistet für die Bestimmung prähistorischer Funde wichtige Beiträge. Die Feldforschung bei primitiven Stämmen nennt sich in angelsächsischen Ländern ebenfalls Anthropologie. Philosophische Anthropologie hat aber nicht einzelne Aspekte zum Gegenstand, sondern *menschliches Leben als solches*.

Angesichts des Fortschritts der empirischen Erkenntnisse über den Menschen ist heute die Auffassung weit verbreitet, Philosophie habe ausgedient, und Naturwissenschaft sei an ihre Stelle getreten. Die Einzelwissenschaften erzielen viele und immer neue Erkenntnisse. Laufend vermehrt sich der Wissensstand und er hat inzwischen unüberschaubare Ausmaße angenommen. Alle Forschungsgebiete werden kleiner, und viele Wissenschaftler kennen sich nur mehr in ihrem Spezialfach aus. Heisenberg hat diese Tendenz einmal mit dem Satz charakterisiert: "Wir wissen immer mehr von immer weniger".

Für eine ganzheitliche Sicht auf den Menschen können die Einzelwissenschaften nicht nur infolge einer Zersplitterung und Unüberschaubarkeit ihrer Ergebnisse wenig beitragen, sondern aus einem weit triftigeren Grund. Die Wissenschaften interessieren sich nicht für die Frage nach dem (ganzen) Menschen, weil sie diese Frage schon von vornherein beantwortet haben. So haben Biologen einen Begriff von 'Leben' und Psychologen einen von der 'Seele', bevor sie mit ihrer Forschungsarbeit beginnen. Ebenso hat der Mediziner einen Begriff 'Organismus' im Auge, bevor er Diagnosen stellt und Patienten behandelt. Mit all diesen Begriffen ist immer eine Auslegung des Menschen verbunden und dies auch dann, wenn diese Begriffe unreflektiert bleiben. Leitbegriffe sind zwar eine unabdingbare Voraussetzung für jede Einzelwissenschaft, sie gelten aber weithin als selbstverständlich und ihre Funktion einer Bestimmung menschlichen Seins wird nicht erkannt. Auch der Tatbestand, daß diese Begriffe kein Ergebnis naturwissenschaftlicher Forschung sind, sondern

Ideen mit einer meist langen Geschichte entstammen, wird wenig beachtet.

Gegenstand einer Philosophischen Anthropologie ist der Nachweis allgemeiner Wesensmerkmale der Lebensart Mensch. Mit dem Begriff eines 'Wesens' des Menschen verbindet sich die Vorstellung einer gleichbleibenden 'Natur', die dem historischen Wandel enthoben ist. Daraus entsteht der häufig vorgetragene Einwand, Wesensmerkmale würden eine überhistorische und transkulturelle Natur des Menschen voraussetzen, eine Annahme, die angesichts der Verschiedenheit der Kulturen und der historischen Veränderung unangebracht sei. Menschen würden sich eher dadurch auszeichnen, daß sie zu nahezu unbegrenzten Wandlungen fähig seien. Der Einwand berücksichtigt nicht, daß beide Möglichkeiten für menschliches Sein zutreffen. Historischer Wandel verändert zwar Erscheinungsformen, nicht aber Wesensmerkmale oder Strukturen. Würde sich menschliches Leben tatsächlich immer wieder von Grund auf ändern, könnten wir die Fakten der Menschheitsgeschichte gar nicht verstehen. Gäbe es nicht etwas allen Menschen Gemeinsames, könnte auch die Forschung u.a. keine menschlichen Grabstätten suchen und finden. Als Grab gilt ein Ort nicht nur, weil dort Skelettreste liegen, sondern weil die Grabstätte durch ihre Einrichtung und Anordnung Hinweise gibt auf Geburt und Tod, somit auf Anfang und Ende des Lebens. Gräber, die nach Osten und Westen ausgerichtet sind, zeigen überdies, daß auch die damaligen Menschen *Welt* verstanden und begriffen haben, daß die Sonne auf- und untergeht. Sie brachten die Himmelsrichtungen mit dem Weiterleben der Toten in einen Zusammenhang. Das Gemeinsame, das uns mit diesen Menschen verbindet, ist das menschliche Leben mit seinen Wesensmerkmalen. Das alles schließt nicht aus, daß unsere heutigen Vorstellungen von Geburt und Tod, von einem Weiterleben nach dem Tod und Bestattungen anders ausfallen, und daß sich unsere Vorstellungen von Himmel und Erde geändert haben. Entscheidend ist, daß es diese Dinge des Lebens noch immer gibt, in welch veränderter Gestalt sie heute auch erscheinen.

Unter der gegenwärtigen Vorherrschaft des 'Prozeßdenkens', nach dem alles auf Entwicklungsprozesse zurückgeführt wird, gelten schon Fragen nach gleichbleibenden Strukturen als verdächtig. Die philosophische Frage nach dem Menschen erscheint in dieser Sicht irrelevant und überholt. Dabei bleibt nicht nur unberücksichtigt, daß sich Wandel und Struktur nicht ausschließen, sondern auch ein menschliches Grundbedürfnis sind: um leben zu können, müssen Menschen ein Verständnis von sich selbst und ihrer Welt haben. Sie benötigen eine Orientierung in ihrer Welt und eine Vorstellung davon, welchen Platz sie in ihrem jeweiligen Weltgebäude einnehmen. Weltbilder haben keine bleibende Gestalt, denn auch sie sind dem historischen Wandel unterworfen. Das Bedürfnis nach einer Auslegung bleibt bestehen und erzwingt immer wieder neue Versuche, Welt und Mensch zu begreifen.

Konkrete Anthropologie

Der Gegenbegriff zu *konkret* ist *abstrakt*. Er leitet sich von abstrahere ab, was 'abziehen' bedeutet. Logisch gesehen muß man bei einem konkreten Gegenstand von sehr vielem absehen, um einen Allgemeinbegriff von ihm zu erhalten. Um zum Begriff Baum zu gelangen, muß von den vielen verschiedenen Baumarten (Eiche, Pappel, Birke), von dem jeweiligen Alter und Standort und von noch viel mehr abgesehen werden. Der individuell-konkrete Baum entzieht sich einer allgemeinbegrifflichen Erfassung. Das heißt zwar nicht, daß er nicht mit anderen Verstehensarten wie Dichtung und bildender Kunst 'gesehen' werden kann. Aber alle Wissenschaft und erst recht Philosophie ist auf Allgemeinbegriffe angewiesen. Was bedeutet dann der Begriff *Konkret*, wenn es sich um eine philosophische Betrachtung handelt?

Konkret bedeutet 'zusammengewachsen'. Beim konkreten Ding sind noch alle Eigenschaften, die es besitzt, vorhanden. Bestimmte Sichtweisen, die auf abstrakten Begriffen beruhen, können das konkrete Sein aber derart verdecken oder verstellen, daß dessen Eigenart nicht mehr ins Blickfeld tritt. Das ist ein Bedeutungsaspekt, den der Begriff *Konkret* hier erhält.

Die Verstellung des *konkreten* menschlichen Lebens läßt sich an zwei traditionellen Begriffen demonstrieren. Der eine Begriff entspringt der Metaphysik seit Platon und Aristoteles und betrifft die *Vernunft* oder den *Geist*. Der andere hat seine Wurzeln in der naturalistischen Sichtweise und der ihr entsprechenden Auslegung von Mensch und Welt und betrifft den Begriff der *Materie*.

In der metaphysischen Auslegung wird das Wesentliche des Menschen in die *Vernunft* verlegt, wobei Vernunft im Licht von (absolutem) *Erkennen* gesehen wird. In dieser Sicht muß von dem abgesehen werden, was der Mensch in Gestalt seines *leiblich-sinnlichen Lebens* auch noch ist. Im Altgriechischen gibt es drei Begriffe für 'Leben': *Psyche, Bios, Zoe*. Letzterer hat weitgehend die Bedeutung des heute üblichen biologischen Lebensbegriffes. *Bios* bezieht sich auf den Lebensablauf, meist im menschlichen Bereich (Biographie). *Psyche* dagegen bedeutet bei Aristoteles das Lebensprinzip, das die unbelebte *Materie* (Stoff) zum *Leben* bringt. Diese logische Gedankenfigur von Form und Materie ist ein Kennzeichen der Aristotelischen Philosophie. Innerhalb des Formprinzips 'Psyche' unterscheidet Aristoteles drei Stufen.

- Das Lebensprinzip von Wachstum und Ernährung – das Reich der Pflanzen – (anima vegetativa)
- Das Lebensprinzip von Empfindung und Selbstbewegung – das Reich der Tiere – (anima sensitiva)
- Das Lebensprinzip von verständiger Überlegung und Wahl – das Reich der Menschen – (anima rationale)

Die drei Stufen stehen in einem hierarchischen Verhältnis zueinander, wobei die jeweils höhere die untere übergreift. So verfügen Tiere über das Lebensprinzip von Wachstum und Ernährung, aber über das pflanzliche hinaus auch über das Prinzip von sinnlicher Wahrnehmung und der damit verbundenen Selbstbewegung. Beim Menschen wiederum ist das pflanzliche und tierische Lebensprinzip durch rationale Verständigkeit überhöht.

Das über diesen drei Stufen hinausgehende reine Vernunft-Denken betrifft die Fähigkeit, die reinen Formen (Ideen) des Seins zu 'erkennen' (reines Denken: noein, nous theoretikos, theoria). Diese Stufe ist unabhängig von Materie und Natur und gehört zum göttlichen Bereich. Durch die Vernunft hat der Mensch daran Anteil. Aristoteles bezieht sich mit diesem Konzept auf die schon ältere Idee eines Makro-Mikrokosmos und formuliert sie neu. Im hierarchischen Aufbau von Materie – Pflanze – Tier – Mensch – Gott sind – wie in einem kleinen Abbild – mikrokosmologisch im Menschen alle Stufen des Seins vereinigt.

Mit dieser Auslegung hat Aristoteles den Weg für die abendländische *Natur-Geist-Bestimmung* des Menschen eröffnet. Danach ist er einerseits Naturwesen und insofern dem materiellen Sein und dem außermenschlichen Leben vergleichbar. Andererseits hat er Anteil am Übernatürlichen – dem meta-physischen Bereich. Mit dieser Bestimmung ergab sich aber auch die Möglichkeit, den Menschen entweder vom Pol des *untermenschlichen* Seins oder vom anderen Pol, dem *übermenschlichen* Sein zu interpretieren. In der idealistischen Philosophie hat das Vernunftprinzip ontologische Priorität, während in der materialistischen Sicht die Materie oder die 'Natur' diese maßgebende Stelle einnimmt. Beide Denkweisen erhielten in der westlichen Tradition einen fundamentalen Stellenwert, denn alle Theorien über den Menschen greifen in irgendeiner Weise auf diese Doppelnatur-Bestimmung zurück.

Aus dieser zweipoligen Bestimmung folgt aber ein unauflösbares Problem. Begreift man den Menschen von dem einen (als Wesensbestimmung angesehenen) Pol her, dann verursacht der andere (als Epiphänomen angesehene) Pol Widersprüche. Die nachrangige oder ausgelassene Seite ist nie ganz befriedigend aus der Welt zu schaffen. In der Interpretation, bei der die Vernunft (Seele) Priorität besitzt, ist es der irdisch-stoffliche, vernunftlose Körper. Dieser 'natürliche' Anteil fungiert als widerspenstiges Element in Form von Vergänglichkeit und in Form irrationaler Antriebe und vernunftwidriger Affekte. Vernunftphilosophie fällt die Aufgabe zu, Vergänglichkeit angesichts des unvergänglichen 'Geistes' aufzuheben, Irrationalität durch Vernunft zu bewältigen.

In materialistischer Sicht stellt der 'Geist' das Störelement dar. Versteht man unter 'Geist' die Fähigkeit des Menschen, *Welt* zu haben und zu verstehen, an Dingen und Sachverhalten den wesentlichen Kern zu erkennen und abstrakte Begriffe zu bilden (womit die Möglichkeit von Sprache untrennbar verbunden ist), so sind dies Fähigkeiten, die es im außermenschlichen Sein nicht gibt. Im Materialismus oder Naturalismus muß der 'Geist' daher als inhärente Möglichkeit der Materie und als 'natürliches' Entwicklungsprodukt begriffen werden. Der Nachweis für diese Auffassung kann allerdings nur in Form von Interpretationen, Analogieschlüssen und nicht zuletzt von Spekulation erfolgen, nicht auf dem Weg nachprüfbarer Beweise, der immer objektivierbare Daten voraussetzt. So wird z.B. im Tierreich nachweisbares praktisches Verhalten, die Wahlfähigkeit und Fähigkeit zur Informationsspeicherung als Vorstufen zu 'geistigen' Fähigkeiten erklärt. Der grundsätzliche Unterschied dieser nachweisbaren Fähigkeiten zu den 'geistigen' von Begriffsbildung und Wortsprache wird nicht berücksichtigt, sondern durch Hypothesen eines allmählichen Übergangs verschleiert. Dadurch unterbleiben auch Fragen nach einer prinzipiellen Abfolge von Denkvorgängen. Denn zunächst muß ein Lebewesen die Fähigkeit zu abstrakter Begriffsbildung besitzen, um Entstehungstheorien zu konstruieren. In den materialistischen Entwicklungstheorien verläuft diese Abfolge in umgekehrter Richtung. Erst entwickelt sich der 'Geist' aus der Materie (was aber allein nur durch Denkprozesse festgestellt werden kann) und dann begreift er sich selbst als natürliches Entwicklungsprodukt. In materialistischer Sicht wird auch nicht die Frage gestellt, wieso es ein Lebewesen nötig hat, sich Gedanken über seine Herkunft zu machen, denn solche Fragen sind keineswegs lebensdienlich oder zur Anpassung geeignet. Vorstellungen und Bilder über die Entstehung der Welt und des Menschen gibt es überdies schon seit langem und nicht erst im Zeitalter der Evolutionstheorie. Daraus läßt sich schließen, daß sie auf ein Grundbedürfnis antworten, das allein der menschlichen Lebensart vorbehalten ist. Eine moderne Gestalt des unbewältigten Gegenpols ist auch die Vorstellung eines 'egoistischen' Gens, in das der Geist hinein interpretiert werden muß. Den Genen wird zugetraut, daß sie unbewußt höchst vernünftige Leistungen zustande bringen, etwa wirtschaftliche, kulturelle und künstlerische; immer mit dem Ziel, auf diese Weise eine Maximierung ihrer Vermehrung zu erreichen. Hypothesen dieser Art wird dann der Mantel 'wissenschaftlich' umgehängt und der klingende Name *Soziobiologie* verliehen. Ein in den verwickelten Begründungen Unkundiger wird zur Annahme verleitet, sie seien 'wissenschaftlich bewiesen'.

Wie erscheinen Angst und Depression in den beiden Sichtweisen? In der ersten wird Angst und Trauer den Gefühlen oder Affekten zugeordnet, einem Bereich der dem 'natürlichen' Teil des Menschen nahesteht. Angst und Depression werden als Störmöglichkeiten des vernünftig geführten Lebens angesehen; ihre Beherrschung und Kontrolle stehen im Vordergrund. So haben sie keine Chance als spezifisch menschliche Phänomene erkannt zu werden. Im materialistischen Denkmodell ist das aber auch nicht der Fall, obwohl hier Angst und Depression prinzipiell völlig anders interpretiert werden. In naturalistischer Sicht müssen sie von vornherein als lebensdienliche Verhaltensweisen gelten, denn der zoologische Sinn von Leben besteht eben in der optimalen Anpassung und Lebenserhaltung und in nichts anderem.

Die Verstellung des Konkreten hat aber noch einen weiteren Aspekt, der sich mit der materialistischen Sicht verbindet. Hier beruht die Verdeckung auf einem methodischen Sachverhalt. Naturwissenschaftliche Forschung liefert zwar empirisch nachweisbare Ergebnisse und erfüllt damit in gewisser Weise den Anspruch auf konkrete Ergebnisse. Sie befaßt sich mit empirisch vorfindbaren Objekten und nicht mit abstrakten Allgemeinbegriffen. Die Methode der neuzeitlichen Wissenschaft besteht darin, an den Objekten nur das zuzulassen, was objektivierbar ist. Dieser Forderung wird in erster Linie mit den Einzelmethoden des Messens und Zählens und dem Einsatz des Kausalverhältnisses entsprochen. Mit dieser Methode, so meinte einer ihrer Begründer, Francis Bacon, könne allein sicheres und zuverlässiges Wissen erreicht werden. Das Erfolgreiche dieser Methode besteht darin, daß Objekte nicht nur erkannt, sondern daß sie auch verändert und manipuliert werden können. Dadurch hat die Welt heute ein anderes Gesicht erhalten. Die schier grenzenlose Naturbeherrschung, die sich inzwischen auch auf die Natur des Menschen erstreckt, ist eine Folge davon.

Was hat das mit der Verdeckung des Konkreten zu tun ? Die Methode der Naturwissenschaft stellt von vornherein eine Abstraktion dar, indem sie an ihren Objekten nur das Berechenbare zuläßt. Da der konkrete Mensch sehr viel mehr darstellt als etwas Meßbares, kommt er in der Naturwissenschaft nicht mehr vor. Naturwissenschaftliche Ergebnisse beziehen sich immer nur auf Bestandstücke von ihm und zwar nur auf solche, die prinzipiell berechenbar gemacht werden können. Auch wenn man den konkreten Menschen in der Naturwissenschaft nicht mehr findet, so gibt es ihn aber trotzdem. Denn noch immer leben Menschen konkret, d.h. als ganzheitlich lebendige Wesen, und nicht als physikalisch-chemische Prozesse, als computergesteuerte Organismen, als egoistische Gene oder als molekulare Stoffwechselprozesse des zentralen Nervensystems.

Mit konkretem Leben ist hier das Leben gemeint, das Menschen jeden Tag leben. Das Alltagsleben wird sowohl in der Sichtweise des *außermenschlichen* Lebens als auch in der eines *übermenschlichen* Seins *übersprungen*.

Im folgenden Abschnitt werde ich auf zwei sehr unterschiedliche Betrachtungsweisen eingehen, die sich beide auf das konkrete Leben beziehen: Philosophische Phänomenologie und Psychoanalyse. Die erste ist mit dem Namen ihres Begründers Edmund Husserl verbunden, die zweite mit dem Sigmund Freuds. Die Phänomenologie hat zum ersten Mal die Verdeckung des Konkreten zum Thema gemacht und die *Dekonstruktion* von traditionellen Begriffen und Methoden zu einem ihrer Ziele erhoben. In der Psychoanalyse wird aufgrund ihres eigenartigen therapeutischen Ansatzes das Konkrete Leben auch zum Gegenstand, nicht aber im Sinn einer apriorischen Reflexion, sondern in Gestalt der Problematik der Lebensbewältigung.

I. Teil: Allgemeine Beschreibung von Angst und Depression im Rahmen der konkreten Anthropologie

1. Phänomenologie und Psychoanalyse

1900 erschienen die "Logischen Untersuchungen" von Edmund Husserl. Mit dieser und den darauf folgenden Arbeiten begründete er eine neue Richtung der Philosophie: Die *Phänomenologie*. Entscheidende Aspekte der Phänomenologie Husserls, auf die hier zurückgegriffen wird, sind die *Intentionalität*, der *'natürliche' Weltbegriff* und die allmähliche Wandlung des Begriffes der *transzendentalen Subjektivität* zu einem konstituierenden *Lebensbegriff*.

Intentionalität umfaßt die Pole Subjektivität und Gegenständlichkeit. Der Begriff wird als Verhältnis von Mensch und Welt gedacht, wobei – wie im Idealismus – die Subjektivität die Welt konstituiert. Husserl geht jedoch mit diesem Begriff insofern hinter die Subjekt-Objekt Spaltung zurück, als er die *ursprüngliche Welterfahrung* thematisiert. Der subjektive Pol von Intentionalität wird bei ihm zum hochdifferenzierten Gegenstand einer apriorischen Reflexion auf die intentionalen 'Erlebnisse'. Husserls Korrelationsforschung kehrt aber dadurch immer wieder zum objektiven Pol zurück, daß die Konstitution von 'Realität' dazu in einer Entsprechung steht. Das Thema der verschiedenen Verstehensarten wird damit relevant. Der jeweilige Gegenstandsbereich – die regionalen Ontologien – steht zu einer bestimmten Verstehensart in Entsprechung, weil er allein mit dieser Erkenntnis adäquat erreicht werden kann. Ein Gegenstandsbereich – etwa die Kunst – ist demnach nur mit einer dafür geeigneten Wissensform erfaßbar und anderem z.B. naturwissenschaftlichem Denken unzugänglich.

Die Frage nach den 'Leistungen' der transzendentalen Subjektitvität bleibt für Husserl bis an sein Lebensende bestimmend. Er versucht in immer wieder neuen Anläufen darauf eine Antwort zu finden. Bedeutendstes Resultat bleibt die Ausarbeitung eines Weltbegriffs der *natürlichen* Einstellung. Welt erfahren Menschen zunächst nicht in Form theoretischer Erkenntnisse von Natur, sondern als selbstverständliche (natürliche) Vorgegebenheit. Diese meist unbeachtete, ursprüngliche Erfahrung ist die Quelle, auf die alle spätere theoretische oder wissenschaftliche Erkenntnis zurückgreifen muß. Die ursprüngliche Welterfahrung ist gleichwohl immer 'verstanden'. Das heißt, alle Menschen, nicht nur Wissenschaftler, 'interpretieren' Welt und 'erkennen' sie somit auf nicht theoretische Weise.

Der Positivismus in seinen verschiedenen Formen vertritt dagegen prinzipiell die Position, daß allein die mit operationalen Methoden festgestellten Gegenstände die 'wirkliche' Welt 'sind'. Er schließt 'Interpretationen' von Welt zwar nicht aus, aber diese gelten nur als subjektive Bewertungen der 'eigentlichen', auf objektive Weise ermittelten Daten. Wissenschaftliche Relevanz besitzen sie nicht. Nach Husserl wird dabei verkannt, daß diese Ergebnisse Produkt einer Methode sind, die ein bestimmtes Ziel verfolgt und dabei unter strengen Anforderungen steht. Sie bewirkt nicht nur einen abstraktiven Abbau der unmittelbaren Welterfahrung, sondern führt in der Konsequenz zu ihrer Verleugnung zugunsten einer wissenschaftlich festgestellten Weltwirklichkeit. Husserls 'natürlicher' Weltbegriff war zunächst als Gegenbeweis gegen den Positivismus gedacht. Seine Beschäftigung mit diesem Thema gewinnt jedoch zunehmend Eigenbedeutung, da er den methodischen Ausgangspunkt verläßt. Dies kann unter anderem auch daran erkannt werden, daß Husserl später den 'natürlichen' Weltbegriff in *Lebenswelt* umbenennt. Damit schafft er die Grundlagen für einen Lebensbegriff, mit dem Mensch und Welt als Einheit begriffen werden können.

Husserls Korrelationsforschung führt zu der Entdeckung des konstituierenden Faktors der *Zeit*. Im 'Erlebnisstrom' ist alles gegenwärtige Erleben in grundlegender Weise von Vergangenheit und Zukunft mitbestimmt. Das betrifft nicht nur den subjektiven Pol. Auch die Lebenswelten sind dem Zeitablauf unterworfen, wobei insbesondere ihre je historisch andere Form von Bedeutung ist. Wenn sich demnach die Welt immer wieder anders zeigt, wo ist dann der archimedische Punkt der Erkenntnis festzumachen? In der Beantwortung dieser Frage ist Husserl noch der metaphysischen Tradition verhaftet, die einen bleibenden 'ungeschichtlichen' Grund annimmt. Die phänomenologische *Reduktion* soll alles ausklammern, was den transzendentalen Leistungen von Subjektivität an zufälligen und unwesentlichen Qualitäten anhaftet. Der Phänomenologe muß die Position eines 'unbeteiligten Zuschauers' einnehmen, der die 'reinen' Formen der Konstitution ins Auge faßt. Mit den Begriffen des 'transzendentalen Ego' oder des 'Ur-Ich' greift Husserl auf Descartes zurück.

In Husserls Spätwerk macht sich jedoch eine Tendenz bemerkbar, die den Begriff eines konstituierenden Bewußtseins auf ein Gebiet verschiebt, das nicht mehr auf Erkenntnis allein beschränkt bleibt. Richtungsweisend ist hier der Begriff 'Leben'. 'Leben' bedeutet dabei nicht das bloße Dahin-Leben, sondern 'Leben' gewinnt die Bedeutung einer umfassenden Quelle für die Konstitution aller Welterfahrungen. Die Leistungen der transzendentalen Subjektivität sind dann ursprünglich *Lebensleistungen*. Husserl nähert sich damit dem Lebensbegriff von Wilhem Dilthey und dessen Vorstellung von Lebenszusammenhang. Zu welchen Erkenntnissen Husserl und Dilthey letztlich gelangt sind und wie sich ihre Positionen voneinander unterscheiden, sind Fragen, die an dieser Stelle unerörtert bleiben müssen. Von Bedeutung aber ist der neue Blick, den beide Autoren auf den Begriff des 'Lebens' eröffnet haben.

In der Nachfolge Husserls gibt es verschiedene Autoren, die Phänomenologie im Sinne einer unvoreingenommenen – vortheoretischen – Beschreibung verstehen und damit mehr den objektiven Pol von Intentionalität beachten. Einige dieser Autoren verstehen unter Phänomenologie in erster Linie eine Methode der verstehenden Deskription und heben sie gegen die Methode des Erklärens ab. Phänomenologie in diesem Sinn kam in vielen Bereichen zur Anwendung, so auch in der Psychopathologie. Ein Beispiel dafür ist Karl Jaspers "Allgemeine Psychopathologie", die auf die Psychiatrie seiner Zeit großen Einfluß hatte. Die deskriptive Form der Phänomenologie wurde von der Wissenschaftstheorie nicht ganz zu Unrecht in Frage gestellt. Ihren Vertretern warf man vor, die phänomenologische Deskription käme einem methodischen Intuitionismus gleich, sie könne zwar vieles, aber wenig Beweisbares und wenig Allgemeines entdecken.

Max Scheler und Martin Heidegger gingen einen anderen Weg. Ersterer nimmt die Anregungen Husserls zum Anlaß zu einer vertieften Reflexion auf den Unterschied zwischen natürlichen und personalen Akten. Der Lebensbegriff wird bei ihm nicht zum Problem, weil er die traditionelle Zweiteilung von natürlichem und geistigem Leben beibehält. Anders bei Martin Heidegger, dem Schüler Husserls. Heidegger radikalisiert den Begriff der transzendentalen Subjektivität, indem er die Position eines 'unbeteiligten Zuschauers ' ablehnt und an die Stelle eines 'transzendentalen Egos' die *Faktizität des Daseins* setzt. Heidegger geht es in "Sein und Zeit" um die Frage nach dem Sein überhaupt und nicht um eine anthropologische Fragestellung. Seine Frage nach der Eigenart menschlichen Seins berührt aber die Grundfragen einer Philosophischen Anthropologie. Hier sind vor allem die methodischen Abschnitte von "Sein und Zeit" relevant. Sie eröffnen eine neue Sichtweise, mit der nach der Eigenart menschlichen 'Lebens' als einer *spezifischen Seinsart* gefragt werden kann.

1900, im gleichen Jahr wie Husserls "Logische Untersuchungen" erschien Freuds "Traumdeutung". Diese Gleichzeitigkeit könnte man als chronologischen Zufall werten, denn die Vorstellungswelten der beiden Autoren und ihre Forschungsthemen liegen sehr weit auseinander. Der Blickwinkel, unter dem Freud die Traumerscheinungen analysiert, ist ein anderer als der der naturwissenschaftlich orientierten Psychiatrie. Dort sieht man die Träume als Ergebnisse von Nervenerregungen oder energetischen Entladungen im Gehirn. Freud dagegen läßt sich die Träume erzählen, und der so ermittelte Traumbericht wird ihm zum Forschungs-'Gegenstand'. Dies gilt aber nicht nur für die Träume seiner Patienten, sondern für alle 'Daten' oder 'Gegenstände' der Psychoanalyse. Menschen berichten über ihr Leben und somit rückt – wie in der Phänomenologie – das *Leben* in den Mittelpunkt. Durch den therapeutischen Ansatz bedingt, folgt Freud aber auch der phänomenologischen *Methodentendenz* zur 'unverstellten Sache' oder zum ursprünglichen Phänomen.

Dieser spezifische und im Vergleich zur naturwissenschaftlichen Methode ganz andersartige Zugang war Freud nicht völlig unbekannt, wie das folgende Zitat belegt.

> "... es steht fest, daß das Angstproblem ein Knotenpunkt ist, an welchem die verschiedensten und wichtigsten Fragen zusammentreffen, ein Rätsel, dessen Lösung eine Fülle von Licht über unser ganzes Seelenleben ergießen müßte. Ich werde nicht behaupten, daß ich Ihnen diese volle Lösung geben kann, aber Sie werden gewiß erwarten, daß die Psychoanalyse auch dieses Thema ganz anders ergreifen wird als die Medizin der Schulen. Dort scheint man sich vor allem dafür zu interessieren, auf welchen anatomischen Wegen der Angstzustand zustande gebracht wird. Es heißt die Medulla oblongata sei gereizt und der Kranke erfährt, daß er an einer Neurose des Nervus vagus leidet. Die Medulla oblongata ist ein sehr ernsthaftes und schönes Objekt. Ich erinnere mich ganz genau, wieviel Zeit und Mühe ich vor Jahren ihrem Studium gewidmet habe. Aber heute muß ich sagen, ich weiß nichts, was mir für das psychologische Verständnis der Angst gleichgültiger sein könnte als die Kenntnis der Nervenbahnen, auf denen sie zustande kam." (Freud S 1916/17 S 408)

Freud hat seine andersartige Methode auch als eine der naturwissenschaftlichen vergleichbare beurteilt. Seine zwiespältige Einstellung in dieser Hinsicht bezeugt seine Vorstellung, daß die Chemie in Zukunft die mühselige psychoanalytische Forschung ersetzen werde. Seine eigenen Beobachtungen beurteilte er als 'empirische Erfahrungen' und war der Meinung, diese Art Empirie unterscheide sich von der naturwissenschaftlichen in keiner Weise. Im übrigen war er ein überzeugter Anhänger Darwins und hat diese Einstellung bis zu seinem Lebensende beibehalten.

Freud begann seine wissenschaftliche Karriere mit naturwissenschaftlichen Arbeiten, und die Universitätslaufbahn war sein Ziel. Nachdem sich seine jüdische Abstammung dabei als erhebliches Hindernis erwies, eröffnete er eine neurologische Praxis. Er kam dabei mit Hysteriepatienten in Berührung, die damals unter Nervenärzten und Psychiatern als eingebildete Kranke galten, weil sich bei ihnen kein organischer Befund für ihre körperlichen Störungen nachweisen ließ. Freud schloß sich dieser Auffassung nicht an und entwickelte über Umwege seine 'talking cure'. Die Behandlung richtet sich nicht auf organische Befunde und deren Veränderung, sondern sie bezieht sich auf die Lebensprobleme der Patienten. In dem Gespräch geht es um deren 'Verständnis': um eine *Interpretation*. Freud machte dabei die für ihn selbst erstaunliche Entdeckung, daß adäquate Deutungen somatische Krankheitssymptome verändern können. Wie immer ein solches Verständnis in dem Gespräch gefunden wird, ein prinzipieller Befund gilt für alle erfolgreichen psychoanalytischen Behandlungen: *sie heilen durch Worte*. Adäquat ist die Interpretation dann, wenn sie vom Patienten akzeptiert wird und dies zu einem anderen Verständnis seiner Verhältnisse zur Welt, zu den anderen und vor allem zu Veränderungen seines Selbstverhältnisses führt. Die veränderte Einstellung in diesen drei Bereichen hat schließlich eine veränderte Lebensbewältigung zur Folge, die Heilung bewirkt.

Was die methodische Reflexion betrifft, so ist allein entscheidend, daß hier ein völlig anderes Verfahren zur Anwendung kommt als in der Naturwissenschaft. Ein Vergleich mit der Phänomenologie ist möglich, weil es hier wie dort um Verstehen und nicht um gegenständliches (wissenschaftliches) Feststellen (Erklären) geht. Die weitläufige und bis heute anhaltende wissenschaftstheoretische Diskussion zum Methodenstatus der Psychoanalyse spiegelt den eben aufgezeigten Widerspruch zwischen der Auffassung Freuds und seinem tatsächlich gehandhabten Verfahren wider. Psychoanalyse wird als 'Wissenschaft' verworfen, weil sie den wissenschaftlichen Methodenkriterien nicht genüge. Eine Objektivierung ihrer Ergebnisse sei nicht möglich, und so könne weder eine eindeutige intersubjektive Nachprüfung stattfinden, noch könnten wiederholbare Experimente angestellt werden. Aufgrund dieser Kritik wird Psychoanalyse geisteswissenschaftlichen Methoden zugeordnet, wobei in erster Linie der Methoden-Dualismus von Erklären und Verstehen das

Interpretationsschema bestimmt. Aber auch hierbei zeigen sich ungelöste Probleme. Der Freudsche Ansatz widersetzt sich in mehrfacher Hinsicht einer Einordnung in die Geisteswissenschaften, vor allem durch seinen Bezug zum 'biologischen' (Trieb)Bereich.

Psychoanalyse ist weder Naturwissenschaft noch Geisteswissenschaft. Es handelt sich um ein von mehreren Momenten bestimmtes eigenartiges Verfahren, das nicht problemlos in andere etablierte Methodenbegriffe eingeordnet werden kann. Hier geht es aber nicht um eine eingehende Erörterung des Methodenproblems, sondern lediglich um den Hinweis auf Berührungspunkte zwischen Phänomenologie und Psychoanalyse.

Eine weitere Gemeinsamkeit mit der Phänomenologie betrifft ein ebenfalls ungeklärtes Problem. Während zum Thema der Methode eine breitgefächerte Literatur vorliegt, ist dies für das Thema des Menschenbildes, das der Psychoanalyse zugrunde liegt, nicht der Fall. Innerhalb der Psychoanalyse gibt es nahezu keine Reflexion auf anthropologische Voraussetzungen ihrer Grundbegriffe. Dieses Defizit läßt sich in der Diskrepanz zwischen Praxis und Theorie der Psychoanalyse nachweisen.

Im folgenden werden zwei Begriffsbeispiele für diesen Nachweis herangezogen. Dabei werden sich Widersprüche ergeben zwischen den in der Praxis relevanten Phänomenen und ihrer begrifflichen Erfassung. Das eine Beispiel betrifft den Begriff des *Psychischen Apparates*, das andere den *Triebbegriff*.

Freud übernimmt das Bild des *Psychischen Apparates* zeitgenössischen psychiatrischen Arbeiten. Es handelt sich um ein mechanistisches Konzept, das Erregung, Reizbewältigung und Spannungsabfuhr des Nervensystems repräsentieren soll. An diesem Modell nimmt Freud entscheidende Veränderungen vor, die schließlich dazu führen, daß sein Konzept mit dem der Psychiatrie nahezu nichts mehr gemein hat. Der Apparat wird in *Instanzen* unterteilt, in ein *Es*, ein *Über-Ich* und ein *Ich*. Sie haben verschiedene Funktionen. Das *Ich* nimmt dabei eine besondere Stellung ein, indem es das Management der 'Realität' (Außenwelt) zu leisten hat und überdies unter dem Druck der Anforderungen der beiden anderen Instanzen steht. Es muß zudem die Triebe des Es (Sexualität und Aggression) und die ihnen zugeordneten (maßlosen) Wünsche kontrollieren und ihnen Wege zu einer möglichen Befriedigung weisen. Weiterhin muß es die zensorische Funktion, die das *Über-Ich* an den ungeregelten Antrieben und Wünschen ausübt, beachten und dessen Verbote befolgen. Bei all dem hat das das Ich die Verhältnisse der Außenwelt zu berücksichtigen und muß mit realen und imaginierten Ängsten fertig werden. Die sich nicht selten widersprechenden Tendenzen der drei Bereiche stellen die Aufgabe einer Steuerung auf eine harte Probe. Das *Ich* ist allzu oft dazu gezwungen, Kompromisse zu finden, die Realität zu verfälschen, die eigenen Bedürfnisse umzuinterpretieren, damit sie eine gesellschaftlich akzeptierte Form erhalten und vieles andere mehr. Es gibt ein ganzes Arsenal derartiger Umdeutungsfunktionen, die *Abwehrmechanismen*. Die schwierige Aufgabe des Ich im Verhältnis zur 'Realität', zum Es und zum Über-Ich faßt Freud im Folgenden zusammen.

> "Ein Sprichwort warnt davor, zwei Herren zu dienen. Das arme Ich hat es noch schwerer, es dient drei gestrengen Herren, ist bemüht, deren Ansprüche und Forderungen in Einklang zu bringen. Diese Ansprüche gehen immer auseinander, kein Wunder, wenn das Ich so oft an seiner Aufgabe scheitert. Die drei Zwingherren sind die Außenwelt, das Über-Ich und das Es".(Freud S 1932 S 84)

Bereits bei Freud selbst, besonders aber bei einigen seiner Nachfolger, entstanden Versuche, das wissenschaftlich fragwürdige Konzept des Psychischen Apparates abzuändern und zu verbessern. Man hätte erwarten können, daß das zu Recht empfundene Ungenügen an diesem Konzept eine anthropologische Reflexion in Gang gebracht hätte. Dies war jedoch nicht der Fall. Es gab unzählige Abänderungen und Verbesserungen, das Grundkonzept blieb allerdings unangetastet. So ist zwar oft die mechanistische Apparatevorstellung kritisiert worden, weniger aber der Tatbestand, daß alle Systeme des Apparates mit Interpretationen arbeiten. Nicht nur das Ich, auch das Es und das Über-Ich arbeiten mit Verstehensprozessen, und das kann ein Apparat sicher nicht. Der energetische Anteil der 'Triebe' ist nach Freud immer mit einer 'Repräsentanz' (Vorstellung) verbunden: eine merkwürdige Umschreibung des Phänomens, daß alle 'Triebe' beim Menschen interpretiert sind. Dasselbe trifft auf die zensorische Funktion des Über-Ichs zu. Auch der Zensor muß ja verstanden haben, was an den 'Trieben' anstößig ist, um ihnen einen Zutritt zum Bewußtsein zu verwehren. Ebenso kann die Verdrängung der mit der Realität in Widerspruch geratenen Antriebe und Wünsche ins 'Unbewußte' und die dort erfolgende Umarbeitung und Verschiebung allein aufgrund von Verstehensprozessen zustande kommen. Dem Tatbestand der Interpretation trägt Freud häufig mit einer Personifizierungstendenz Rechnung, wodurch sein Apparatekonzept noch widersprüchlicher wird, als es ohnehin schon ist. Nicht nur das Ich, auch das Über-Ich und das Es erhalten den Status von Quasi-Personen.

> So vom Es getrieben, vom Über-Ich eingeengt, von der Realität zurückgewiesen, ringt das Ich um die Bewältigung seiner ökonomischen Aufgabe, die Harmonie unter den Kräften und Einflüssen herzustellen, die in ihm und auf es wirken, und wir verstehen, warum wir so oft den Ausruf nicht unterdrücken können: das Leben ist nicht leicht."(Freud S 1932 S 84f)

In dem letzten Satz des Zitats bezieht sich Freud auf das Alltagsleben und kommt damit in die Nähe einer Beschreibung, was der 'Apparat' eigentlich ist und welche Aufgaben ihm zufallen. Es ist das menschliche Leben, um das es sich hier handelt und um dessen problematische Bewältigung. Leben von der Art des Menschen muß 'gelebt' werden, und diese Aufgabe gibt Anlaß zu dem Spruch, daß das 'Leben' nicht leicht ist. Leben dieser Art ist sicher nicht zureichend mit einem biologischen Lebensbegriff zu erfassen, der Freuds Theorie im allgemeinen zugrunde liegt. Vor allem dann nicht, wenn – wie bei Freud – das 'Leben' mit seinen Problemen konkret Thema wird und im Mittelpunkt der Praxis der Psychoanalyse – der Therapie – steht. Die von Freud beschriebene Lebensbewältigung mit ihrer uferlosen Problematik unterscheidet sich vom außermenschlichen Leben in einem derart großen Ausmaß, daß der die Theorie der Psychoanalyse leitende biologische Lebensbegriff mehr als fragwürdig wird. Das Gleiche gilt für den Begriff der Anpassung.

Eine Betrachtung des *Triebbegriffs* ergibt einen analogen Befund. Dieser Begriff hat in der Psychoanalyse einen zentralen Stellenwert. Freud sagt, "das tiefste Wesen des Menschen besteht in Triebregungen, die elementarer Natur und bei allen Menschen gleich sind ..." Ein biologischer Triebbegriff, soweit er heute überhaupt noch Verwendung findet, beinhaltet die vier vitalen Antriebe: Nahrung, Fortpflanzung, Kampf und Flucht. Im außermenschlichen Bereich sind sie weitgehend durch artspezifische Prägungen bestimmt. Schon ein oberflächlicher Vergleich dieses Begriffes mit dem von Freud verwendeten Triebbegriff weist prinzipielle Divergenzen auf.

Die Bewältigungsaufgabe des Ich ist in wesentlicher Hinsicht mit *Einschränkung* der Triebbefriedigung oder gar mit deren *Verzicht* verbunden. Triebeinschränkung, Triebkontrolle, Triebverzicht, aber auch Triebumwandlung (Sublimation) nehmen im Konzept Freuds einen breiten Raum ein, was in Widerspruch zu festgelegten Verhaltensmustern steht, die bei 'biologischen' Trieben beobachtet werden können. Der Mensch wäre nach Freuds Beschreibungen eher als ein Wesen zu begreifen, das ständig 'Triebmanagement' betreiben muß. Anlaß zu Triebeinschränkung gibt es von verschiedenen Seiten und es sind nicht allein die Umweltverhältnisse, die eine solche erzwingen. Freud räumt zwar der Not des Lebens (Ananke) einen gebührenden Platz ein, doch durch den individual-therapeutischen Ansatz bedingt, tritt die Erforschung der 'inneren' Versagung in den Vordergrund. Nach den in der psychoanalytischen Praxis ermittelten Befunden stehen sich die Menschen allzu häufig bei der Befriedigung ihrer 'Triebe' selbst im Weg. Sie gebrauchen ihre 'Triebe' aber auch zur Beeinträchtigung, zum Mißbrauch und zur Vernichtung ihrer Mitmenschen und nicht zuletzt auch zur Selbstzerstörung.

Eine eindeutige 'wissenschaftliche' Bestimmung der Triebe findet sich bei Freud nicht. Es gibt lediglich eine formale Bestimmung, die sich durch das gesamte Werk hält. Diese beinhaltet das Postulat eines *Dualismus*, der letztlich immer eine Gegenläufigkeit zweier Triebe meint. Zunächst ist es der Gegensatz von Sexualität und Selbsterhaltung, später der von Sexualität und Aggression und zuletzt der von Eros und Todestrieb. Auch hier fällt es schwer, einen Zusammenhang mit einem biologischen Triebkonzept herzustellen. Gerade bei dem noch vergleichsweise 'natürlichen' Sexualtrieb wird der Unterschied besonders auffällig. Freud betont immer wieder dessen 'Plastizität'. Der Sexualtrieb ist nicht auf ein heterosexuelles Triebobjekt festgelegt, auch nicht auf das Ziel der Fortpflanzung. Er sucht sich nicht selten andere 'Objekte', das eigene Geschlecht (Homosexualität), das eigene Ich (Autoerotismus, Narzißmus), nichtmenschliche Lebewesen (Sodomie), selbst unbelebte Objekte (Fetischismus). Die 'Ziele' können ausgetauscht werden, die sexuelle Organlust wird durch 'zielgehemmte' Befriedigung ersetzt, wie Zärtlichkeit, Freundschaft, Solidarität, Partnerschaft. Aber auch an der sadistischen Unterwerfung, an der Quälerei und am Mißbrauch von 'Objekten' kann der Trieb Befriedigung finden, ebenso an der masochistischen Selbstqual. Im Konzept der Partialtriebe zeigt sich ebenfalls die 'Plastizität'. Es werden Vorformen postuliert, *orale, anale, phallische* oder *ödipale* 'Triebe', die in eine normativ vorgestellte *genitale* Vollform von Sexualität integriert werden sollen. Orale Befriedigungsformen weichen vom sexuellen Fortpflanzungsziel jedoch derart weit ab, daß ihnen die Bezeichnung Sexualität nur mit Zwang zugeordnet werden kann. In gleicher Weise gilt dies für die als anal bezeichneten Triebformen. Nur unter Voraussetzung von Fähigkeiten zu Symbolbildung wird die phallische Vorform verständlich.

Das ohnehin schon weitverzweigte Feld der verschiedenen Triebbestimmungen und Triebzusammenhänge wird durch die *Einführung des Narzißmus* und durch das Postulat eines eigenständigen *Aggressiontriebs* nochmals undurchsichtiger. Im Spätwerk erhält das Triebkonzept seine letzte Fassung, wobei Freud eine triebkosmologische Spekulation des Weltgeschehens entwirft. Anlaß dazu ist das Phänomen der *Selbstdestruktion*, das er sich mit seinem Konzept des Lustprinzips, das das Leben grundsätzlich leiten soll, nicht erklären kann. In seiner späten Arbeit "Jenseits des Lustprinzips" halten die Gegenspieler *Eros und Thanatos* das Weltgeschehen in Gang. Der Todestrieb will alle Spannungen und Bewegungen, alles Leben wieder in den toten, anorganischen Zustand zurückführen, von dem aus die Materie sich zu lebendigen Gebilden entwickelt hat. Eros oder der Lebenstrieb wirkt dieser Tendenz (Nirwanaprinzip) entgegen. Er steht im Dienst von Verbindung und Erschaffung immer größerer Einheiten und verhindert so eine Auslöschung des Lebens. Aber auch diese hochfliegende Spekulation hindert Freud nicht, an seinem naturalistischem Triebkonzept festzuhalten. Die am Menschen erhobenen Befunde, insbesondere die Phänomene von Destruktion und Selbstdestruktion, werden in den gesamten Lebensbereich hinein getragen und selbst die materiellen Prozesse sollen von dem Gegenspiel der beiden 'Triebe' bestimmt sein.

Die Gemeinsamkeit von Phänomenologie und Psychoanalyse betrifft nicht nur den methodischen Aspekt, sondern in einer entscheidenden Weise auch den anthropologischen. Wie gezeigt, geht es in der Phänomenologie Husserls bereits um eine Reflexion auf die konstituierenden Momente des 'Lebens', womit immer das *verstehende* Leben der Menschen gemeint ist. Die Eigenart dieser Lebensart wird aber auch bei Freud Thema, wenn auch unreflektiert und verdeckt durch biologisch konzipierte und mechanistische Vorstellungen. Eine kritische Betrachtung derselben kann jedoch zeigen, daß Freud mit seinen Beschreibungen schon immer diese begriffliche Einkleidung überschreitet und Verhältnisse aufzeigt, die das konkrete menschliche Leben betreffen. In einem zentralen Aspekt geht es dabei um die Lebensbewältigung. Dieses Wesensmerkmal wird im folgenden mit dem Begriff *Seinsübernahme* erfaßt und erörtert, wobei sich zeigen wird, daß die Lebensbewältigung immer 'verstanden', d.h. interpretiert ist. Seinsübernahme ist ohne 'Verstehen' nicht begreifbar und auch nicht vollziehbar. Seinsübernahme bezieht sich aber auch auf Angst und Depression und ist ohne Berücksichtigung dieser Phänomene unzureichend definiert. Alle Formen von Lebensbewältigung sind möglicher Beeinträchtigung ausgesetzt und stehen deshalb ebenso unter der Vorgabe von Angst wie von Depression.

2. Naturalistische Theorien zu Angst und Depression

2.1 Das Menschenbild der Biologie

Aus der Sicht der Evolutionstheorie unterscheidet sich das Leben der Menschen nicht grundsätzlich von dem anderer Lebensformen. Die quantitativen Unterschiede werden um so kleiner, je größer die Verwandtschaft zu höher entwickelten Säugetierformen ist. Bei Menschenaffen werden viele menschliche Fähigkeiten, zumindest als keimhaft angelegt nachgewiesen und auch intelligente, sprachliche und emotionale sind davon nicht ausgenommen. Die Auffassung, daß es keine prinzipiellen Unterschiede zwischen Mensch und Tier gibt, sondern höchstens graduelle, hat zu Folge, daß der Begriff 'Leben' unterschiedslos für beide Formen Anwendung findet. Sinn und Ziel menschlichen Lebens unterliegt dabei biologischer Zweckmäßigkeit. Lebenserhaltung, optimale Vermehrung, optimale Anpassung an die Umwelt sind Prinzipien, die im biologischen Menschenbild auch menschliches Erleben und Verhalten bestimmen.

Zahlreiche Phänomene lassen eine grundsätzliche Vergleichbarkeit von menschlichem und außermenschlichem Leben dagegen als fragwürdig erscheinen. Dazu gehören unter anderem Mißbrauch, Grausamkeit, Vernichtung der Menschen untereinander und Selbstdestruktion; ebenso geistige und kulturelle Fähigkeiten. Sprachbegabung ist keine isolierbare Eigenschaft, sondern ein integrierter Bestandteil der menschlichen Lebensgestalt und insofern machen Sprachforscher zu Recht darauf aufmerksam, daß es ein irrationales Unterfangen ist, rezenten Affen Sprache beizubringen, da ihnen dazu die neuronale Vernetzung im Gehirn als Voraussetzung fehlt.

Alle Einwände werden jedoch von den Vertretern des biologischen Menschenbildes entkräftet. Die Argumentation bedient sich hierfür zweier Interpretationswege. Zum einen der Hypothese, daß alle menschlichen, im Tierreich nicht nachweisbaren Fähigkeiten (unbewußte) Instrumente zum Erreichen biologischer Zwecke darstellen und so als Folgen der Entwicklung gelten können. Auf diese Weise gelingt es, auch kreative und künstlerische Produktion oder wirtschaftliche Leistung als im Dienst der optimalen Vermehrung (der Gene) stehend zu interpretieren. Die für den Menschen typischen Störmöglichkeiten seines Erlebens und

Verhaltens (Psychopathologie, Neurosen, Psychosen), die sich im Tierreich nicht vorfinden, werden mit einer anderen Argumentationsfigur ebenfalls als biologisch begründet erklärt. Danach sind sie als Folgen zivilisatorischer und domestizierender Prozesse zu begreifen, die die primär intakte Organisation der Individuen nachteilig verändert haben.

Der Begriff 'Leben' kommt durch eine Abstraktion auf hohem Niveau zustande. Konkret gibt es 'Leben' immer nur in bestimmten und umgrenzten Lebensgestalten. Durch die Abstraktion werden die Unterschiede eingeebnet. Der Begriff umfaßt die Lebensgestalt eines Löwen, eines Haifisches, eines Singvogels oder einer Amöbe ebenso wie die des Menschen. Dagegen wäre nichts einzuwenden, wenn der Begriff 'Leben' in der theoretischen und praktischen Anwendung reflektiert und in seiner Bedeutung definiert würde. Dies geschieht im biologischen Menschenbild aber gerade nicht. Infolge der mangelnden Definition erhält die biologische Interpretation von Leben eine *unreflektierte Leitfunktion*, die naturwissenschaftliche Aussagen über den Menschen in einem weiten Umfang prägt. Insofern sind alle Aussagen, ob sie nun die Schädelform, das Skelett, physiologisch-chemische oder mikrobiologische Prozesse betreffen, auf diese Lebensbedeutung festgelegt: Leben als Reproduktion und Aufrechterhaltung von Leben, optimale Anpassung und Vermehrung. Mit dieser Leitfunktion wird der Weg frei für sachlich nicht mehr begründete und auch wissenschaftlich nicht belegbare Aussagen.

Ich bezweifle nicht die nachweisbaren Daten der Evolutionstheorie, auch nicht den lückenlosen Entwicklungsgang der Lebensformen. Auch habe ich nicht die Absicht, eine andere oder religiöse Herkunftsdeutung des Menschen heranzuziehen und an ihre Stelle zu setzen. Mein Anliegen besteht allein in dem Nachweis, daß der dem biologischen Menschenbild zugrundeliegende Begriff 'Leben' unreflektiert verwendet wird und in der Folge zu einer reduzierten und in vieler Hinsicht unzutreffenden Interpretation menschlichen Erlebens und Verhaltens Anlaß gibt. Wie und auf welche Weise die menschliche Lebengestalt zustande kam, ist eine Frage jenseits der Themenstellung der Untersuchung. Überlegungen dazu finden sich in meiner Arbeit 'Der antimetaphysische Mensch. Darwin-Marx-Freud' (Knapp G 1973).

Die Leitfunktion des biologischen Menschenbildes demonstriere ich anhand prototypischer Erklärungsmodelle von Angst und Depression. Angst vor Dunkelheit und Angst vor Gespenstern werden heute als irrational angesehen. Da sie auch im Zeitalter von Wissenschaft und Aufklärung immer noch auftreten, verlangt dies eine Erklärung. Vom biologischen Lebensbegriff her gesehen handelt es sich dabei um stammesgeschichtliche Relikte, die durch veränderte Umweltverhältnisse paradoxe Verhaltensweisen produzieren. In dieser Weise erklärt Konrad Lorenz die Angst vor Dunkelheit und insbesondere die vor Gespenstern als einstige Angst vor Raubtieren, die sich in der Nacht anschleichen. Sie hätte bei unseren Vorfahren Anpassungswert besessen. Angst in der Dunkelheit käme überdies nur bei einem Tagtier vor und ein solches sei der Mensch. In einem anderen Beispiel heißt es: die Angstbereitschaft des heutigen Menschen entspräche etwa dem genetisch fixierten Potential des Steinzeitmenschen, das der damaligen Situation und Umgebung angemessen war. Da sich diese Umwelt durch die historisch-kulturelle Entwicklung drastisch verändert hätte, würde das Angstpotential nunmehr überflüssig oder viel zu hoch sein, weswegen es zu einer Art Leerlaufphänomen komme. Die Angst hätte heute zu wenig Anlässe oder Objekte, vor denen sie sich ängstigen könnte, es gäbe in der heutigen Welt zu wenig Feinde, Hunger und Naturkatastrophen und deswegen entstände ein Überschuß an Angst. Sie müsse sich Ersatzobjekte suchen, an denen sie ausgelebt werden könne. Irrationale Ängste haben demzufolge den Stellenwert überflüssiger Hirngespinste. Derartige Erklärungen stellen aber mehr oder weniger willkürliche Hypothesen dar, die unter dem Deckmantel von Wissenschaft verbreitet werden. Denn nach wissenschaftlichen Kriterien lassen sie sich weder verifizieren noch falsifizieren. Wer könnte schon das Angstpotential der Steinzeitmenschen quantifizieren oder die Gefahren der damaligen Umwelt messen. Die Hypothesen lassen aber die genannte Leitfunktion und den dazu gehörenden Interpretationshorizont erkennen. Bei nüchterner Betrachtung besitzen sie zwar wenig Überzeugungskraft, aber die Aura der Wissenschaftlichkeit verschafft ihnen die Anerkennung.

Auch im Bereich von Depression wird die biologische Lebensbedeutung zur Hypothesenbildung eingesetzt. Erscheint bei der Angst die Vorstellung eines auf biologische Zweckmäßigkeit festgelegten Signals noch verständlich, so ist dies angesichts der Beeinträchtigung menschlichen Lebens durch depressive Symptome nicht mehr der Fall. Der spekulative Charakter von Hypothesen, die im Tierleben Depression ausmachen wollen, tritt hier deutlich zu Tage. Ein Beispiel für den Zwang, auch Depression unter der Vorgabe einer zweckmäßigen Anpassung zu sehen, ist die Interpretation des Psychiaters Daniel Hell. Er glaubt sogar bei der schwersten Form von Depression, der endogenen, einen derartigen Zweck ausmachen zu können. Hell meint, daß es sich dabei um einen

'Totstellreflex' handeln könne, wie er sich bei niederen, in aussichtslose Situationen geratenen Tieren beobachten ließe. (Hell D 1992 S 113 ff)

Biologische Erklärungen von Angst und Depression stützen sich auch auf Ergebnisse der Neurologie, die das Nervensystem und seine Zentrale, das Gehirn zum Gegenstand hat. Die Vorstellung, psychische Phänomene könnten auf Prozesse und Zustände im Gehirn zurückgeführt werden, führt zu der Auffassung, daß Angst und Depression subjektive 'Spiegelungen' hirnorganischer Vorgänge seien und daher nur in neurologischer Sicht wissenschaftlich erforscht werden könnten. Neurologie, ebenso wie Biochemie und Molekularbiologie scheinen somit in besonderer Weise für eine wissenschaftliche Erklärung zuständig zu sein. Als gewichtiger Beweis für diese Auffassung wird die Beeinflussung von Angst und Depression durch Psychopharmaka herangezogen. Diesem Denkmodell liegt die fragwürdige Voraussetzung zugrunde, daß Zustände und Prozesse des Nervensystems psychische Phänomene 'verursachen'.

Ich gehe hier nicht näher darauf ein; eine Diskussion des Körper-Seele Problems erfolgt an anderer Stelle. Für jetzt soll der Hinweis genügen, daß die allein bei einem menschlichen Individuum auftretende *konkrete Angst und Depression* in der naturwissenschaftlichen Forschung aus methodischen Gründen ausgeklammert wird, da eine Objektivierung *konkreter (den ganzen Menschen betreffenden) Erscheinungen* nicht möglich ist. Der Neurologe oder Mikrobiologe hat es immer mit Bestandteilen des Menschen zu tun, mit Prozessen des Hirnstoffwechsels, elektrischen Ladungen, Nervenbahnen und dgl. Er begegnet in seinem Labor nicht konkret geängstigten oder depressiven Menschen, sondern immer nur Präparaten eines Organismus. Auch wenn die Transmittersubstanzen noch detaillierter erforscht, die Stoffwechselvorgänge im Gehirn noch präziser erkannt sein werden als es heute bereits der Fall ist, wird sich an deren abstrakter Erfassungsweise nichts ändern und auch nicht an der Notwendigkeit, die ermittelten Ergebnisse in psychologische Begriffe zu transponieren, sobald man Aussagen über psychische Phänomene von Angst macht. Die Transformation wissenschaftlich ermittelter Ergebnisse wie beispielsweise gestörte Stoffwechselprozesse im Gehirn in psychisch depressive Symptome im Sinne einer Verursachung, ist kein naturwissenschaftlich beweisbarer Vorgang, sondern eine Interpretation. Dennoch existiert die Meinung, die berechenbaren Vorgänge, Zustände und Prozesse des Nervensystems seien die 'Angst', die 'Depression'.

Im folgenden wird die *phänomenologische* Methode und nicht die *naturwissenschaftliche* die Untersuchung leiten. Beide Methoden schließen sich gegenseitig nicht aus. Erstere hat den Vorzug, daß mit ihr konkrete *Erscheinungen* des Lebens dargestellt und begriffen werden können. Die naturwissenschaftliche hat den Vorzug, Erscheinungen im weitesten Sinn kausal zu erklären, womit die Möglichkeit von Manipulation der jeweiligen Prozesse gegeben ist. Andererseits ist sie durch Festlegung auf Messen und Zählen abstrakt und daher hinsichtlich einer Erkenntnis des Konkreten begrenzt.

Da es verschiedene phänomenologische Richtungen gibt, folgt eine kurze Beschreibung, in welcher Weise Phänomenologie hier zu verstehen ist. Der Begriff leitet sich vom griechischen φαίνεσθαι ab, der medialen Form von φαίνω, das 'scheinen', 'aufscheinen', 'ins Licht treten' bedeutet. *Phainomenon* ist das, was sich zeigt, offenbar wird. Der deutsche Terminus Erscheinung hat zwar auch diese Bedeutung, meint aber auch Schein, Anschein, Zeichen, z.B. einen Schein, der trügt: etwas ist nicht das, was es zu sein scheint. Ein Anschein dagegen kann auf etwas anderes verweisen, was sich in der Erscheinung gerade nicht zeigt. Symptome und Symbole besitzen diese Verweisungsstruktur. Auch ein Zeichen zeigt etwas an und steht für etwas anderes, das es selbst nicht ist. Schließlich kann Erscheinung auch etwas sein, das auf etwas anderes verweist, das überhaupt nicht erkannt werden kann. In dieser Bedeutung verwendet Kant den Begriff Erscheinung.

Phänomen hat hier die Bedeutung von 'Sich-Zeigen' im ursprünglichen Sinn. Das, was von sich selbst her offenbar ist oder wird, soll in der phänomenologischen Beschreibung zu Tage treten. Die Sache soll so dargestellt oder aufgezeigt werden, daß sie sich in ihrem eigensten Sinne zeigen kann. Phänomen muß daher von Schein, Anschein, Erscheinung unterschieden werden. Aufgabe der Phänomenologie ist es gerade, 'Erscheinungen' im Sinne von Schein oder Anschein zu hinterfragen, da sie ein Phänomen verdecken und verstellen können. Das Schlagwort der Phänomenologie 'Zu den Sachen selbst' bedeutet, daß die Sache das Schwergewicht gegenüber Begriffen oder Vorurteilen erhalten soll. Begriffe, wie z.B. die Subjekt-Objekt-Spaltung können den Weg zur *Sache* (Phänomen) völlig verstellen. Denn mit diesem Begriffspaar ist eine Trennung zwischen Ich und Welt vorgegeben und das Phänomen der Einheit von Mensch und Welt bleibt außerhalb des Blickfelds. Mit dem Begriffspaar Körper und Seele ist die Aufteilung des Lebens vorprogrammiert, sein einheitlicher Verlauf bleibt verdeckt. Überdies geben solche Begriffe Anlaß zu Scheinproblemen, u.a. zu dem bis heute ungelösten Körper-Seele Problem.

Phänomenologie im engeren Sinn ist Deskription. Die Sache wird nicht in kausalen Zusammenhängen oder in naturgesetzlicher Hinsicht erfaßt, sondern sie wird als Phänomen beschrieben. Aus diesem Grund werden im folgenden immer wieder Wendungen gebraucht wie 'es zeigt sich' oder 'es ist offenbar, daß ...', womit immer das Sich-Selbst-Zeigen gemeint ist. Phänomenologische Beweisführung besteht in der Forderung, daß sich die Beschreibung an der Sache bewähren muß. Alle phänomenologischen Begriffe – soweit sie diese Bezeichnung zu Recht verdienen – müssen sich an der Sache orientieren und diesen Bezug nachweisen. Mit dieser Art Beschreibung ist ein kommunikativer Prozeß verbunden. Das 'Sehen' oder 'Hören' des Dargelegten soll vom Leser nachvollzogen werden. Die Beschreibung der Sache soll 'einleuchten', so daß jemand sagen kann: 'ich sehe das auch so' oder 'ich sehe jetzt etwas, das ich vorher nicht gesehen habe'. Diese Verbindung von phänomenologischer Beschreibung und Mitvollzug nennt sich *Evidenz*. Das Phänomen wird in der Interaktion mit den anderen offenbar. Evidenz ist somit etwas anderes als ein logischer Beweis, der in einem argumentativen Diskurs durch Rückgriff auf Begriffe geführt wird. Evidenz ist aber auch von Überzeugungen abzugrenzen, die auf Grund dogmatischer oder autoritätsgestützter Aussagen zustande kommen. Und schließlich unterscheidet sich dieser 'Beweis' auch von einem naturwissenschaftlichen. Dieser ist, falls empirische Meßdaten vorliegen, für alle zwingend einsehbar. Ein Nach- oder Mitvollzug ist nicht erforderlich, allenfalls eine Nachprüfung der Ergebnisse. Evidenz dagegen ist nicht für jeden zwingend einsehbar, ein individueller Aneignungsprozeß ist dafür Voraussetzung.

2.2 Annäherung an Begriffe der Konkreten Anthropologie

Vorliegende Untersuchung hat das Ziel, das 'Ganze' des Menschen zu erfassen, sein *Leben*. Sie ist insofern philosophisch, als sie sich nicht auf eingegrenzte Bereiche richtet, sondern auf allgemeine Strukturen des *Lebens*. Somit ist sie Philosophische Anthropologie.

Für eine erste Annäherung an die Begriffe der Konkreten Anthropologie gehe ich von der Situation eines Universitätshörsaals aus, in dem sich Hörer zu einer Vorlesung eingefunden haben. Bei den Hörern handelt es sich um konkrete Menschen und es soll jetzt darum gehen, deren *Leben* versuchsweise zu bestimmen. Obwohl alle Hörer Menschen sind und dieser Begriff für alle gilt, unterscheiden sie sich durch ihre jeweilige Individualität sehr voneinander. Hier stellt sich einer Bestimmung bereits ein erhebliches Hindernis in den Weg: die Individualität, die zwar in vieler Hinsicht beschrieben werden kann – etwa in einer Biographie – für eine wissenschaftliche Erfassung aber ungeeignet ist. Es geht aber jetzt nicht um eine Untersuchung der individuellen Frau X oder des Herrn Y, die sich hier gerade im Hörsaal aufhalten, sondern um die konkrete Lebensart, die sie gemeinsam haben. Dabei erweist sich die Individualität als allgemeine Bestimmung. Diese Bestimmung – so vage sie zunächst erscheint – hat am Anfang der Untersuchung einen entscheidenden Stellenwert, denn die Individualität als Seinsbestimmung wird in den meisten Allgemeinaussagen über den Menschen übersprungen, im naturwissenschaftlichen Forschungsbereich ist die Abstraktion von Individualität die Regel. Gleiches gilt auch für wissenschaftliche Theorien, die das politische, gesellschaftliche, kulturelle usf. 'Leben' zum Gegenstand haben. Soziologische Theorien haben z.B. den Begriff einer 'Gesellschaft' zur Voraussetzung, bei dem von der individuellen Verfassung der diese Gesellschaft bildenden Menschen abgesehen wird. Individuen werden zwar weitgehend durch gesellschaftliche Verhältnisse und Vorgaben in ihrem Lebensvollzug bestimmt, gleichwohl werden diese Vorgaben letztlich immer individuell gelebt, erlebt und praktiziert.

Die Frage nach dem individuellen *Leben* ist zugleich eine nach dem Abstraktionsgrad der jeweiligen Begriffe. Den jeweiligen Abstraktionsgrad kann die Gedankenfigur einer Bandbreite von Möglichkeiten veranschaulichen, an deren einem Ende die nicht mehr überbietbare Abstraktion der modernen Astrophysik steht, deren Ziel eine allgemeine Weltformel ist, die alles und jedes erklärt. An das andere Ende könnte man die endlose Beschreibung eines menschlichen Individuums setzen, das auf der Welt lebt oder gelebt hat. Aus den Möglichkeiten der Bandbreite greife ich den Begriff 'Organismus' heraus, der in Biologie und Medizin eine herausragende Rolle spielt. Im Vergleich zum Abstraktionsgrad der Astrophysik nimmt sich dieser Begriff noch sehr konkret aus, denn er beinhaltet immer noch eine Organisation von Lebensabläufen, während in der Physik Grundbausteine der Materie und ihrer energetischen Verhältnisse das Erklärungsprinzip bereitstellen. Der Begriff Organismus erlaubt aber bereits eine lautlose Eliminierung des individuellen Lebens. Denn alle Lebewesen können mit diesem Leitbegriff wissenschaftlich erforscht werden. Bei der Untersuchung eines Menschen in einer modernen Klinik kommt sein Organismus auf den Prüfstand und das Individuum Frau X oder Herr Y spielt da eine höchst untergeordnete Rolle. Festgestellte Defekte und Störungen lassen sich in anderen Organismen ebenfalls nachweisen. Viele Medikamente, die zur Behandlung menschlicher Organismen eingesetzt werden, wurden an tierischen entwickelt oder erprobt.

Der Weg von abstrakten zu konkreten Begriffen ist allerdings mit Schwierigkeiten verbunden, da er sich zunehmend Methoden entzieht, die auf Zählen und Messen ausgerichtet sind. Im Folgenden (Kap. 5 und 6) werde ich das Phänomen der Stimmung behandeln, das für ein Verständnis von Angst und Depression große Bedeutung hat. Stimmungen, etwa in Form von ängstlichen, gedrückten oder gehobenen, können zwar in einer konkreten Betrachtung beschrieben werden, einer messenden Untersuchung sind sie jedoch kaum zugänglich, es sei denn sie werden auf Funktionen oder Verhältnisse des Organismus zurückgeführt, womit ihr konkretes Erscheinungsbild wieder zugunsten einer abstrakten Erfassung eingeebnet wird. So befinden sich beispielsweise alle Hörer im Hörsaal in einer Stimmung und zwar auch dann, wenn dies nicht offensichtlich in Erscheinung tritt. Sie mußten sich in einer einigermaßen tragfähigen Stimmung befunden haben, um hierher zu kommen und sie müssen auch in dieser Stimmung bleiben, wenn sie dem Vortrag folgen wollen. Eine übermäßig ängstliche oder depressive Stimmung würde dies verhindern.

Eine weitere Gemeinsamkeit der Hörer besteht darin, daß sie ein Anliegen haben. Sie sind hierher gekommen, um etwas zu dem angekündigten Thema zu erfahren. Obwohl es Unterschiede ihres individuellen Seins gibt, etwa im Bereich der Motive, bleiben Anliegen, Hörsaal und Universität allen gemeinsam. Individuelles Sein bedeutet daher keineswegs isoliertes Subjekt-Sein, sondern das jeweilige konkrete Leben ist grundlegend davon bestimmt, daß es immer in einem Bezug zu anderem steht. Das Anliegen des Besuchs einer Vorlesung steht in einem weiteren Zusammenhang. Zeitlich gesehen war der Bezug zuvor vom Weg zur Universität bestimmt. Straßen, Verkehrsmittel und Verkehrszeichen waren da wichtig. Nach Beendigung der Vorlesung werden es wieder andere Anliegen sein. Die lückenlose Kette der Anliegen bestimmt den *konkreten Lebensablauf des Alltags*. Der Bezug zu anderem hat dabei grundlegende Bedeutung, denn das andere, in dem sich jedes Individuum ständig aufhält ist nichts anderes als die *Welt*. Die *Gesamtwelt* ist ständig in jeweils aktuellen *Welten* präsent, die durch das momentane Anliegen in den Vordergrund treten. Hier ist es die *Hörsaalwelt*, später ist es ein anderer Teil der *Universitätswelt*, davor waren es die öffentliche *Straßen- und Verkehrswelt* oder die *private Welt* einer Wohnung. Alle diese *Welten* sind in die *Gesamtwelt* eingebettet, aus der sie nur durch die jeweilige Lebenssituation bedingt heraustreten.

Die Aussage, Menschen haben *Welt* ist insofern mißverständlich, als man meinen könnte, zunächst gäbe es Menschen und dann noch daneben eine Welt. Vom konkreten Leben her gesehen, gibt es diesen Unterschied nicht, da sich Menschen schon immer in einer *Welt* aufhalten. Das ist zwar eine der größten Selbstverständlichkeiten, aber gerade die entziehen sich besonders leicht der Beachtung. Ein einfaches Experiment vermag das eben Gesagte zu belegen. Wenn man die Augen schließt, ist die sichtbare Welt verschwunden. Sobald die Augen geöffnet werden, ist die *Welt* mit einem Mal da. Dazu bedarf es keiner Anstrengung. Ein Ich, das Erkenntnisprozesse produziert oder ein Gehirn, das Gegenstände abbildet, gibt es bei diesem ursprünglichen Phänomen noch nicht. Für derartige Vorstellungen ist immer eine erst nachträglich stattfindende Reflexion Voraussetzung. Die *Welt* besteht im gegenwärtigen Zeitmoment vielleicht nur aus einem Zimmer mit den darin befindlichen Gegenständen. Sie tritt überdies zunächst nicht als purer Erkenntnisgegenstand in Erscheinung, sondern ihr jeweiliger Ausschnitt ist von einem spezifischen Thema der Lebensbewältigung bestimmt, z.B. von dem Buch, das im Regal gesucht wird. Das Anliegen bestimmt das Thema, wobei die *Zimmerwelt* im Vordergrund steht. Die *Gesamtwelt* ist damit nicht verschwunden, sondern nur in den Hintergrund der Aufmerksamkeit getreten. Der Blick aus dem Fenster zeigt die *Welt* als Himmel, Wolken, Sonne, wobei hier das Anliegen der Wetterbestimmung relevant sein mag.

Das *Leben* der Menschen ist grundsätzlich von dem jeweiligen *Weltaufenthalt* bestimmt und insofern gibt es überall *Welt*. Dies gilt für alle Menschen, ob sie nun in Mitteleuropa wohnen oder in Südafrika, denn auch dort befinden sie sich in einer *Welt*. Innerhalb des *Weltaufenthalts*, der Mensch und Welt einschließt, unterscheide ich drei *Verhältnisse*: das Verhältnis zur *Natur- und Sachwelt*, das Verhältnis zu anderen Menschen, der *mitmenschlichen Welt*, und das *Selbstverhältnis*, das sich auf die 'innere' *Welt* bezieht. Zwar betrifft das Selbstverhältnis das eigene 'Ich', es fällt aber aus dem Weltbezug nicht heraus. Alle Zustände des Selbstverhältnisses (Stimmungen, Gefühle, Motive) stehen immer in einem Zusammenhang mit *Weltaufenthalt*. Für die Beschreibung ist die Trennung der drei Bereiche erforderlich, im konkreten *Leben* sind sie im jeweiligen *Weltaufenthalt* miteinander verbunden und bilden eine Einheit. Die ungewöhnliche Kennzeichnung als *Verhältnisse* vermeidet die Begriffe Ich und Außenwelt oder Subjekt und Objekt, da diese schon immer eine Trennung von Mensch und *Welt* implizieren.

Als Beispiel für das erste Verhältnis dient die Situation einer Bergwanderung. Weltaufenthalt bedeutet hier zunächst *Verhältnis zur Natur*. Natur – die Berge, Bäume, Wiesen – ist nicht theoretisch oder im Sinn der modernen Physik erkannt, sondern sie zeigt sich vor allem Erkennen als Gebirgslandschaft, in der man sich aufhält. Natur in diesem Sinn ist schon immer 'da' und als Natur verstanden, ohne daß es einer eigenen Reflexion bedarf. Natur wie sie bei der Bergwanderung erscheint, als *Erlebnisnatur*, gibt es zwar erst seit etwa 150 Jahren. Vor dieser Zeit war aber Natur auch im hier gemeinten ursprünglichen Sinn als Weltaufenthalt 'da' und verstanden, wenn auch noch als bedrohliche oder unzivilisierte Natur. Ebenso ist der *Weltaufenthalt* im Hörsaal, sieht man vom Thema der Wissensvermittlung ab, von der Sachwelt der Einrichtung bestimmt. Die Einrichtungsgegenstände – Bänke, Stühle, Tische, Tafel und Projektionsapparat – die die Hörsaalwelt ausmachen, sind in ihren Bedeutungen bekannt und werden so wahrgenommen, ohne daß sie zuvor theoretisch erkannt sein müssen.

Bei der Bergwanderung ist gleichzeitig das *Verhältnis zu anderen Menschen* relevant. Sei es in der Weise, daß andere diese Wanderung mitmachen, sei es, daß die Einsamkeit der Bergwelt eine Rolle spielt und insofern ist jedes 'Ich' auch von diesem Verhältnis bestimmt. Im Hörsaal haben sich Menschen zu einem gemeinsamen Ziel eingefunden. Jedes dieser 'Subjekte' muß die anderen nicht eigens als Menschen erkennen oder definieren, für ihre Wahrnehmung als Mithörer sind keine philosophischen Erkenntnisse oder soziologischen Abhandlungen erforderlich und auch keine Theorien zu ihrer Abstammung. Im mitmenschlichen Weltverhältnis erscheinen sie als konkrete Frauen und Männer.

In der Hörsaalwelt ist das Selbstverhältnis von dem Motiv bestimmt, Erkenntnisse zum Vorlesungsthema zu erhalten, ein Motiv in einer Hierarchie von Motiven, an deren Spitze der Erwerb eines Hochschulabschlusses steht. Ohne diese Motive wäre der Vorlesungsbesuch nicht zustande gekommen und auch nicht begreifbar. Im Selbstverhältnis ist aber auch das 'Wer bin ich' in irgendeiner Weise bekannt, ohne daß dazu eine psychologische Seelenerforschung nötig ist.

Weltaufenthalt ist schon immer *verstanden*. Das ursprüngliche *Verstehen* darf nicht mit Wahrnehmen, Denken, Fühlen usf. gleichgesetzt werden, denn diese Begriffe beziehen sich auf einzelne abgrenzbare Verstehensarten. Verstehen in diesem Sinn muß auch von 'Bewußtsein' unterschieden werden, da sich mit diesem Begriff fast zwangsläufig die Vorstellung eines 'Ich' verbindet, das dieses Bewußtsein 'hat'. Sobald ein Ichbewußtsein ins Spiel kommt, etwa in Form eines *Ich denke*, ist die Kluft zwischen einem Subjekt, das denkt und der Welt der Objekte, die gedacht wird, aufgerissen, die nachträglich auch nicht mit komplizierten Gedankenfiguren überbrückt werden kann. Von einer Subjekt-Objekt Beziehung führt kein Weg zurück zum ursprünglichen *Weltaufenthalt*.

2.3 Der Zusammenhang zwischen Angst, Depression und 'Leben'

Jeder *Weltaufenthalt* ist mit potentieller Gefahr verbunden. Im Hörsaal, um auf das oben verwendete Beispiel zurückzukommen, fällt dies nicht weiter auf, bei einer Prüfung besteht jedoch die Gefahr, sie nicht zu bestehen. Angst spielt dabei eine bekannte Rolle. In der öffentlichen Verkehrswelt verhindert latente Angst ein Überqueren der Straße bei Rot. Wird dies trotz Warnsignal versucht, muß mit besonderer Aufmerksamkeit auf die vorbeifahrenden Fahrzeuge geachtet werden, eine Verhaltensweise, die ohne Angst nicht möglich wäre. Fällt die Angst aus und wird ohne Vorsicht die Straße überquert, kann man davon ausgehen, daß das Selbstverhältnis nicht frei von selbstdestruktiven Motiven ist. Bei jedem Weltaufenthalt gibt es ebenso die Möglichkeit von Depression, wenn man darunter die konkreten Erscheinungsweisen von Kummer, Bedrückung, Niedergeschlagenheit usf. versteht, die beispielsweise bei einer nicht bestandenen Prüfung auftreten.

Einige exemplarische Möglichkeiten von Angst und Depression beschreibe ich anhand der drei genannten Verhältnisse. Im Verhältnis zur Natur gibt es Ängste vor Gewitter, Natur- und Klimakatastrophen. Wissenschaftliche Erkenntnisse, technische Vorkehrungen und Warnsysteme haben den Umgang mit Angst im Vergleich zu früheren Zeiten geändert, der prinzipielle Tatbestand bleibt davon unberührt. Gegenwärtig gibt es Ängste hinsichtlich Umweltzerstörung und atomarer Strahlung. Im Verhältnis zu anderen Menschen nehmen Möglichkeiten von Verletzung und Beeinträchtigung einen breiten Raum ein. Menschen können sich aber auch selbst Angst machen. Angst dieser Art betrifft das Selbstverhältnis.

Im Verhältnis zur Natur können Klima, Wetter, Jahreszeiten, Landschaften die Stimmung erheblich beeinflussen, auch in Form von Niedergeschlagenheit und Bedrückung. Depressive Stimmungen und Verstimmungen treten bevorzugt im Frühjahr und im Herbst auf. Die Suizidrate übersteigt zu diesen Jahreszeiten in manchen Ländern beträchtlich den Durchschnittswert. Im Verhältnis zu anderen sind Kummer, Bedrückung, Trauer und Verzweiflung nicht wegzudenken; im Selbstverhältnis sind Selbstanklagen, Selbstverurteilung, Selbstzweifel regelmäßige Begleiter aller Formen von Depression.

Das mit *Weltaufenthalt* verbundene *Verstehen* umfaßt ebenfalls Angst und Depression. Auch diese sind im konkreten Leben schon immer verstanden, gleichermaßen wie die Anlässe. Jeder kennt die Phänomene und Begleiterscheinungen von Angst und Depression und daher werden viele Dinge gemieden, bei denen diese Gefühle auftreten könnten. Aber auch das Gegenteil ist der Fall. Manche Menschen suchen absichtlich angstmachende Situationen auf. Die *Verstehensstruktur* und ihr entscheidender Stellenwert für Angst und Depression wird im Folgenden behandelt.

3. Strukturen Konkreten Lebens

Angesichts der Plausibilität und Überzeugungskraft des naturwissenschaftlichen Menschenbildes scheint eine philosophische Reflexion auf den Begriff Leben überholt zu sein. Welchen Anlaß sollte es für eine derartige Überlegung geben? Der Anlaß besteht nicht in erster Linie in einem Reflexionsdefizit, das gesellschaftlich weitgehend unbeachtet bleibt, er ist gravierender. Er betrifft die Diskrepanz zwischen abstrakter Bestimmung und dem konkreten Leben des Menschen.

Unumgänglicher Ausgangspunkt aller wissenschaftlichen Forschung ist und bleibt der konkret lebende Mensch. Man kann ihn mit zahlreichen Maßnahmen überspringen, Tierversuche, Zellpräparate, Gene an seine Stelle setzen. Er wird aber in seiner konkreten Erscheinungsform dadurch nicht aus der Welt geschafft. Auch seine einheitliche Verfassung bleibt bestehen und weder ein Organismus, noch ein Nervensystem oder ein genetischer Code sind bei unmittelbaren Begegnungen mit Menschen wahrzunehmen. Der konkrete Mensch erweist sich in diesem Sinn als Störfaktor, da er sich nicht in eine abstrakte Bestimmung umfunktionieren läßt.

Zu den Störfaktoren gehören nicht zuletzt die pathologischen Symptome von Angst und Depression. Trotz gewaltiger Fortschritte in der Forschung und Behandlung wird die Zahl der an ihnen Erkrankten immer größer, wobei noch mit einer erheblichen Dunkelziffer zu rechnen ist. Denn Angst und Depression können durch mannigfaltige Strategien verdrängt werden und es tritt anderes an ihre Stelle, auch andere Erkrankungen.

Es ist bekannt, daß die Behandlung mit Psychopharmaka die Oberfläche der Symptomatik nie überschreitet. Sie beseitigt nicht den profunden Anlaß zu Angst und Depression, denn dazu müßte sie das *Leben* und die damit verbunden *Lebensumstände* ändern können und nicht nur das Nervensystem. Infolgedessen tritt nach Absetzung der Medikamente früher oder später die Angst wieder auf oder sie sucht sich andere Kanäle ihrer Manifestation. Bei der Depression steht es nicht anders.

Die oft unterschätzten Nebenwirkungen demonstrieren auf ihre Weise den gleichen Sachverhalt. Sie sind Folgen eines Eingriffs in ein Gesamtsystem. Teilsysteme – etwa das Gehirn – sind zwar bis ins kleinste Detail erforscht und viele Prozesse und Zustände innerhalb dieser Systeme sind erkannt. Das Zusammenspiel aller Teilsysteme ist aber nicht nur aufgrund der Komplexität einem objektivierenden Zugriff entzogen, sondern vor allem, weil bereits das organismische Gesamtsystem eine Abstraktion des konkreten Lebens darstellt.

Kann eine philosophische Interpretation zu einer erfolgreichen Behandlung von Pathologie etwas beitragen? Erweisen sich an dieser Stelle nicht mit aller Deutlichkeit die Grenzen derartiger Überlegungen und die handfeste Überlegenheit der Naturwissenschaft? Unbestreitbar hat die psychopharmakologische Behandlung eine nicht mehr wegzudenkende Erleichterung besonders im Bereich der schweren Erkrankungen gebracht. Demgegenüber nehmen sich die psychotherapeutischen Möglichkeiten bescheiden, wenn nicht kümmerlich aus. Nichtsdestoweniger wird pathologische Angst und Depression auch auf diesem Weg erfolgreich behandelt. Hier ist die Frage entscheidend, was die Veränderungen bewirkt, denn offenbar greifen letztere nicht manipulativ in das Nervensystem ein. Was steht bei psychotherapeutischen Behandlungen im Mittelpunkt? Zunächst sind es ebenfalls Symptome, im weiteren Verlauf geht es jedoch um den Lebensablauf, um Lebensgeschichte und Lebensumstände. Hier zeigt sich der elementare Unterschied: Das Ziel von Psychotherapie besteht darin, Symptome zu verstehen und sie in einen Zusammenhang mit dem *Leben* zu bringen, und nicht darin, sie kausalorganbezogen zu erklären und zu verändern. Der Unterschied ist zwar bekannt, auch der Tatbestand, daß Versuche, die Symptome zu verstehen, nicht immer gelingen. Überdies bedeutet Verständnis nicht zwangsläufig Veränderung. Es geht aber nicht nur um das Verständnis der Symptome. Defizite der Auslegung bestehen häufig genug. Entscheidend ist, daß sich die Behandlung, ob sie nun erfolgreich ist oder nicht, auf die *Lebensbewältigung* richtet. Wie der Ängstliche oder Depressive sein Leben führt, wird Thema und die Frage, in welche Sackgassen er dabei geraten ist. Zentrales Moment ist die Lebensbewältigung.

Lebensbewältigung muß jeder Mensch leisten und in der Therapie werden deren Möglichkeiten und Defizite angesprochen. Damit kommt der Mensch selber ins Spiel und sein Verhältnis zur Welt, zu den anderen, mit denen er zusammenlebt und in ganz besonderer Weise sein Selbstverhältnis. Zusammenfassend könnte man sagen, in der Psychotherapie kommt der konkrete Mensch ins Spiel, kein Organismus, kein Nervensystem und auch kein genetischer Code. Evidenz dieses Sachverhalts ist unabhängig von der Effektivität der Behandlungen. Unter gewissen statistischen Kriterien ist Psychotherapie im Vergleich zur Psychopharmaka-Behandlung uneffektiv oder gar nutzlos. Das aber beweist nur die

Möglichkeit von Manipulation organismischer Prozesse, nicht schon die Gültigkeit einer Behandlungsmethode. Psychopharmaka-Behandlung richtet sich auf das Nervensystem oder Teilsysteme, Psychotherapie dagegen auf den konkreten Menschen. Auch wenn Psychotherapie versagt oder unangebracht ist (wie bei schweren Angstformen oder der Endogenen Depression) hat diese Behandlungsart doch eine wesentliche Konsequenz: mit dem therapeutischen Dialog und der dabei im Mittelpunkt stehenden Lebensbewältigung wird der konkrete Mensch in die Behandlung einbezogen.

Da die Lebensbewältigung einen derart entscheidenden Stellenwert einnimmt, erweist sich eine Reflexion auf diese zentrale Bestimmung als angebracht. Was heißt Lebensbewältigung? Ist sie ein Bestandstück, das zum *Leben* hinzukommt oder wird durch diese Struktur das gesamte *Leben* betroffen und damit unvergleichbar im Verhältnis zu anderen Lebensformen? Vorwegnehmend nenne ich eine Angstform, die man vergeblich im Tierreich suchen wird: es ist die *Angst vor dem Leben*, nicht zu verwechseln mit der Angst *um das Leben* und vor dem Tod. *Leben* bedeutet hier das zu *bewältigende Leben*, das *Leben*, das besorgt, geführt, um das sich gekümmert werden muß. Es kann gelingen oder nicht. Heute haben viele Menschen Angst, ihr *Leben* könnte nicht gelingen, sie haben Angst *vor dem Leben*. Angst dieser Art hat keinen greifbaren Anlaß, vom üblichen Verständnis her ist sie irrational.

Im folgenden werde ich beschreiben, was unter Lebensbewältigung zu verstehen ist und zu dem bereits erörterten Weltaufenthalt eine Verbindung herstellen. Bei der Lebensbewältigung handelt es sich um eine Struktur des *Lebens*, was bedeutet, daß alle Lebensäußerungen davon betroffen sind, nicht nur ein Teil, etwa die Intelligenz oder der Körperbereich. Die Struktur der Lebensbewältigung bezeichne ich als *Seinsübernahme*. Dieser sperrige Begriff grenzt einerseits die Vielzahl der Bedeutungen von Leben ab, denn man könnte dafür auch *Lebensübernahme* sagen. Andererseits ist mit 'Sein' die umgreifende Bedeutung der Lebensbewältigung erfaßt, die bis in die entferntesten Winkel des *Lebens* reicht. Nach einer Erörterung des Begriffes werden die Verhältnisse zur Natur, zu den anderen und das Selbstverhältnis in einen Bezug dazu gebracht, womit sich in Umrissen das Konzept der Konkreten Anthropologie abzuzeichnen beginnt. Der Zentralbegriff heißt *Leben*. Damit ist das menschliche Sein gemeint und nur dieses. Zur Kennzeichnung des Unterschieds zu anderen Begriffen ist *Leben* im Text immer kursiv geschrieben. *Leben* in diesem Sinn ist humanspezifisches Sein, das in verschienen Hinsichten beschrieben wird. Es handelt sich dabei um grundlegende und allgemein antreffbare Strukturen: die drei Verhältnisse, Verstehen, Seinsübernahme, Stimmung, Selbst usf. Alle diese Strukturen meinen immer dasselbe, das *Leben* und insofern haben sie nur in einer Gesamtsicht Relevanz, nicht als isolierbare Bestandteile. So sind die drei Verhältnisse immer verstanden und alle Seinsübernahme spielt sich in diesen Verhältnissen ab. Stimmung gibt es nur in diesen und auch Verstehen ist von Stimmung nicht unabhängig. Selbststrukturen manifestieren sich im Verhältnis zur Welt und zu den anderen, sie bestimmen auch die Seinsübernahme. Alle Phänomene von Angst und Depression stehen mit diesen Strukturen in Zusammenhang; das anthropologische Konzept des *Lebens* ermöglicht aus diesem Grund ein umfassendes Verständnis von Angst und Depression.

3.1 Seinsübernahme

Seinsübernahme bedeutet, daß Menschen ihr Leben 'leben' müssen. Das ist zwar allgemein bekannt, aber gerade dadurch, daß dies ständig geschieht, erscheint es als selbstverständlich und entzieht sich somit der Beachtung. Viele Redewendungen dokumentieren diese Selbstverständlichkeit. Man sagt, jemand führe ein einfaches, glückliches, geregeltes, beschauliches, sittsames, geselliges, ungeregeltes, tatenreiches oder sorgenvolles Leben. Voraussetzung für diese zahlreichen Eigenschaften ist die *Lebensführung*. Diese unterschiedlichen Möglichkeiten zeigen zum einen die *Offenheit*, denn *Leben* ist nicht festgelegt und zum anderen verweisen sie darauf, daß *Leben* gelingen kann oder auch nicht. Wird es adäquat 'geführt', spricht man von einem befriedigenden *Leben*, wenn nicht, von einem mißlungenen. Vermag jemand das ganze *Leben* hindurch diese Bewältigung zu leisten, kann er am Ende seines *Lebens* sagen, er sei gut durchs *Leben* gekommen; wenn nicht, heißt es, er habe ein elendes *Leben* gehabt oder er sei mit seinem *Leben* nicht fertig geworden. Formulierungen wie 'er hatte ein elendes, verpfuschtes Leben' zeigen, daß die Bewältigungsaufgabe zahlreichen Beeinträchtigungsmöglichkeiten ausgesetzt ist.

Das Verhältnis der Menschen untereinander spielt beim Gelingen oder Nichtgelingen der Lebensbewältigung eine wichtige Rolle. Man kann sagen, jemand stehe mit seinen Sorgen nicht allein da, er habe zum Glück einen Menschen, der in schweren Zeiten für ihn da ist. Im umgekehrten Fall heißt es, er oder sie mache ihm das *Leben* schwer oder gar zur Hölle. Das *Leben* kann, wenn es zu vielen Beeinträchtigungen und Belastungen ausgesetzt ist, unerträglich werden. Andererseits gibt es auch ein gutes *Leben*, man sagt, 'er läßt es sich gut gehen', 'er lebt wie Gott in Frankreich', er oder sie führt ein 'angenehmes, bequemes Leben'. Auch diese Aussagen haben zur Voraussetzung, daß *Leben* übernommen werden muß, was sich in Begriffen wie Daseinsbewältigung, Lebensaufgabe, Lebensgestaltung, niederschlägt.

Zur Verdeutlichung ziehe ich wieder die Hörsaalsituation heran. Ein Student kommt zur Tür herein und setzt sich auf einen Platz. Diese Handlung könnte als ein vom bewußten Ich gesteuertes, zielgerichtetes Verhalten begriffen werden. Das 'Ich' hat gelernt, sich so zu verhalten. Nach einem Willensentschluß läuft die Handlung in der vorgesehenen Weise ab. Gegen diese begriffliche Erfassung, ob sie nun im philosophischen oder psychologischen Kontext steht, ist logisch zwar nichts einzuwenden. Mit ihr wird aber verdeckt, daß das Zur-Tür-Hereinkommen und Sich-auf-den-Platz-Setzen von dem betreffenden Individuum als Tätigkeit *übernommen* werden muß. Es geht bei der Seinsübernahme nicht darum, sich zu der einen oder anderen Aktivität zu entschließen, sondern darum, sich in das *Leben*(wollen) einzulassen und damit den Alltag zu bewältigen. Darüber hinaus wird ersichtlich, daß die Lebensbewältigung in diesem Fall gelungen ist. Das vor einem Willensentschluß liegende 'Können' der Lebensbewältigung hat große Bedeutung, besonders im Hinblick auf das 'Nicht-Können'. Unter Umständen hätte der Student die Handlung nicht ausführen können, hätte er übermäßig Angst gehabt oder wäre er schwer depressiv gewesen.

Seinsübernahme als Lebensbewältigung zeigt sich auch im Kontext der hier ins Auge gefaßten Handlung. Der Student hat sich darauf eingelassen, ein Studium zu absolvieren, was bedeutet, daß er damit einen Beruf erlernen will, um später sein Auskommen zu haben. Insofern ist er im Begriff, einem wichtigen Aspekt seiner *Lebensaufgabe* nachzukommen. Er will mit dem Studium die Basis für einen Beruf schaffen, mit dem er dann seinen *Lebensunterhalt* und vielleicht den einer künftigen Familie bestreiten kann. Bis es soweit ist, kommen andere dafür auf, seine Eltern, eine Stiftung, der Staat. Das Zur-Tür-Herein-Kommen läßt sich in einer konkreten Betrachtungsweise von diesem Gesamtrahmen nicht trennen.

Hat jemand morgens Schwierigkeiten, aus dem Bett zu kommen, entsteht die Problematik dabei nicht in erster Linie, weil seine Beine physiologisch noch nicht funktionieren, sondern weil die Bewältigung des Alltags und alle damit verbundenen Anforderungen bevorstehen. In der

Nachtruhe war die Forderung der Lebensbewältigung vorübergehend aufgehoben, jetzt steht sie wieder an. Dabei muß noch nicht an Berufsarbeit gedacht werden, allein hygienische Verrichtungen, Ankleiden, Frühstücken usf., und die dazugehörigen Verhaltensweisen müssen 'gemacht' werden. Auch wenn sie noch so gewohnt ablaufen, machen sie sich nicht von selbst.

Ein bekanntes Symptom depressiver Menschen ist die Morgenmüdigkeit. Sie fühlen sich unfähig, aufzustehen und den Tag zu beginnen. Das bedeutet nicht, daß sie arbeitsscheu sind, sondern daß ihnen der bevorstehende Alltag wie ein riesiger, unüberwindbarer Berg erscheint. Sie fühlen sich außerstande, den bevorstehenden Anforderungen nachzukommen. Hier handelt es sich um ein 'Nicht-Können' eigener Art, denn die Fähigkeit zur Ausübung der Alltagshandlungen ist ja vorhanden. Es ist das Nicht-Können der *Seinsübernahme* oder das *Nicht-Leben-Können*, das auf diese Weise in Erscheinung tritt. Nicht-Leben-Können bedeutet wiederum nicht, tot zu sein, sondern Unfähigkeit zur *Seinsübernahme*.

Wie zeigt sich nun in den drei Verhältnissen des Weltaufenthalts, daß sich das *Leben* nicht von selbst lebt, daß Menschen ihr *Leben* übernehmen müssen?

3.2 Seinsübernahme im Verhältnis zur Natur

Auf Breughels bekanntem Bild 'Das Schlaraffenland', sieht man wie Menschen gebratene Tauben, Hühner und Gänse in den Mund fliegen, sie müssen ihn nur aufsperren. Ein einprägsames Wunschbild, das seine Entstehung im Vergleich zu heute ganz anders gearteten Verhältnissen verdankt. Es mag zwar so aussehen, als hätte in den westlichen Industriestaaten des 20. Jahrhunderts der Lebensstandard das Breughelsche Wunschbild realisiert. Der Idealzustand einer Über-Versorgung mit Nahrungsmitteln ist aber nicht für alle Zeiten gesichert, ganz abgesehen davon, daß er nur einem kleinen Teil der Menschheit zur Verfügung steht. Selbst wenn dieser Zustand Bestand hätte, ändert dies nichts an dem Sachverhalt, daß Lebensmittel produziert werden müssen. Sie fliegen nicht vom Himmel, auch nicht in ungebratenem Zustand. Menschen müssen das zu ihrem Leben Benötigte herstellen. Das gilt nicht nur für Lebensmittel, sondern ebenso für Unterkunft, Kleidung, Geräte, Werkzeuge und all die zahllosen Dinge des Lebensbedarfs, seien sie nun für die Aufrechterhaltung des Lebens unbedingt erforderlich oder nur bedingt oder gar überflüssig wie Luxusartikel.

Die Natur bietet von sich aus, also unbearbeitet, nur in Grenzfällen das Benötigte. Menschen müssen Natur bearbeiten. Ob sie dies als Sammler, als Jäger, als Seßhafte in einfacher Weise getan haben oder ob heute Maschinen dafür eingesetzt werden, die Grundstruktur bleibt die gleiche, egal in welch verschiedenen historischen Formen sich dies manifestiert. Unter dem Begriff 'Lebensreproduktion' ist das hier Gesagte längst bekannt. Bei Marx rückte die Arbeit als Grundlage für Leben in den Vordergrund und diente zu einer Wesensbestimmung: Der Mensch als produzierendes Lebewesen. Friedrich Engels hat in seiner Schrift "Der Anteil der Arbeit an der Menschwerdung des Affen" zu zeigen versucht, daß die Arbeit den Menschen zu dem gemacht habe, was er ist. In vielen philosophischen und soziologischen Interpretationen, die die Produktion in den Vordergrund stellen, den Menschen also als homo laborans sehen, werden zwar die unumgängliche Bearbeitung von Natur und die damit zusammenhängenden Probleme beachtet, es wird aber nicht gesehen, daß alle Arbeit in der Struktur der *Seinsübernahme* begründet ist. Die Lebensreproduktion ist zwar ein wesentlicher Aspekt derselben, die vielfältigen anderen Formen werden damit jedoch nicht erfaßt. Hannah Ahrendt (Ahrendt H 1981) hat darauf aufmerksam gemacht, daß weder die Nationalökonomie noch Marx sich für die nichtproduktive Arbeit interessiert haben. Der weite Bereich von Arbeitsleistungen, bei denen nichts hergestellt wird, wie etwa die Besorgung und Bewirtschaftung von Haushalten – Essenszubereitung, Reinigung, Kinderbetreuung usf. – gehört ebenso zur Seinsübernahme wie darüber hinaus Urlaub und Freizeitbeschäftigung.

Heute sieht es so aus, als ob die Maschinen- und Computertechnik den Menschen in Zukunft die Arbeit abnehmen wird, ja, daß die modernen Formen der Produktion einen neuen Menschen schaffen werden, der mit seinem herkömmlichen Bild nichts mehr gemein hat. Sicher wird es in den hier genannten drei Verhältnissen Veränderungen geben, das *Verhältnis zur Natur*, das *Verhältnis der Menschen* untereinander und auch das *Selbstverhältnis* wird andere Formen annehmen. Aber die Verhältnisse selbst und die Struktur der *Seinsübernahme* bleiben davon unberührt, solange Menschen existieren.

Nehmen wir einmal an, es gäbe in Zukunft die Möglichkeit, sämtliche Produktion von Maschinen und deren Bedienung Computern zu überlassen, dann bliebe immer noch das Problem der Programmierung, der

Produktbestimmung und der Verteilung. Nach bisherigen Erfahrungen entstehen mit jedem Fortschritt in Technik und Produktion neue Probleme. Ich werde den Nachweis der *Seinsübernahme* im Verhältnis zur Natur nicht weiter verfolgen, weil hier die Notwendigkeit und Unumgänglichkeit der Bearbeitung von Natur für die Lebenserhaltung offenkundig ist. Im zweiten Verhältnis liegen die Dinge nicht so selbstverständlich auf der Hand.

3.3 Seinsübernahme im Verhältnis zu anderen

Das *Verhältnis zu anderen* hat vielfältige Aspekte, ein grundlegender ist die wechselseitige *Seinsübernahme*. *Seinsübernahme* geschieht immer in Bezug zu anderen. Es gibt keinen Menschen, der die Lebensbewältigung allein vollbringen könnte, denn wie immer Menschen gesellschaftlich organisiert sind, in Gruppen, Familienverbänden, kleinen oder größeren Staaten, die existenznotwendige Lebensreproduktion geschieht immer in einer Aufteilung. Dabei übernimmt ein Teil oder ein Individuum Funktionen für andere, die für diesen Sektor nicht aufkommen müssen und dafür einen anderen Bereich besorgen. Arbeitsteilung ist unaufhebbar mit menschlichem Leben verbunden, auch wenn in früheren Zeiten die hochdifferenzierte Aufteilung der modernen Industrieproduktion nicht existierte.

Gegenseitige Seinsübernahme in mitmenschlichen Beziehungen hat für die Lebensbewältigung entscheidende strukturelle Bedeutung. Sie ist an der Möglichkeit einseitiger oder wechselseitiger Übernahme von nahezu allen Funktionen des täglichen Lebens abzulesen. Für die wechselseitige Übernahme steht zwar die Gegenleistung mit Geld heute im Vordergrund, es gibt aber einen weiten Bereich, in dem die selbstverständliche Übernahme ohne Gegenleistung die Regel ist, so bei der Kinderversorgung und -betreuung. Die strukturelle Bedeutung zeigt sich ganz deutlich in der Verweigerung der Übernahme oder darin, daß sie von besonderen Bedingungen abhängig gemacht wird. Man kann Überlegungen über den sittlichen Wert solcher Verhaltensweisen anstellen. Hilft jemand einem anderen, weil er ihn mag oder verfolgt er egoistische Ziele? Läßt er sich von Pflichtvorstellungen, von Schuldgefühlen, von Geldgier oder von Liebe leiten? All diese Fragen müssen unbeantwortet bleiben, sie weisen jedoch darauf hin, daß gegenseitige *Seinsübernahme* ein fundamentales Phänomen des Alltags ist. Fragen zur Motivation für eine Funktionsübernahme werden später behandelt, vorwegnehmend nur dies: depressive Menschen findet man auf der Seite derjenigen, die anderen gerne helfen, für andere in vieler Hinsicht zur Verfügung stehen, mitunter sich für andere aufopfern. Führt diese Tendenz in der Folge zu Überforderung und ist sie dann eine Ursache für Depression oder ist es umgekehrt, daß die Depression der Anlaß für derartiges Verhalten ist? Eine nähere Betrachtung wird Angst als entscheidenden Faktor erweisen, Angst, die Liebe und Zuneigung der anderen zu verlieren.

Als weiteres Beispiel für *Seinsübernahme* im Verhältnis zu anderen dient die Kind-Eltern Beziehung. Kinder sind auf Unterstützung, Betreuung, Schutz und Führung – alles Beispiele für diese Art Seinsübernahme – durch andere angewiesen. Würde ihnen diese nicht geboten, könnten sie nicht überleben. Auch hier liegen unzählige Forschungsergebnisse der einzelnen Wissenschaftszweige vor, die die Abhängigkeit von Kindern, Sozialisation und Erziehung zum Thema haben. In den Entwicklungstheorien geht es um die Reifung der kognitiven, kontrollierenden und steuernden Funktionen des Ich und um vieles mehr. Der einfache Tatbestand, daß Kinder ausnahmslos auf *Seinsübernahme* durch andere angewiesen sind, tritt nicht oder wenn überhaupt, nur am Rande in Erscheinung. *Seinsübernahme* bedeutet, daß die Eltern oder andere für das Kind das übernehmen, wozu es selbst noch nicht in der Lage ist, nämlich die eigene Seinsübernahme. Zu Beginn des *Lebens* hat die Übernahme nahezu totalen Charakter. Neugeborene müssen gefüttert werden, sie können weder gehen noch stehen oder etwas in die Hand nehmen. Im Lauf einer lang andauernden Entwicklung führen sie diese Funktionen allmählich selbst aus; ein Vorgang, der allgemein als 'Lernen' bezeichnet wird. Kinder könnten jedoch nicht lernen, würde ihnen nicht vom sozialen Umfeld die in diesem Stadium noch unbedingt erforderliche *Seinsübernahme* durch andere geboten. Insofern geschieht alle Entwicklung, alles Lernen im Kontext der *Seinsübernahme* durch andere.

3.4 Seinsübernahme im Selbstverhältnis

Individuelles *Leben* bedeutet zunächst, daß alle Menschen als einzelne *sind* und so existieren.

Dies ist nur unter der Voraussetzung der eigenen *Seinsübernahme* möglich. Ist sie beeinträchtigt – etwa im Krankheitsfall – oder fällt sie ganz aus – wie etwa in schweren Fällen von Angst und Depression – ist eigene Lebensbewältigung ohne Hilfe anderer nicht möglich.

Am Anfang des *Lebens* ist das Neugeborene völlig auf die *Seinsübernahme* durch andere angewiesen, am Ende des *Lebens* ist es häufig der alte Mensch. Hierbei gibt es zwar das individuelle *Leben*, aber in einer Form, in der andere die Besorgung desselben in einem weiten Umfang übernehmen. Muß ein Schwerkranker betreut werden, so entsteht eine vergleichbare Situation. Die Struktur der *eigenen Seinsübernahme* entfällt damit aber nicht. Im Fall des Kindes ist sie als Potential für seine Zukunft präsent, im Falle des alten Menschen befindet sie sich im defizienten Modus. Das bedeutet, dem kranken oder alten Menschen ist, in welchem Umfang immer, etwas abhanden gekommen, nämlich Möglichkeiten zur *eigenen Seinsübernahme*.

Die kindliche Entwicklung zeichnet sich aus durch den Übergang vom Zustand totaler Hilflosigkeit zu einem, bei dem die *eigene* Form der Daseinsbewältigung allmählich Gestalt annimmt. Nach der Geburt muß das Kind schon eigenständig atmen, kurz darauf saugen und schlucken. Dies sind erste Formen eigener *Seinsübernahme*. In der Folge übernimmt das Kind die Funktionen allmählich selbst, die bis dahin andere für es ausgeführt haben. Anfangs ist da außer den genannten körperlichen Funktionen nicht allzu viel geboten. Sitzen, Stehen, Laufen, Sprechen, Greifen, Begreifen, kann das Neugeborene nicht. Das, was der kleine Mensch nicht kann, muß ein anderer für ihn tun, normalerweise die Mutter. Sie trägt und hält das Kind, übernimmt damit das Aufrechtsitzen, Stehen und Laufen. Sie füttert, beruhigt, ist in seiner Nähe. Nach einigen Monaten beginnt das Kind, bestimmte Funktionen selbst auszuführen. Aus dem Säugling wird ein Sitzling, ein Stehling, ein Greifling und schließlich ein 'Toddler', ein Ausdruck für die komisch-tolpatschige Weise, in der es zu laufen beginnt. Es kann jetzt weitgehend ohne die Hilfe anderer sitzen, laufen, greifen, und in Grenzen ohne die Anwesenheit anderer auskommen. Alle diese Dinge demonstrieren die *eigene Seinsübernahme*.

Der Prozeß der eigenen Übernahme von Funktionen erstreckt sich über die gesamte Entwicklung vom Säugling zum Erwachsenen. Dabei lernen Menschen eigenständig zu leben. Der Prozeß sollte schließlich zu einem Abschluß kommen, wobei die jeweilige Gesellschaft bestimmte Wendemarken setzt. Sie kreisen alle um Mündigkeit, Selbstverantwortung, Reife, Zurechnungsfähigkeit, die dem einzelnen ab einem kulturell und historisch variierenden Lebensalter zugetraut und damit auch von ihm gefordert werden.

Nicht immer wird im realen *Leben* der gesellschaftlichen Norm eines selbstverantwortlichen Status entsprochen. Viele Menschen erreichen das geforderte Ziel nicht, bleiben hinter diesem zurück und sind somit zumindest teilweise weiterhin auf *Seinsübernahme* durch andere angewiesen. Die Kompetenz zur eigenen Daseinsbewältigung fällt daher sehr unterschiedlich aus. Vom jeweiligen Grad dieser Kompetenz hängt vieles ab, wie Lebensqualität und Gesundheit, Umgang mit Angst und Depression. Je besser sie ausgebildet ist, um so unabhängiger ist ein Mensch von der Hilfe und Unterstützung anderer. Eine zufriedenstellende Entwicklung der Fähigkeiten zur Lebensbewältigung hat viele Voraussetzungen, die die angeborene Ausstattung, die Beziehungsqualität des versorgenden Umfelds und die gesellschaftlich-ökonomischen Verhältnisse betreffen.

3.5 Angst – Depression und Seinsübernahme

Ein Gelingen der Daseinsbewältigung ist nicht garantiert. Im *Verhältnis zur Natur* muß die Versorgung mit Nahrungsmitteln usf. gesichert sein, im *Verhältnis zu anderen* müssen Gemeinschaftsstrukturen das Leben des einzelnen schützen und im *Selbstverhältnis* ist die Kompetenz der eigenen *Seinsübernahme* unabdingbare Voraussetzung. Bereits eine oberflächliche Betrachtung zeigt, daß es keine Garantie für diese Bedingungen gibt.

Im *Verhältnis zur Natur* ist der Tatbestand offenkundig. Es besteht Abhängigkeit von Natur, die das Benötigte nicht unbedingt und immer bietet. Dies ist seit Bestehen der Menschheit der Fall, und es müssen nicht Naturkatastrophen und globale Klimaveränderungen eintreten, auch lokale Wetterverhältnisse, Schädlinge, Krankheiten und Seuchen können die Versorgung in Frage stellen.

Die Menschheitsgeschichte zeigt, daß Aggression und Destruktion der Menschen untereinander offenbar unausrottbar zum menschlichen *Leben* gehören. Allen Anstrengungen auf dem mühevollen Weg zu einem friedvollen Zusammenleben der Menschen wird auch in Zukunft nur ein bescheidener Erfolg beschieden sein, und die Notwendigkeit, sich gegen aggressive Übergriffe zu schützen, wird bestehen bleiben. Menschen sind aber nicht nur auf Schutz und Sicherheit gegen Aggression angewiesen, sondern auch auf gegenseitigen Beistand, Unterstützung und Hilfe.

Kompetenz zur eigenen Lebensbewältigung ist eine elementare Bedingung für gelingendes Leben. Die Fähigkeit, das Leben zu meistern, baut sich auf einem komplexen Geflecht von Voraussetzungen auf, die alle der Möglichkeit von Beeinträchtigung ausgesetzt sind. Kein Mensch kann darüber bestimmen, zu welcher Zeit er geboren wird, in welchen gesellschaftlichen Verhältnissen und welchem sozialen Umfeld er aufwachsen wird. Sämtliche dieser Voraussetzungen bestimmen aber die Ausbildung seines *Selbst*, mit dem er ins Erwachsenenleben tritt. Ein wesentlicher Aspekt der eigenen *Seinsübernahme* besteht darin, daß diese Bedingungen auch dann übernommen werden müssen, wenn sie unadäquat ausgefallen sind. Menschen können durch ihre naturgegebene Ausstattung Nachteile erleiden, Mißbildungen, angeborene Krankheiten, Minderbegabungen auf verschiedenen Gebieten beeinträchtigen von Anfang an die Entwicklung des *Selbst*, ebenso der Ausfall einer adäquaten sozialen Betreuung in der Kindheit. Sämtliche angeführten Voraussetzungen sind vom Individuum nicht zu beeinflussen. Sobald es in die Lage kommt, zu seiner Herkunft ein Verhältnis zu haben, sind die entscheidenden Ereignisse bereits Vergangenheit.

Eine allumfassende *Verletzlichkeit* wird hiermit sichtbar. In isolierten Aspekten ist diese zwar bekannt, als Anfälligkeit für Krankheit, Verfehlungen und Schicksalsschläge, die im einzelnen etwas Richtiges treffen, nicht aber den Kern, denn die Verletzlichkeit ist in der prinzipiellen *Angewiesenheit* auf anderes begründet. Menschen sind darauf angewiesen, daß die Natur das Nötige bietet, daß die gesellschaftlichen Institutionen Schutz und Sicherheit gewähren, daß gegenseitige *Seinsübernahme* stattfindet und Ungerechtigkeit und Mißbrauch keine allzu großen Ausmaße annehmen.

Angewiesenheit steht in einem Verhältnis zu Angst. Angst bezieht sich generell auf Beeinträchtigung und Ausfall von Verhältnissen, die für eine gelingende Lebensbewältigung geboten sein müssen. Angst tritt in verschiedensten Formen auf, weil es vieles gibt, auf das Menschen angewiesen sind und zahlreiche Möglichkeiten, daß sie es nicht bekommen: Angst vor Hunger und Armut, Angst vor Beeinträchtigung und Verletzung, Angst vor Trennung und Verzicht, Angst vor Nichtanerkennung, Angst, das *Leben* nicht meistern zu können.

Alle konkreten Ängste sind aber nur möglich, weil *Leben* gelebt werden muß, weil es nicht festgelegt ist und somit einer eindeutigen Regelung entbehrt, weil es auf anderes angewiesen ist und weil es keine Garantie für ein Gelingen gibt. Angst gehört daher zum *Leben* wie der Schatten zum Licht. Die lichte Seite wäre das angstfreie *Leben*, das befriedigende *Leben*, bei dem der *Angewiesenheit* entsprochen wird. Dazu gehören auch kollektive und individuelle Möglichkeiten, Angstanlässe vorauszusehen und Vorsorge zu treffen. Bewältigung von Angst ist möglich, die prinzipielle Verletzbarkeit wird damit aber nicht aus der Welt geschafft. Überall dort, wo Beeinträchtigung oder Verletzung droht oder eintritt, entsteht Angst und Depression. Der Mannigfaltigkeit dieser Möglichkeiten entspricht eine schier unbegrenzte Vielfalt von Angstformen. Dasselbe gilt für die Depression.

Menschen haben seit jeher Strategien gegen Angst entwickelt. In den Weltreligionen erhofften sich Menschen Beistand, Schutz und Trost. Heute sieht es so aus, als seien Naturwissenschaft und technischer Fortschritt an ihre Stelle getreten. Naturwissenschaft übernimmt die Erklärung von Welt und Mensch, ihre Anwendung in Medizin und Technik verspricht Abhilfe gegen Bedrohung. Natur soll gezähmt werden, Krankheiten eliminiert, auch Ideen von der Abschaffung des Todes gibt es bereits. Das naturwissenschaftliche Weltbild bietet jedoch weder ein Verständnis von Angst noch Trost bei Beeinträchtigung, Verlust und Verletzung. Es ist sicher kein Zufall, daß viele Menschen bei Weltanschauungen, Utopien und pseudoreligiösen Lehren das suchen, was sie im wissenschaftlichen Weltbild nicht finden. Eine Art Schizophrenie macht sich bemerkbar. Auf der einen Seite die rationale Auslegung, auf der anderen Seite unausrottbare 'irrationale' Antriebe, die sich oft seltsame Wege ihrer Befriedigung suchen.

Wie steht es mit der Depression? Kann Depression in analoger Weise interpretiert werden? Im Deutschen bedeutet 'depressiv' niedergeschlagen, bedrückt. Worum handelt es sich bei dem Druck? Was drückt, ist schwer, lastet. Bei vielen Gelegenheiten wird die Last des Lebens berufen. Was aber ist diese Last? Vernunftphilosophie gibt darauf keine befriedigende Antwort. Wenn Angst und Depression als Affekte und Emotionen verstanden werden, die vernünftig beherrscht und kontrolliert werden müssen, hat die Frage nach der Last keinen Sinn. Zur Depression dürfte es aus dieser Sicht gar nicht kommen, zeugt sie eben schon von einem unvernünftig geführten Leben. Für die Wissenschaften ist diese Frage irrelevant, denn das, was drückt und lastet, läßt sich nicht dingfest machen und fällt durch den Raster der Wissenschaft, der auf Messen und Zählen ausgerichtet ist. Aus der Sicht der Konkreten Anthropologie ist die *Seinsübernahme* der Grund für die Last des Lebens. Es ist das *Leben* selbst, das jeden Tag und in vieler Hinsicht besorgt werden muß, was Belastungen vielfältigster Art zur Folge hat.

Im konkreten Erfahrungsbereich finden wir einen breiten Spielraum verschiedener Formen von Depression. Der Begriff 'depressiv' wird hier umfassend verwendet, er soll auch jene 'normalen' oder alltäglichen Erlebensweisen beinhalten wie traurig, bekümmert, bedrückt, niedergeschlagen, hoffnungslos, verzweifelt, usf. Insofern gehört Depression zu jedem *Leben*. Daß es keinen prinzipiellen Unterschied zwischen normal und pathologisch gibt, werden weitere Ausführungen zeigen.

4. Die Struktur des Verstehens

4.1 Leben (menschliches Sein) als verstehender Weltaufenthalt

Leben bedeutet Aufenthalt in einer *Welt*. *Weltaufenthalt* bedeutet aber ebenso *Seinsübernahme*, denn weder erfolgt Lebensbewältigung ohne Welt, noch gibt es einen isolierten Weltaufenthalt. Beides ist in gleichem Maß *verstanden*. *Leben* ist verstehender Weltaufenthalt als Lebensbewältigung. Es liegen drei miteinander verknüpfte Strukturen vor, die als einzelne nur im Zusammenhang mit den anderen adäquat begriffen werden können.

Im Lauf der Geschichte erscheinen *Welt und Lebensbewältigung* immer wieder anders, eben weil sie *verstanden* sind. Gäbe es ein festgelegtes Schema von Welt, dann gäbe es keinen Wandel und keine Geschichte.

Welche Art 'Welt' Tiere haben und wie diese sie erfahren, weiß man nicht, denn man kann mit ihnen darüber nicht sprechen; infolgedessen gibt es nur Interpretationen tierischer 'Welten'. Der Biologe Jacob v. Uexküll hat das Verhältnis der Tiere zur Außenwelt mit dem Begriff der *Umwelt* beschrieben. Danach ist jede Tierart in ein ihrer Organisation entsprechendes Umfeld eingebettet. Ihre organische Ausstattung als Flucht-Raub-Wasser- oder Luft-Tier entspricht ihrer jeweiligen Umwelt. Würde man einen Fuchs, der in europäischen Wäldern lebt, in die Antarktis versetzen, so könnte er nicht überleben, da er diese 'Welt' nicht kennt und auch über keine Mittel verfügt, sie kennenzulernen. Der Eisbär kann dort aber leben, weil nicht nur seine Sinnesorganisation dieser Umwelt entspricht, sondern seine gesamte Lebensgestalt.

Menschen verstehen *Welt* und haben somit die Möglichkeit, sich in verschiedenen 'Umwelten' einzurichten. Die körperlich-leibliche Ausstattung ist unspezialisiert, anders als die umweltbezogene Spezialisierung der Tiere. Der Mensch ist ein Allesfresser und Vielverdauer, seine Sinnesorganisation ist nicht auf selektive Bereiche oder Auslöser festgelegt und damit für vieles offen, auch für nutzlose Dinge. Sein Bewegungsapparat ist für viele Möglichkeiten zu gebrauchen. Die ihm durch seine leibliche Ausstattung gezogenen Grenzen überwindet er durch Werkzeuge und Maschinen. Insofern sind sämtliche Lebensbereiche des Menschen vom verstehenden Weltaufenthalt bestimmt; einschließlich seines

Körpers. Das Menschliche beginnt nicht erst in einem oberen 'geistigen' Stockwerk.

Geläufige Begriffe für einzelne Verstehensarten wie Anschauung, Wahrnehmung, Denken, Phantasie, Intuition verdecken aus mehreren Gründen das Phänomen, daß Menschen ihren jeweiligen Weltaufenthalt in ursprünglicher Weise und unmittelbar *verstehen*. Die Vorstellung, daß es sich beim Mensch um ein *Lebewesen* handelt, das mit dem Vermögen von Vernunft ausgestattet ist, leistet zu dieser Verstellung einen wesentlichen Beitrag. Unbefragt bleibt dabei die Verbindung von 'Leben' und Verstehen. Begriffsschemata wie 'Ich denke' oder ein 'Subjekt denkt' tragen ebenfalls zur Verdeckung des ursprünglichen Verstehens von Welt bei, sofern sie als primäre Ausgangsbasis für die Reflexion dienen. Fragen nach dem 'Leben' des 'Ich' bleiben dabei ebenso ausgeklammert wie die nach dem Weltaufenthalt des 'Subjekts'.

Trennung von Leben (animalitas) und Verstehen (ratio) hat in der idealistischen Philosophie ermöglicht, Vernunft völlig isoliert vom 'Leben' zu begreifen. Der Begriff einer 'reinen Vernunft' ist dafür ein Beleg. Kant verwendet sogar den Begriff eines *'reinen Vernunftwesens'*, um es vom *'Tierischen'* im Menschen abzuheben. Er meint, es müßte der Wunsch eines jeden 'Vernunftwesens' sein, von diesem Tierischen befreit zu sein, da von dort die Störmöglichkeiten für Vernunft stammten. Er ist nicht der einzige Philosoph, der das so sieht. In materialistischer Sicht wird *Leben* und Verstehen zwar nicht getrennt. Verstehen bleibt hier aber an Materie gebunden und von daher führt ebenfalls kein Weg zum Phänomen des verstehenden Weltaufenthalts.

4.2 Verstehen im Zusammenhang mit Seinsübernahme

Verstehen bedeutet nicht nur *Begreifen*, sondern auch *Können*. 'Er versteht sein Handwerk', 'seinen Beruf', 'er versteht es mit Frauen', 'sie versteht Deutsch', 'sie versteht es meisterhaft, andere zu überzeugen'. Hierbei geht es nicht in erster Linie darum, etwas zu begreifen oder zu erkennen, sondern um den praktischen Lebensablauf. Verstehen schließt zwar das 'Wissen' um etwas nicht aus; der Handwerker muß seinen Bereich kennen und über seine Arbeit Bescheid wissen, ebenso muß jemand eine gewisse Anzahl von Wörtern kennen, wenn er eine Fremdsprache spricht. Verstehen im Sinne von 'Können' hat jedoch durch den Praxisbezug einen ganz anderen Stellenwert als das pure Erkennen, bei dem es um die Bestimmung eines Objektes oder gar um wissenschaftliche Forschung im Rahmen einer Theorie geht. Praktisches Verstehen in der Bewältigung des Alltag ist auch kein Vermögen, das einem wie immer bestimmten 'biologischen' Leben hinzukäme oder einem Ich, das neben dem Vermögen des Denkens auch noch praktisch handeln kann, sondern diese Art Verstehen bedeutet *Leben* als Lebensbewältigung (Seinsübernahme).

Seinsübernahme als Seinsbestimmung von *Leben* darf nicht als isolierbare Eigenschaft eines Lebewesens Mensch begriffen werden. *Leben* muß übernommen werden heißt, es muß bewältigt, geführt, besorgt, mit einem Wort gelebt werden. Solange *Leben ist*, steht es unter der Vorgabe von Seinsübernahme. Das hier herangezogene *Alltagsleben* meint keinen Ausnahmezustand. *Leben* besteht in der täglichen Lebensbewältigung und die umgreift alle Tätigkeiten.

Verstehende Seinsübernahme spielt sich allemal in einem Weltaufenthalt ab, der als 'vorwissenschaftliche', 'natürliche', 'naive' Welt unmittelbar gegeben ist. *Verstehen* bedeutet von daher gesehen eine Struktur, die *Leben* inhärent ist und erst innerhalb dieser Struktur gibt es verschiedene *Verstehensarten* wie Wahrnehmen, Begreifen, Denken, Intuition; zweckrationales Denken, praktisches Wissen usf. Zwei Verstehensarten, *Lebenspraktisches Wissen* und *Primäres Verstehen* werden im Folgenden näher behandelt und in eine Verbindung zu Angst und Depression gebracht.

4.3 Das lebenspraktische Wissen

Von den verschiedenen Möglichkeiten etwas zu verstehen wird hier eine spezifische Wissensform unterschieden, die die *Lebensführung* betrifft. Ich bezeichne diese Form als *lebenspraktisches Wissen*, eine Verstehensart, die in ihrer Eigenart weitgehend unbekannt ist und nicht beachtet wird, obwohl ihr für Gelingen oder Mißlingen des *Lebens* entscheidende Bedeutung zukommt.

Lebenspraktisches Wissen ist immer mit anderen Wissenformen vermischt und daher in seiner Eigenart nicht leicht erkennbar. Handwerkliche Tätigkeit erfordert beispielsweise zwar ein eigenes Wissen, sie geschieht aber immer in einem sozialem Umfeld. Für den Umgang mit anderen Menschen ist jedoch lebenspraktisches Wissen maßgebend und nicht das technisch-praktische Wissen. Ebenso wird im wirtschaftlichen oder wissenschaftlichen Bereich, bei dem das zweckrationale Denken

Produktion oder Forschungsbetrieb leitet, für die Betriebsführung oder die Beziehungen der Beschäftigen untereinander lebenspraktische Kompetenz gefordert. Bekannt ist die Diskrepanz, daß Leute im Beruf einen hohen Kompetenzgrad aufweisen, im Bereich der Lebensführung aber mitunter erhebliche Defizite haben. Lebenspraktisches Wissen manifestiert sich auf vielfältige Art.

- *Leben* ist strukturell von *Zeitlichkeit* bestimmt in gleicher Weise wie durch *Verstehen* oder *Seinsübernahme*. Lebensgeschichte, Lebensablauf, Lebensabschnitte gehören ebenso dazu wie zeitliche Verhältnisse zu Vergangenheit und Zukunft. Erinnerung und Bindung an Vergangenes sind allein dadurch möglich. Dasselbe gilt für Hoffnung und Hoffnungslosigkeit. Begrenzung menschlicher Möglichkeiten ist nicht zuletzt im zeitlichen Ablauf des *Lebens* begründet. Alle mit Zeitlichkeit verbundenen Momente müssen im lebenspraktischen Wissen bekannt sein und berücksichtigt werden.

- Der Umgang mit anderen ist von mannigfaltigen und komplexen Faktoren bestimmt, wobei insbesondere Gefühle eine große Rolle spielen. Im II. Teil werden einige Aspekte ausführlich behandelt, die den Umgang mit mitmenschlicher Nähe und Distanz, Verbundenheit und Trennung, Eigeninteresse und Altruismus betreffen. Auch Liebe und Haß, Sexualität und Aggression gehören zu den Bereichen, für deren Umgang und Bewältigung lebenspraktisches Wissen unumgänglich ist.

- Menschliches *Leben* weist keine naturgegebenen präformierten Erlebens- und Verhaltensweisen auf. Erleben und Verhalten zeigen daher eine unerschöpfliche Mannigfaltigkeit. *Leben* ist offen für Möglichkeiten. Menschen können sich z.B. aufgrund dieser Offenheit (Nicht-Festgelegtheit) vieles vorstellen und wünschen, das im Widerspruch zu faktischen Möglichkeiten steht. Sie können sich unerreichbare Ziele setzen, die Grenzen ihrer Möglichkeiten überschreiten oder hinter ihnen zurückbleiben. Die Bewältigung der damit einhergehenden Problematik ist nur unter der Voraussetzung lebenspraktischen Wissens möglich.

- Lebenspraktisches Wissens bestimmt in jedem Fall das Gelingen von *Leben*. Defizite in diesem Bereich haben zur Folge, daß man mit dem *Leben* nicht oder nicht befriedigend zurechtkommt. Unter anderem hat dies jene Angst zur Folge, die man allgemein *Lebensangst* (Existenzangst) nennt. Angst vor dem *Leben* heißt Angst, das *Leben* nicht bewältigen zu können. Hierbei handelt es sich um eine besondere Art von Bedrohung und sie zeichnet sich nicht zuletzt dadurch aus, daß es für sie keinen greifbaren (rationalen) Anlaß gibt. Lebenspraktisches Wissen ist als Potential angelegt, kann sich aber allein in einem sozialen Umfeld mit dafür geeigneten Vorbildern und Identifikationsmöglichkeiten entwickeln.

4.4 Verstehen und lebenspraktisches Wissen

Eine Einordnung dieses Wissens in bekannte Formen fällt schwer. Es gehört weder zum praktischen Wissen für Bearbeitung und Herstellung von Dingen, noch zum theoretischen Wissen. Das sogenannte Bildungswissen betrifft heute weitgehend zweckrationale Fähigkeiten, Informationswissen und spezifische Kenntnisse in gesellschaftlich geforderten Leistungsbereichen, wozu es auch nicht gehört. Aber auch das dem humanistischen Bildungsideal verpflichtete Wissen ist mit dem hier gemeinten nicht identisch. Praktische Philosophie gibt zwar Anweisungen zum Handeln, diese beziehen sich aber auf 'vernünftig' geführtes Leben, was bedeutet, daß hier Vernunftdenken maßgebend ist, eine Wissensform, die anders strukturiert ist als lebenspraktisches Wissen. (Moral)-Philosophische Aussagen hinsichtlich Lebenspraxis erweisen sich daher nicht selten als lebensfremd, wenn nicht gar als lebenswidrig.

Nichtbeachtung lebenspraktischen Wissens und das daraus folgende Manko einer eindeutigen Einordnung beruhen auf seiner Komplexität, seiner vermeintlichen Banalität und der Selbstverständlichkeit seiner Gegebenheit.

- Die komplexe Verfassung lebenspraktischen Wissens ist durch das Zusammenwirken verschiedener Verstehensarten bedingt, zu denen neben anderem nicht nur Intuition und Phantasie gehören, sondern vor allem auch emotionale Anteile in Form von Gefühlen und Stimmungen. Erst das Zusammenwirken all dieser Komponenten macht die Eigenart lebenspraktischen Wissens aus. In psychologischen und soziologischen Untersuchungen zur Lebenspraxis werden immer nur einzelne Aspekte erfaßt, wie aus der Diskussion zum Begriff des 'coping' ersichtlich wird.

- Die Alltagsbewältigung betrifft in erster Linie Verhaltens- und Erlebensweisen, die allbekannt und damit völlig unauffällig sind, was zu der Auffassung verleitet, sie kämen für eine wissenschaftliche Untersuchung nicht in Betracht. Eine Beurteilung der täglichen Lebenspraktik als banal ist berechtigt, wenn man unter banal unspektakulär, gewohnt, üblich, bekannt versteht. *Leben* besteht in der Tat zu einem beträchtlichen Anteil aus Banalitäten. Diese Bewertung darf aber nicht zu einer Ausklammerung dieses Bereiches führen, da ihm in anthropologischer Hinsicht erhebliche Bedeutung für die 'Grundlagen' des *Lebens* zukommt.

- Lebensbewältigung erscheint selbstverständlich, weil es sich dabei um bekannte Dinge handelt. Sie geschieht aber auch selbstverständlich im Sinn von unreflektiert. Menschen bemerken zumeist nicht, wie sie sich verhalten und was sie erleben, sie *leben*, ohne eigens darüber nachzudenken. Eine Reflexion auf Erleben und Verhalten erfolgt in der Regel erst dann, wenn die gewohnten Abläufe nicht zum gewünschten Erfolg führen oder auf sonstige Weise gestört werden. Hierfür gibt es allerdings ein Arsenal bereit liegender Lösungsmuster, die ebenso selbstverständlich sind wie die zur Problematik Anlaß gebenden. Erst wenn die Problematik einen Grad erreicht, bei dem die gewohnte Alltagsbewältigung in keiner Weise mehr geleistet werden kann, wird die Selbstverständlichkeit durchbrochen. Im Bereich von Angst und Depression treten dabei unkontrollierbare, neurotische und psychotische Formen auf. Eine Notwendigkeit, die Ursachen dieser Erkrankungen in unadäquater Lebensbewältigung zu suchen, besteht aber nicht.

4.5 Verschiedene Verstehensarten

In der philosophischen Tradition verweist die Reflexion auf Erkenntnisfunktion und Methodenkritik auf das Thema verschiedener Verstehensarten. Beispiele dafür sind Wilhelm Diltheys Unterscheidung von Erklären und Verstehen, Max Schelers drei Wissensformen: Bildungswissen, Herrschafts- oder Leistungswissen und Erlösungswissen. Hans Gadamers philosophischer Hermeneutik liegt ebenfalls eine Unterscheidung verschiedener Wissensformen zugrunde. Die Problematik zeigt sich jedoch auch in Form von Kritik am logischen Vernunft-Denken, die von sehr verschiedenen Seiten vorgetragen wird. Dazu gehören die Gegenüberstellung einer Logik des Rationalen (logique de la raison) und einer Logik des Herzens (logique du coeur) bei Pascal. Max Scheler greift auf letztere in seinem gegen Kant gerichteten 'Apriorismus des Emotionalen' zurück und vertritt einen ursprünglich verstehenden Gehalt von Fühlen, Lieben und Hassen. Für Bergson gilt die Intuition als primäre philosophische Kategorie. Er sagt: "... daß unser Denken in seiner rein logischen Form unfähig ist, das wahre Wesen des Lebens ... vorzustellen". In seiner Nachfolge unterscheidet Maurice Blondel 'abstraktes Denken' von einem 'assimilatorischen und umfassenden' oder 'konkreten Denken'. Nietzsche stellt der 'großen Vernunft des Leibes' die 'kleine des Geistes' gegenüber.

Hier ist die Frage nach der Anwendbarkeit und Angemessenheit einer Verstehensart im Verhältnis zu dem jeweils zu erkennenden Bereich von Bedeutung. Max Schelers Feststellung, die er im Hinblick auf seine drei Wissenformen macht, trifft allgemein zu: Jede Verstehensart hat ihre eigene 'Wahrheit'. Auf seine Unterscheidung von naturwissenschaftlichem Wissen, Bildungswissen und Erlösungswissen angewandt, bedeutet dies, daß mit Naturwissenschaft keine Bildungs- oder Erlösungsthematik behandelt werden kann und umgekehrt; Bildungswissen ist für die Erforschung biologischer Prozesse ungeeignet. Das Gleiche gilt für mythisch-religiöse Bereiche.

Wir befinden uns heute in einem Prozeß, bei dem das zweckrationale Denken in den Vordergrund rückt und andere Verstehensarten in den Hintergrund drängt. Dieser Vorgang hat im Europa der Neuzeit begonnen und gegenwärtig einen vorläufigen Höhepunkt erreicht. Dabei hat die moderne Naturwissenschaft, die das *zweckrationale Denken* am deutlichsten verkörpert, eine revolutionäre Entwicklung im Bereich der Erkenntnis von Naturgesetzen und der daraus folgenden Naturbeherrschung in Gang gesetzt. Überwältigende Erfolge auf diesem Gebiet verdecken den Tatbestand, daß mit dieser Verstehensart nur das erkannt wird, was dem Raster der wissenschaftlichen Methodik entspricht. Auf ethische Probleme, Fragen nach Sinn oder Sinnlosigkeit, Interpretation überlieferter Texte, Werke der bildenden Kunst oder Symbole ist die naturwissenschaftliche Methode nicht anwendbar.

Zweckrationales Denken hat in der gesellschaftlichen Bewertung inzwischen einen hohen Stellenwert erreicht. Andere Verstehensarten werden demgegenüber abgewertet. Die technische und ökonomische Verwertbarkeit der Ergebnisse und die zahllosen Möglichkeiten der Manipulation von Natur einschließlich der des menschlichen Organismus stehen dabei im Vordergrund. Mit vergleichbaren Erfolgen können andere Verstehensarten nicht aufwarten. Auch die hier angewandte phänomenologische Methode ist eine Verstehensart, mit der keine unmittelbar nützlichen Ergebnisse erzielt werden können. Es werden damit aber Aspekte des *Lebens* erfaßt, die der naturwissenschaftlichen Methode völlig unzugänglich sind und dazu gehören die humanspezifischen Phänomene von Angst und Depression.

4.6 Irrationale Angst und Primäres Verstehen

Mythische Welterfahrung, Denken in Bildern, symbolisches Denken und *Träume* beruhen auf Primärem Verstehen. An allen kreativen Tätigkeiten ist ebenfalls Primäres Verstehen mit seinem wesentlichen Merkmal der Spontaneität beteiligt. Ergebnisse Primären Verstehens stellen sich ohne willentliche Anstrengung und ohne Reflexion von selbst ein. Selbst in der scheinbar allein vom rationalen Denken beherrschten wissenschaftlichen Forschung macht sich Primäres Verstehen in Form neuer Ideen und Entdeckungen bemerkbar, die ohne dessen Beteiligung nicht zustande kommen könnten. In vergangenen Geschichtsepochen nahm das Primäre Verstehen sicher einen breiteren Raum ein. Unbestritten ist, daß auch in früheren Zeiten andere Verstehensarten maßgebend waren, was allein die Bauwerke der Antike beweisen. Primäres Verstehen ist in der Entwicklung des Menschen die zunächst vorherrschende Verstehensart. Kleine Kinder verstehen auf diese Weise *Welt*. Andere Verstehensarten, besonders das zweckrationale Denken tritt erst in späteren Entwicklungsphasen auf und verbindet sich dann mit den Anteilen Primären Verstehens. Primäres Verstehen ist zwar als Potential bei allen Menschen angelegt, entwickelt sich jedoch dem lebenspraktischen Wissen vergleichbar nur anhand von Vorbildern. Durch historische und gesellschaftliche Einstellungen kann es gehemmt bzw. unterbunden werden, etwa durch Entwertungen gegenüber einer zur Norm erklärten Verstehensart. Dem zweckrationalen Denken wird heute weithin alleingültige Erkenntnis von Welt zugesprochen. Aussagen, die mit Primärem Verstehen zustandekommen, gelten als irrational.

Der Begriff des *Irrationalen*, der sich – wenn auch negativ – auf Verstehen bezieht, hat für das Thema besondere Bedeutung, da zahlreiche Formen von Angst und Depression als 'irrational' gelten. Wird ein Angstphänomen als 'irrational' bezeichnet, ist zu fragen, welche Art Rationalität die Vorgabe für die Bestimmung 'irrational' gibt.

In der naturwissenschaftlich orientierten Psychiatrie und Psychologie werden die Ursachen 'irrationaler Ängste' in genetisch bedingten, auch krankhaft veränderten Zuständen und Prozessen des zentralen Nervensystems gesehen. Lerntheoretische Konzepte oder mit erklärenden Modellen arbeitende psychologische und soziologische Untersuchungen ziehen familiäre oder gesellschaftliche Verhältnisse als 'Ursachen' heran. Die 'irrationale' Angst oder Depression wird als Folge dieser 'Ursachen' und somit kausal erklärt. Das 'Irrationale' an der Angst bleibt dabei unbefragt.

Folgende phänomenologische Interpretation unterscheidet sich von den einzelwissenschaftlichen Erklärungen nicht nur durch die Methode, sondern vor allem auch dadurch, daß Primäres Verstehen für das Zustandekommen 'irrationaler' Angst und Depression in Betracht gezogen wird. Als 'irrational' bezeichnete Ängste, etwa Flugangst, Klaustrophobie, Platzangst usf. erweisen sich hierbei als jeweilige Auslegung einer spezifischen Situation. Auslegung ist allein auf Grund der Verstehensstruktur möglich, was bedeutet, daß das vermeintlich Irrationale aus dieser Struktur nicht herausfällt. Fliegen macht Angst, wenn die Situation des Frei-Schwebens als bedrohlich erlebt und ein möglicher Absturz befürchtet wird. Das ist aber nur möglich, wenn das Fliegen derart 'interpretiert' wurde; es wären auch andere 'Interpretationen' denkbar, bei denen keine Angst aufträte. Mit Primärem Verstehen wurde die Situation als Abwesenheit eines tragenden Grundes, als Möglichkeit des Absturzes gedeutet und mit Erinnerungen an analoge Situationen in der Vergangenheit in Verbindung gebracht. Die 'Deutung' geschieht spontan, unreflektiert und ohne Beteiligung eines 'bewußten Ich', nur die daraus folgende Angst tritt in Erscheinung. In einer vom zweckrationalen Denken geleiteten Sicht gilt die Angst als irrational, da es keine 'rationale' Ursache dafür gibt. In einem nächsten Schritt wird die Angst als Folge eines defekten Verstandes oder als Pathologie erklärt. Das 'Irrationale' wird auf diese Weise aus dem Bereich des Verstehbaren und damit auch aus dem der 'Ratio' überhaupt eliminiert. Wird dagegen der Begriff der 'Ratio' weiter gefaßt und der Verstehensstruktur zugeordnet, wird die Bezeichnung 'irrational' hinfällig und die Flugangst bleibt ein 'rationales' (verstehbares) Phänomen.

Es folgt das Beispiel einer kindlichen Aussage über Angst vor Dunkelheit, an dem die Eigenart Primären Verstehens abgelesen werden kann.

4.7.1 Angst vor Dunkelheit

Das Beispiel findet sich in einer Arbeit von Freud. Es handelt sich um die Aussage eines Kindes, das Angst vor Dunkelheit hat. Diese Angstform ist auch heute noch weit verbreitet und zählt zu den irrationalen Ängsten. In unserem modernen Verständnis von Wirklichkeit scheint es dafür keinen Anlaß mehr zu geben.

> Die Aufklärung über die Herkunft der kindlichen Angst verdanke ich einem dreijährigen Knaben, den ich einmal aus einem dunklen Zimmer bitten hörte: "Tante, sprich mit mir; ich fürchte mich, weil es so dunkel ist." Die Tante rief ihn an: "Was hast du denn davon, Du siehst mich ja nicht." "Das macht nichts", antwortete das Kind, "wenn jemand spricht, wird es hell." – Er fürchtete sich also nicht vor der Dunkelheit, sondern weil er eine geliebte Person vermißte, und konnte versprechen, sich zu beruhigen, sobald er einen Beweis von deren Anwesenheit empfangen hatte. (Freud S 1905 S 126 Anm.)

Freuds Anekdote beinhaltet eine Aussage über allgemeine Verhältnisse von Angst. Beschreibungen dieser Art legen unbeabsichtigt menschliche Tatbestände offen. Sie beruhen nicht auf komplizierten Begriffen, sind unmittelbar verständlich oder einleuchtend, was sie mit bildhaftem Denken oder symbolischen Aussagen verbindet.

Kinder haben in der Dunkelheit Angst und sie haben auch Angst, allein zu sein. Diesem Sachverhalt wird in der Regel Rechnung getragen, man läßt Kinder im allgemeinen nicht allein und schon gar nicht, wenn es dunkel ist. Üblicherweise werden diese Ängste als Folge infantiler Unreife erklärt: Kinder könnten die Realität noch nicht angemessen erkennen und ihre Gefühle noch nicht unter Kontrolle bringen und daher gilt ihre Angst als irrational. Im Unterschied zu dieser Erklärung wird hier – wie schon bei Freud – das kindliche Erleben ernst genommen und nicht von vornherein als logisch irrelevant abgetan.

In Freuds Beispiel spricht das dreijährige Kind seine Angst aus. Wie Erwachsene kann es das Bedrohliche benennen. Voraussetzung dafür ist, daß es die Sache, um die es geht, verstanden hat: Dunkelheit macht Angst. Das Kind hat diesen Sachverhalt aber nicht in der Weise Erwachsener verstanden, also in der Kategorie von Ursache und Wirkung, der zufolge nach Eintritt der Dunkelheit Angst aufkommt. Dem Kind geht es nicht um kausale Zusammenhänge, sondern es hat Angst und äußert diese mit der unausgesprochenen Bitte um Abhilfe. Es weiß, worauf es ihm ankommt, damit die Angst wieder verschwindet und das ist die leibliche Anwesenheit des anderen. Tagsüber ist diese durch das Sehen gewährleistet, in der Dunkelheit fällt diese Gewißheit weg. Das dreijährige Kind hat damit nicht nur den Sachverhalt der Angewiesenheit auf andere verstanden, hier spezifisch, daß deren leibliche Anwesenheit die Angst vor der Dunkelheit verhindert. Es hat auch die kulturelle Regelung verstanden, daß es das nicht bekommt, was es am liebsten hätte, nämlich die körperliche Nähe eines anderen. Rational gesehen müßte die räumlich geringe Entfernung zu einem anderen Menschen dem Kind genügen. Dies jedoch ist nicht der Fall aus dem einfachen Grund, weil es die Tante nicht sehen kann, was in diesem Alter noch bedeutet, daß sie nicht da ist, wenn andere sinnliche Anwesenheitsgarantien ausfallen. Das Kind sagt zunächst, daß es Angst hat, und daß die Tante dieser Angst mit Sprechen abhelfen soll. Diese antwortet in der Art der üblichen Erwachsenenlogik: "Was hast du denn davon, du siehst mich ja nicht". Sie hat also einerseits das Kind richtig verstanden, daß es sie sehen will, andererseits mißverstanden, da sie dem Kind ihre eigene Verstehensart unterstellt. Vom logischen Standpunkt der Aussage der Tante hätte das Kind tatsächlich nichts davon, wenn diese spräche. Sprache übermittelt aber neben der inhaltlichen Mitteilung auch eine emotionale Botschaft. Mit letzterer geht eine Verständigung über Nähe, Distanz, Zuwendung oder Abwendung einher. Die Stimme der Tante war dem Kind vertraut, ihr Sprechen konnte daher an die Stelle ihrer sichtbaren Erscheinung treten und ihre Anwesenheit garantieren.

Das Kind korrigiert jedoch die Tante, indem es sagt, wenn jemand mit ihm spräche, würde es hell. Vom logischen Standpunkt aus bringt es unvereinbare Dinge, 'Reden' und 'Licht' in einen kausalen Zusammenhang. Vom Primären Verstehen her gesehen, sagt das Kind aber zutreffend, daß Sprechen mit einer vertrauten Person den Angstanlaß beseitigt: nämlich die nicht mehr wahrgenommene Anwesenheit eines anderen. Der Satz: "Wenn jemand redet, dann wird es hell" muß für ein 'normales' Verstehen übersetzt oder entschlüsselt werden. Primäres Verstehen hat gegenüber anderen Verstehensarten den Vorzug, mehrere Bedeutungen gleichzeitig zum Ausdruck zu bringen, wie eben symbolisches Denken auch. Dunkelheit macht Angst, weil dabei Allein-Gelassen-Sein deutlicher in Erscheinung tritt als am Tag. Sie entzieht gleichzeitig dem Sehen von Welt ihre Grundlage. Überblick und Orientierung gehen verloren und damit die Möglichkeit, Gefahren wahrzunehmen. Die Aussage: 'Dann wird es hell', bedeutet, daß das Gefühl von Sicherheit wieder eintritt, wodurch der Angstanlaß entfällt. Finsternis ist ein kulturübergreifendes Symbol für unheilvolle Zustände und Befindlichkeiten, während Licht nicht nur ein Symbol für Wahrheit und Erkenntnis (Erleuchtung) ist, sondern ebenso für friedvolle, glückliche Zustände.

Aus phänomenologischer Sicht erhält die kindliche Aussage ein eigenes Recht, jenseits von infantil oder realitätsfremd. Der Sachverhalt, daß Menschen sich in der Dunkelheit ängstigen, und daß die Nähe eines vertrauten anderen, ein Gespräch mit ihm Angst aufhebt, verweist auf die Eigenart menschlicher Angst. Vom Standpunkt des zweckrationalen Denkens ist die Aussage irrelevant, da sie sich auf kein mögliches 'Objekt' bezieht und außerdem realitätsfremd erscheint. Für eine anthropologische Erkenntnis von Angst kommt ihr dagegen eine große Bedeutung zu. Demnach hat das Kind auf seine Weise mehr verstanden als der erwachsene Gelehrte, der in umfangreichen Abhandlungen und mit vielen objektiv ermittelten Beweisen die Angst durch bedingte Reflexe erklärt.

An neurotischer und psychotischer Symptombildung ist Primäres Verstehen ebenfalls beteiligt. Die folgende Interpretation einer Messerphobie, Beispiel einer irrationalen Angst, vermag die Funktion Primären Verstehens in der Psychopathologie verdeutlichen.

4.7.2 Eine Messerphobie

> Ein Angestellter, der in verantwortlicher Position in einem großen Industriebetrieb tätig war und später als Rentner auf dem Land lebte, hatte nie auffallende Krankheiten oder gar psychische Probleme gehabt. Als ordentlicher, gewissenhafter Familienvater hatte er, trotz aller Krisen und Kriegsfolgen, sein Leben in befriedigender Weise bewältigt. Nach einiger Zeit seines Rentnerdaseins bekam er Angstanfälle, die sich bis zur Panik steigerten. Anlaß war ein in seinen Gedanken auftauchendes Bild von spitzen, wohlgeschliffenen Küchenmessern. Von den Messern, so sagte er, ging ein Strahlen aus, ein Glanz, als ob sie leuchteten. Das Bild der Messer verfolgte ihn auch nachts und raubte ihm den Schlaf. Er hatte große Angst, verrückt zu werden und vor allem Angst, die für ihn selbstverständliche Kontrolle über seine Handlungen zu verlieren. Zeitungsberichte oder Fernsehsendungen, bei denen von Messerstechereien die Rede war, schürten die Angst. (Eigener Patientenbericht)

Die Behandlung der als Phobie diagnostizierten Störung mit Psychopharmaka brachte zwar eine Beruhigung der Angstsymptome, die Attraktivität der Messerbilder ließ aber nicht nach. Vermeidungsstrategien, Schubladen nicht zu öffnen, in denen Messer lagen, an die Messer nicht zu denken, die Sache einfach zu vergessen, halfen nichts. Schließlich wurde ihm zu einer Psychotherapie geraten.

Aus seiner Anamnese ging hervor, daß bei ihm eine Neigung bestand, nicht 'laut' zu werden, aufkommenden Zorn und Ärger zu unterdrücken. Seine Einstellung war: "Das bringt nichts". Er stellte Betrachtungen über die verschiedenen Gesellschaftssysteme an, deren mehrfachen Wechsel er miterlebt hatte. Im Mittelpunkt seiner Überlegungen stand die Gerechtigkeit des jeweiligen Systems und die damit verbundenen Vor- und Nachteile für den kleinen Mann. Gemessen an seinem Alter war er in überdurchschnittlicher Verfassung und nun durch die Rente zur Untätigkeit verurteilt. Das soziale Umfeld, in dem er zuvor gelebt hatte, gab es nicht mehr. In der Großstadt hatte er Freunde und Arbeitskollegen, mit denen er sich treffen konnte, auf dem Land war er ein Fremder, viel Kommunikation gab es nicht.

Ich beschreibe im folgenden die Situation des Patienten mit den bislang erörterten Begriffen. Sein *Weltaufenthalt* hat eine gravierende Veränderung erfahren. Im Verhältnis zur 'Welt' lebt er jetzt auf dem Land; die bislang maßgebende *Großstadtwelt* hat sich in eine *Dorfwelt* verwandelt. Im *mitmenschlichen* Verhältnis wurde er durch den Umzug aus seinem vertrauten sozialen Umfeld herausgerissen, die Beziehungen zu Freunden und Kollegen fielen weg und damit für ihn wichtige Kommunikationsmöglichkeiten. Im *Selbstverhältnis* steht er vor der Aufgabe, die altersspezifische Veränderung seines *Lebens* zu integrieren und sie mit seinen Bedürfnissen in Einklang zu bringen (die eigene Seinsübernahme).

Sein *Leben* war von einer Disposition geprägt, die ich im Folgenden als *Depressive Disposition* ausführlich beschreiben werde. Diese Disposition ist unter anderem durch ein Überwiegen altruistischer Verhaltensweisen und durch einen Ausfall von Selbstbehauptung gekennzeichnet; die eigenen Bedürfnisse bleiben dabei oft auf der Strecke. Menschen diesen Typs sind sehr gewissenhaft, fleißig und zuverlässig und werden von ihrem engeren und weiterem sozialen Umfeld geschätzt. Mit ihren typischen Verhaltens- und Erlebensweisen gehört die Disposition zum Bereich des 'Normalen'. Sie birgt aber eine Gefahr und kann pathologische Formen annehmen, wenn Lebensumstände sich gravierend verändern und Kompensationsmöglichkeiten dadurch wegfallen. Die Kompensation hatte im vorliegenden Fall in der Befriedigung bestanden, die der Patient in seiner Arbeit fand und der Anerkennung, die ihm für seinen Einsatz und für seine gewissenhafte Arbeit zuteil wurde. Seinen in weiten Bereichen nicht geäußerten Ärger hatte er bei regelmäßigen Zusammenkünften mit gleichgesinnten Kollegen durch Attacken gegen gesellschaftliche Ungerechtigkeiten zum Ausdruck bringen können.

Bedeutsam für das Primäre Verstehen sind die Messerbilder. Wie kamen sie zustande? Das dem Patienten bekannte 'Ich' hatte diese Bilder nicht produziert, sie erschienen ihm äußerst ichfremd. Die Frage nach dem Urheber ist aber ebenso schwer zu beantworten, wie die, mit welcher Verstehensart sie zustande kamen. Ich bezeichne das unbekannte 'Ich' vorläufig als 'Teil' seines *Selbst*. Dieser Teil erschien ihm fremdartig und zwar in einem Ausmaß, daß er die Messerbilder, die ja seine eigenen Produkte waren, weit von sich wies, sie als verrückt ansah oder als stammten sie von einer anderen Person. Es ist nicht leicht, für diesen 'Teil' einen adäquaten Begriff zu finden, weil das *Selbst* des Menschen nur als *Verhältnis ist*. Daher sind alle Begriffe wie die eines 'Unbewußten', 'Unterbewußten' oder partikulare Selbstbegriffe – etwa das 'wahre', 'falsche' Selbst, das 'Kernselbst' usf. – fragwürdig, denn es handelt sich dabei um Substantialbegriffe, die immer eine Lokalisierung in einem System erfordern. Vom phänomenologischen Standpunkt aus sind sie genauso wenig ausweisbar wie die Systeme (Modelle), deren Bestandteile sie ausmachen. Hier wird das 'Innenleben' des Menschen mit dem Begriff des Selbstverhältnisses erfaßt, das – als Selbstbezug – immer polar ausgerichtet ist.

Im vorliegenden Fall zeigt sich das Selbstverhältnis als Selbst-Unzugänglichkeit. Der Patient wußte auf einem wichtigen Sektor über sich selbst nicht Bescheid. Dieses *Sich-Nicht-Kennen* ist von eigener Art, denn es kann durch rationale Bestandsaufnahme des 'Ich' in einer Selbstreflexion nicht eingeholt werden. Dem Patienten war natürlich bekannt, daß er mit der Berufsarbeit aufgehört hatte, in Rente gegangen und aufs Land gezogen war. Die Umstände seiner Lebensveränderung hätte er jedem mitteilen und auch sich selbst vorsagen können. Das Defizit betraf nicht die rationale Erkenntnis seiner Umstände, sondern den Stellenwert, den sie in seiner Lebensbewältigung (seiner eigenen Seinsübernahme) einnahmen. Somit war ihm auch die Forderung nach einer Neueinschätzung seiner Situation und der damit einhergehenden Möglichkeiten unbekannt.

Man könnte meinen, daß Menschen sich mit der Zeit an veränderte Situationen anpassen und sich auch mit unbefriedigenden Lebensumständen ohne große Auffälligkeiten abfinden. Es scheint aber dafür Grenzen zu geben, die individuell sehr unterschiedlich ausfallen. Bei dem Patienten gab es offenbar eine Grenze der Erträglichkeit seiner neuen Situation. Sein Defizit im Selbstbezug meldete sich in Form der Messerbilder, einer bedrängenden und angstmachenden Phantasie, die ihn nicht mehr losließ. Begreift man diesen Vorgang nicht als 'unbewußten' Prozeß, als 'Sublimierung' eines Aggressionstriebes, Begriffe, die diesen merkwürdigen Vorgang eher verschleiern und ihn in die Zone des Allbekannten und keiner weiteren Aufklärung bedürftig abschieben, so stellen sich mehrere Fragen:

- Welches X im Selbstverhältnis des Patienten hat das Defizit, das ihm nicht bekannt war, doch wahrgenommen und darauf reagiert?

- Welche Sprache verwendet das X und in welcher Form bringt es das Defizit zum Vorschein?
- Welche Bedeutung haben die Messerbilder und die daraus resultierende Angst?

Ich lasse die erste Frage unbeantwortet, da eine Reflexion auf diesen Bereich den Rahmen der Untersuchung übersteigt. Es müßte dazu der Begriff des 'Unbewußten' diskutiert und gegen die Begriffe der Konkreten Anthropologie abgegrenzt werden. Ich beschränke mich auf den vagen und unzulänglichen Begriff eines 'Teiles' des Selbst. Die Sprache, die dieser Selbstanteil verwendet, trägt die eindeutigen Kennzeichen des Primären Verstehens. Sie ist Bilder- oder Symbolsprache in Verbindung mit intensiven Gefühlen von Angst. Ohne Willen und Anstrengung, ohne Nachdenken und Reflexion kamen die Phantasien von selbst zustande und entzogen sich auch einer rationalen Steuerung.

Begreift man die Messerbilder nicht als sinnlose Produkte erkrankter oder defekter Gehirnzellen, sondern als verstehbare Symbole, so ist eine Interpretation und Übersetzung in eine allgemeinverständliche Sprache erforderlich. Messer sind zum Schneiden und Zerkleinern verschiedener Dinge unersetzlich. Sie dienen aber auch als Waffen, mit denen Menschen verletzt oder getötet werden. Diese Bedeutung war dem Patienten bekannt: In seinen Berichten gab er an, daß Zeitungsmeldungen, in denen von Messerstechereien die Rede war, bei ihm von je her eine große Abscheu hervorriefen und ihm vor allem auch Angst einflößten, ebenso Fernsehsendungen mit Gewaltszenen und Mord. Es bestand demnach bereits eine große Abwehr in diesem Bereich; noch vor dem Auftreten der Messerbilder. Infolge der gravierenden, einengenden, äußeren Veränderungen seiner Lebenssituation verlagerte sich die Angst in das Selbstverhältnis.

Ein konkretistisches Mißverständnis wäre, wollte man die Messerbilder als Aufforderung zum Griff nach Messern und zu deren aggressivem Gebrauch interpretieren. Im Fall des Patienten ging es um den *aggressiven* Zugang überhaupt, wobei mit 'aggressiv' hier ein Zugehen auf jemanden und etwas gemeint ist, ein Zugreifen und Angreifen und nicht in erster Linie ein Verletzen oder Zerstören. In diesem Bereich des arglosen Zugehens, Zupackens und Ergreifens bestand seit jeher ein latentes Defizit. Durch die neue Lebenssituation und durch die sich daraus ergebende Forderung eines Umdenkens und einer Veränderung in allen drei Verhältnissen wurde das Defizit virulent. So bezieht sich die Bildbotschaft auf das angreifende Zugehen auf Welt insgesamt, das vom Patienten schon immer zu wenig gelebt werden konnte, jetzt aber besonders gefordert war. Die mit der Phantasie verbundene Angst ist die Angst vor den eigenen Möglichkeiten, die in ihm zwar bereit lagen, aber durch die Bildungsgeschichte seines Selbst unterdrückt und gehemmt waren.

Der Patient wurde damit vertraut gemacht, daß die Messer vielleicht doch etwas mit ihm und seiner durch die Umstände bedingten Frustration zu tun haben könnten. In alltäglichen Redewendungen, wie "ich könnte dich umbringen", so wurde ihm gesagt, käme auch Wut und Ärger zum Ausdruck, ohne daß dabei jemand an einen Mord denken würde. Mit der Zeit konnte er diese 'Botschaft' verstehen und akzeptieren und dementsprechend auch seine Verhältnisse ändern. Er sah ein, daß neue Ziele und Wege für den Lebensabschnitt seines Alters gefunden werden mußten. Zwar gelang ihm das nicht auf Anhieb, doch genügte bereits diese Einsicht, seine Situation erträglicher zu machen. *Er wußte jetzt, wovor er Angst hatte.* Die Messerbilder traten immer seltener auf und verschwanden schließlich.

Ist das ein Beweis für eine zutreffende Interpretation seiner Angst? Im naturwissenschaftlichen Sinn sicher nicht. Es besteht kein Kausalzusammenhang zwischen der Angst, dem therapeutischen Dialog und der Veränderung im *Leben* des Patienten. Eine empirisch überprüfbare Sicherstellung in Form von Röntgenaufnahmen, Gewebsproben oder Blutbildern vorher und nachher entfällt, ganz abgesehen davon, daß dieser Ablauf in keinem Experiment wiederholt werden könnte. Trotzdem gibt es den Beweis der *Evidenz*. Evidenz ist an den Mitvollzug der Interpretation gebunden, wobei es weniger um Details als um den grundsätzlichen Weg geht. Evidenz ist demnach kein für alle zwingender Beweis.

Die als irrational angesehene Angst hatte den Patienten zwar sehr bedrängt und viele unangenehme Begleiterscheinungen zur Folge gehabt. Sie hatte ihn aber auf einen Weg gebracht, mit seinem Leben befriedigender umzugehen als zuvor. Er ging den Weg nicht allein, er hatte dafür die Hilfe eines anderen in Anspruch genommen, der ihm vorübergehend im Bereich seiner Lebensbewältigung stellvertretend das abnahm, was er selbst nicht leisten konnte. Nichtsdestoweniger war die mit den Phantasien verbundene Angst dabei unumgänglich. Sie hatte auch einen konstruktiven Aufforderungscharakter. Hier ging es nicht um Abkehr, Vermeidung, Verdrängung von Angst, auch nicht um 'biologische' Verhaltensweisen wie Flucht, Gegenwehr oder Kampf, sondern um neue Möglichkeiten der Lebensbewältigung.

Die 'irrationale' Angst ist in diesem Fall Angst vor dem *Leben*, wenn man darunter die mit dem jeweiligen Weltaufenthalt verbundene Forderung der eigenen Lebensbewältigung versteht. Lebensbewältigung ist weder eine unproblematische, noch eine einfach begreifbare Angelegenheit. Sie stellt in ihrer Komplexität eine beträchtliche Anforderung dar, der letzten Endes niemals voll entsprochen werden kann. Daher tritt diese Form von Angst in jedem *Leben* auf.

Angst als Angst vor dem *Leben* kann im einzelnen vieles bedeuten, unter anderem auch Angst vor Sexualität und Aggression. Beides muß ebenfalls ins *Leben* integriert, d.h. bewältigt werden. Insofern kann es Angstinhalte geben, die betont auf Defizite eines adäquaten Umgangs mit Sexualität und Aggression hinweisen. Im allgemeinen aber betrifft die Angst vor dem *Leben* nicht einen isolierten Sektor.

4.7.3 Eine Bakterienphobie

Die 17jährige B. war durch ihre Angst vor Bakterien in ihrem Leben schwer beeinträchtigt. Nachdem die Behandlung mit Psychopharmaka nur eine Verminderung der Intensität der Angst bewirkt hatte, die Angst aber weiterhin bestand, wurde ihr zu einer Psychotherapie geraten. Sie konnte nicht problemlos essen, mußte sich mehrmals die Hände waschen, die Eßgeräte genau inspizieren und sorgfältig reinigen, bevor sie etwas in den Mund nahm. Ebenso problematisch war die Berührung fremder Menschen, weswegen sie soweit wie möglich jeden Händedruck vermied. Sie ließ in der Therapie ihren Anorak an und versteckte ihre Hände in den Ärmeln. Ihr Gewicht hatte schon eine bedenkliche Untergrenze erreicht.
Bis auf ein Ereignis, das sich kurz vor dem erstmaligen Auftreten der Angst zugetragen hatte, war ihre Lebensgeschichte unauffällig. Ihr erster Freund beging völlig unerwartet und auf außergewöhnliche Weise Selbstmord. (Eigener Patientenbericht)

Die Patientin wohnte noch bei ihren Eltern. Ihre Mutter gehörte zu jenen Frauen, die die 'Liebe' zu ihren Kindern vor allem mit übermäßiger Versorgung, besonders im Nahrungsbereich, zum Ausdruck bringen und den Kindern wenig Vorbild und Identifikationsmöglichkeit in wichtigen Bereichen der Lebensbewältigung bieten. Diese Mütter stehen damit dem Erwachsenwerden ihrer Kinder und der Übernahme eines eigenen *Lebens* im Wege. Ihr Vater hielt sich aus den Familienproblemen heraus, war für die Patientin nicht erreichbar und bot kein Gegengewicht zur übermäßigen Bemutterung. Der jüngere Bruder wurde von beiden Eltern bevorzugt, was die Patientin klaglos hinnahm. Mit Gleichaltrigen gab es wenig Verbindung, keine Ausgelassenheit, keine Streiche, keine altersspezifischen Aktivitäten. In ihrer Ausbildung zu einer sozialen Berufstätigkeit saß sie zusammengekauert in einer Ecke und beteiligte sich nur im äußersten Notfall am Unterricht. Zu ihrem Freund bestand auf einer spezifischen Ebene eine sehr enge Verbindung. Sie konnten sich gegenseitig Halt und Verständnis in ihrer problematischen Situation vermitteln. Auch der junge Mann hatte ähnliche Schwierigkeiten wie sie, war aber weitaus gefährdeter. Er fand im Gegensatz zu ihr keinen anderen Ausdruck seiner Angst vor dem *Leben* als den Weg des Selbstmords. Er war technisch sehr begabt und fertigte sich eine komplizierte elektrische Anlage an, die ihn im bewußtlosen Zustand mit einem Stromstoß tötete. Der Tod des Freundes traf die Patientin sehr.

Die Patientin war in die begrenzte 'Welt' ihrer Familie noch fest eingebunden, obwohl sie sich in einem Alter befand, in dem sie bereits vielfach mit anderen 'Welten' konfrontiert wurde und vor der Forderung stand, sich eine von den Eltern unabhängige eigene Welt einzurichten. Der Übergang vom Jugendlichen zum Erwachsenen ist als Weg zwar vorgezeichnet, muß aber eigens übernommen und beschritten werden. Ein elementarer Antrieb dafür ist die Beziehung zum anderen Geschlecht, die 'normalerweise' mit erotischen und sexuellen Erfahrungen einhergeht. Im Fall der Patientin war dieser Antrieb zwar vorhanden, führte aber zu einer Verbindung, in der die gemeinsame Basis in einem beidseitigen Unvermögen bestand und die befreiende Kraft von Leidenschaft und Liebe fehlte.

Im Selbstverhältnis lag ein vergleichbares Defizit wie im zuvor beschriebenen Fall der Messerphobie vor. Auch die Patientin wußte über sich selbst nicht Bescheid, weder daß sie vor einer wichtigen Lebensaufgabe stand, noch, daß ihr unersetzliche Mittel der Lebensbewältigung fehlten (das lebenspraktische Wissen). Ein 'Teil' ihres Selbst hatte diesen Mangel registriert und meldete sich als Angst. Für diese Angst bestand aber kein gesellschaftlich vorgegebenes Erlebens- und Verhaltensmuster. Wie soll ein junger Mensch seiner Angst vor dem *Leben* in unserer gegenwärtigen Gesellschaft Ausdruck verleihen, wenn eine solche Angstform nicht bekannt ist? Zudem wurde die Angst durch den Tod des Freundes ausgelöst. Der Tod junger Menschen unterliegt einer besonderen Verdrängung, da er vor dem Hintergrund des gegenwärtigen Menschenbildes völlig sinnlos erscheint.

Bakterien stellen ein Gefahrenmoment im Verhältnis zur Welt dar. Die Patientin machte mich unaufgefordert immer wieder darauf aufmerksam, daß ihre Angst berechtigt sei, viele Menschen seien durch bakterielle Infekte ums Leben gekommen. Liest man diese Aussage als verschlüsselte Botschaft, so heißt sie übersetzt: Ich habe wirklich Angst, sie ist nicht eingebildet oder 'irrational', wie meine Umgebung behauptet. Auf Fragen, wovor sie außerdem noch Angst habe, gab sie an, sie hätte zwar keine Angst vor dem Tod, aber große Angst vor Leiden und unerträglichen Schmerzen, die mit einer unheilbaren Krankheit wie Aids verbunden seien. Hier lautet die Botschaft: Ich habe vor den mit dem *Leben* verbundenen Schmerzen, vor möglichem Mißlingen und Scheitern Angst und auch Angst, mich in sexuelle Beziehungen einzulassen, da dies lebensbedrohliche Folgen haben kann. Das Verfahren, mit dem die Verschlüsselung zustande kam, ist wiederum das Primäre Verstehen. Es geschieht spontan, ohne bewußten Einsatz, ohne zielgerichtete Aktivität. Auch in diesem Fall gab es kein 'Ich', auf das man sich berufen könnte.

Die Angst der Patientin betraf aber nicht nur ihr Verhältnis zur Welt, sondern ebenso das zu ihren Mitmenschen. Sie hatte Angst, auf andere zuzugehen, eigene Forderungen zu stellen und durchzusetzen und Angst vor 'aggressiver' Gegenwehr gegenüber Kränkungen. Ihre Angst wurde von ihrem engeren sozialen Umfeld nicht verstanden, denn niemand in ihrer Familie kam auf die Idee, daß sich die Angst auch auf den Umgang mit ihnen beziehen könnte. Gleichwohl beschäftigte die Angst Eltern und Ärzte (das gesellschaftliche Gesundheitssystem) in Gestalt einer 'irrationalen' Krankheit.

Im Selbstverhältnis betraf die Angst die eigene Seinsübernahme. Der Patientin war zwar bekannt, daß Kinder erwachsen werden müssen, sie konnte aber dieses formale Wissen in keinen Bezug zu ihrer eigenen Lebensbewältigung bringen. Es fehlte ihr auch das nötige lebenspraktische Wissen im Umgang mit sich selbst und mit anderen. Sie wußte zwar wie man Schulaufgaben erledigt, sie hatte in Mathematik, Physik, Chemie und Biologie gute Noten, ebenso in Fremdsprachen. Es war zu erwarten, daß sie ihre Ausbildung mit Erfolg absolvieren würde. Diese Art Wissen erwies sich für die Lösung ihrer Lebensprobleme jedoch als ungeeignet.

Eine ausführliche Erörterung des Therapieablaufs ist an dieser Stelle nicht erforderlich. Entscheidend ist, daß das Thema der eigenen Seinsübernahme und die Defizite des lebenspraktischen Wissens im Mittelpunkt standen. Es gelang, diesem doppelten Mangel abzuhelfen, indem die Patientin Zugang zu diesem Lebensbereich fand. Mit der Zeit traten die Symptome immer weniger häufig auf und bildeten sich schließlich völlig zurück.

Der kreative Aspekt Primären Verstehens wurde hervorgehoben. Ein 'Subjekt' dieser Fähigkeit war nicht eindeutig zu bestimmen und wurde vorläufig als 'Teil' des Selbst bezeichnet. Konstruktive Kreativität ist in dem zuletzt geschilderten Fall auch in einem merkwürdigen Arrangement zu beobachten, das durch die Phobie zustande kam. Die Patientin hatte der erdrückenden Versorgung durch die Mutter und auch der entwertenden Nichtbeachtung durch die anderen Familienmitglieder wenig entgegenzusetzen. Unter ihren Ängsten hatte aber die gesamte Familie zu leiden, besonders die Mutter. In ihrem Versorgungstrieb ließ sie es sich nicht nehmen, die oft komplizierten, unter dem Verdikt der Phobie allein zulässigen und nur für die Patientin bestimmten Speisen eigens zuzubereiten, das in beachtlichem Ausmaß anfallende Geschirr zu säubern und für den erheblichen Wäscheverbrauch ihrer Tochter aufzukommen. Sie mußte sich gefallen lassen, daß ihren ständigen Mahnungen: "Iß doch was, du bist so blaß, so mager ..." usf. aufgrund der Bakterienangst ihrer Tochter widersprochen wurde. Der 'Teil' ihres Selbst hatte auf diesen Weg einen Kompromiß und damit eine gewisse – wenn auch unbefriedigende – Lebensbewältigung zustande gebracht; eine beachtliche Leistung, wenn man bedenkt, daß die Angst vor Bakterien gesellschaftlich akzeptiert wird, 'aggressive' Verhaltensweisen gegen Eltern dagegen tabuisiert sind.

4.8 Gibt es beim Menschen 'biologische' Angst?

Angstphänomene sind beim Menschen immer in konkrete Lebenssituationen eingebunden und können nur durch Abstraktion isoliert werden. Lebenssituation bedeutet aber gleichzeitig auch Interpretation von Welt, von anderen und dem eigenen Selbst. Insofern ist Angst immer verstanden und an dieses Verstehen gebunden, eine Sichtweise, die nicht als 'geisteswissenschaftliche' Interpretation mißverstanden werden darf. Der hier für menschliches Sein verwendete Begriff *Leben* schließt den 'körperlichen' Bereich ein.

Die extreme Gegenposition zu einer 'geistigen' oder 'geisteswissenschaftlichen' Deutung von Angst ist die biologisch-materialistische, die die Basis der Angst in den Zuständen und Prozessen des zentralen Nervensystems sieht. Angst ist dort gerade keine spezifisch menschliche Angelegenheit und hat auch wenig mit Interpretation zu tun. Es wird davon ausgegangen, daß Tiere auch Angst haben, vielleicht sogar häufiger und stärker als Menschen. Überdies wird auf ein vergleichbares

Nervensystem hingewiesen, welches als Basis auch der Erforschung menschlicher Angst dient. Experimentell läßt sich beweisen, daß Angst durch Schockbehandlung und durch Reizung bestimmter Hirnareale und ebenso durch Pharmaka ausgelöst werden kann.

Der Unterschied der beiden Sichtweisen beruht auf der traditionellen Zweiteilung des Menschen in Körper und Seele. Die geisteswissenschaftliche Deutung berücksichtigt dabei nur den 'seelischen' Anteil, wie etwa in den mit interpretierenden Verfahren arbeitenden psychologischen Theorien. Dabei können die 'Leib und Seele' gleichermaßen betreffende Phänomene konkreten *Lebens* völlig außer Betracht bleiben. Umgekehrt wird in der biologisch-materialistischen Sicht der mit nichtmenschlichen Formen unvergleichbare Verstehensspielraum des Menschen nivelliert, seelisches Geschehen auf materiale Prozesse reduziert, womit ebenfalls alle konkreten Angstphänomene aus dem Blickfeld geraten.

Ich bestreite nicht die Feststellbarkeit 'materialer' Prozesse im Nervensystem. Die in beiden angeführten Fallbeispielen aufgetretene Angst hätte in neurophysiologischen und neuroendokrinen Untersuchungen sicher typische Befunde ergeben, die auf einen eindeutigen Zusammenhang mit Angst verweisen. Angst beruht aber in biologisch-materialistischer Sicht, durch die naturwissenschaftliche Methode bedingt, auf der *Reduktion konkreter Angst* auf organismische Prozesse. Der Sachverhalt der Reduktion ist naturwissenschaftlich nicht erfaßbar und bleibt daher weithin unreflektiert. Folglich müssen alle 'materialen' Ergebnisse in 'Angst' umfunktioniert werden. Neurologie verwandelt sich hier in Neuromythologie, denn kein Forscher auf dem weitläufigen Gebiet des zentralen Nervensystems kommt – wenn er Aussagen über gelebte Angst machen will – an der Notwendigkeit vorbei, seine Befunde in eine Sprache zu übersetzen, die dem 'seelischen' Bereich angehört. In Reagenzgläsern, Zellkulturen und unter Mikroskopen findet er keine Angst, sondern immer nur Zellkerne, Stoffwechselprozesse, elektrische Ladungen und chemische Reaktionen.

Im Folgenden geht es um das Thema der Gegenkräfte, die Menschen vor übermäßiger Angst und Depression bewahren. Stimmungsphänomene spielen dabei eine entscheidende Rolle.

5. Stimmung I

5.1 Der Erschließungscharakter von Stimmung

Von *Verstehen* zu *Stimmung* scheint es ein weiter Weg zu sein. Was hat Stimmung mit Verstehen, erst recht mit Erkennen und Wissen zu tun? *Verstehen* ist eine Struktur von *Leben*, d.h. es begleitet alle Lebensvorgänge und läßt sich davon nicht trennen. Das Gleiche gilt für das Phänomen der Stimmung. *Leben* befindet sich immer in einer Stimmung, ist so oder so gestimmt. Stimmungen haben für Wohl- oder Mißbefinden große Bedeutung, es gibt aber einen weiteren, grundlegenden, das Erleben von *Welt* betreffenden Aspekt. In jeder Stimmung sind die drei *Verhältnisse*, einem vorausliegenden Horizont gleich, erschlossen, bevor es zu einzelnen Wahrnehmungen kommt. Welt, Menschen und auch das eigene Selbst werden dabei in spezifischer Weise 'vorverstanden'. Diesen Erschließungscharakter der Stimmungen beschreibe ich am Beispiel der depressiven, gehobenen und ängstlichen Stimmung.

In einer depressiven Stimmung erscheint die Welt insgesamt bedrückend, grau, düster, uninteressant. *Welt* hat dann keinen oder nur verminderten Aufforderungscharakter. Dinge, die getan werden müssen, gehen nicht von der Hand, es bedarf besonderer Anstrengung, um das Nötigste zu tun. Der Alltag erscheint als Last. Die *anderen* sind ebenfalls uninteressant, mitunter 'lästig', man zieht sich eher von ihnen zurück, als daß man mit ihnen in Verbindung träte. Bei höheren Graden einer depressiven Stimmung wird das eigene Mißgeschick beklagt, die Schlechtigkeit der Menschen und die insgesamt unguten Weltverhältnisse. Im *Selbstverhältnis* erfährt das eigene Selbst eine Abwertung oder Anklage.

Anders verhält es sich bei einer gehobenen Stimmung. Man kann das eben Gesagte beinahe ins Gegenteil umkehren. Hier erscheint die *Welt* farbig, hell, weiträumig, interessant und hat vielfältigen Aufforderungscharakter. Dinge, die getan werden müssen, gehen leicht von der Hand, oft spielend und ohne Anstrengung. Die Menschen fühlen sich leicht und unbeschwert, freuen sich auf den neuen Tag. Sie nehmen Verbindung zu *anderen* auf, sind freundlich, in den anderen wird eher das Gute gesehen. Sie nehmen Anteil an deren Sorgen, sind bereit, etwas für sie zu tun, Sympathie überwiegt. Energie und Tatkraft stellen sich wie von selbst ein, die Selbsteinschätzung ist positiv, das Selbstvertrauen gesteigert.

In einer ängstlichen Stimmung verhält es sich wieder anders. Jetzt steht der Horizont unter dem Vorzeichen von Bedrohung und Einengung. Verhältnisse der Welt werden betont in der Möglichkeit von Beeinträchtigung gesehen. Wahrnehmungen und Phantasien richten sich insbesondere auf Bedrohung durch andere, was wiederum zu gesteigertem Mißtrauen führt.

Man könnte mit gutem Grund sagen, der in der depressiven, gehobenen und ängstlichen Stimmung Befindliche hat die Welt so *'verstanden'*. Es handelt sich aber nicht um eine subjektive Vorstellung von *Welt*, die aufgrund kognitiver Prozesse zustande gekommen ist, sondern um eine völlig unwillentliche und allem Denken vorausliegende Auslegung. Die *Welt* wird so *gesehen oder so erlebt*, wobei kein Unterschied zwischen einem 'Ich' und der *Welt* auftritt. Der Versuch einer 'rationalen' Erfassung des Stimmungshorizontes ist meist vergeblich, da Stimmung allem Denken vorausliegt. Daher ist Kontrolle und Unterdrückung von Stimmungen nur bedingt möglich. Eine Änderung der jeweiligen Stimmung kann nur durch Wechsel in eine andere Stimmung erfolgen. Unter Umständen bleiben Menschen Stimmungen verhaftet und finden aus ihnen nicht mehr heraus.

Wird ein Depressiver durch Hinweise auf Sonnenschein und schönes Wetter aufgefordert, sein Zimmer zu verlassen, in das er sich aufgrund seiner traurigen Stimmung zurückgezogen hat, kann er die Aussage, daß die Sonne scheint, rational verstehen und er wird ihre 'Wahrheit' auch nicht bezweifeln. Die logische Konsequenz bedeutet ihm aber nichts, sie hat in seinem Welthorizont keinen Stellenwert oder einen anderen als den, den die Botschaft vermittelt. Die schönen Wetterverhältnisse bedrücken ihn eher, da sie seiner Stimmung nicht entsprechen und auf eine andere Möglichkeit verweisen, die ihm – zumindest in seiner momentanen Verfassung – nicht zugänglich ist. Aus diesem Grund fühlt er sich bei trübem Regenwetter besser. Ähnlich verhält es sich mit der Antriebslosigkeit. Auch hier würden Außenstehende, die die mangelnde Unternehmungslust mit dem Leid des Depressiven in Zusammenhang bringen, Recht haben. Die Erkenntnis, seine Lage verbessern zu können, indem er etwas unternimmt und nicht im Bett bleibt oder grübelnd am Schreibtisch sitzt, hat der Depressive auch, es macht aber keinen geringen Anteil seines Leidens aus, daß er diese Erkenntnis nicht in die Tat umsetzen kann, so sehr er das auch will. Es ist die Stimmung, die den Antrieb zum *Leben* lahmlegt, und gegen diese Art von Befindlichkeit kann weder Intellekt noch Wille etwas ausrichten. Stimmungen erfassen den *ganzen Menschen*, nicht irgendeinen Sektor. Die Lahmlegung von Lebendigkeit und Weltzugewandtheit trifft 'Körper' und 'Seele' in gleicher Weise.

In einer manischen Stimmung scheint die Vitalität insgesamt überdurchschnittlich gesteigert. Der Manische ist von Unternehmungslust durchdrungen, ihn interessiert alles, er nimmt zu anderen ungefragt Kontakt auf, er redet pausenlos. Er schmiedet Pläne, stürzt sich in Unternehmungen, wirft mit Geld um sich. Das Gelingen seiner zahlreichen Vorhaben und die Verwirklichung seiner Ideen beurteilt er sehr optimistisch. Er ist restlos von sich überzeugt, seine positive Selbsteinschätzung grenzenlos. Probleme und Hindernisse scheint er nicht zu kennen, in seinen Augen erledigt sich alles spielend von selbst oder ohne Anstrengung. Aufgrund seiner Stimmung reagiert er auf Kritik oder Ablehnung seiner 'Weltsicht' aggressiv. Rationale Einwände und realistische Beurteilung sind ihm unzugänglich.

In pathologisch ängstlichen Stimmungen ist dagegen die Bereitschaft, Bedrohung in mannigfaltiger Weise wahrzunehmen, intensiviert. Verschiedene Bereiche können davon betroffen sein. Im Verhältnis zur Welt sind es schädigende, beeinträchtigende, vergiftende, krankheitsverursachende, erstickende Möglichkeiten; im Verhältnis zu anderen sind es Verachtung, Entwertung, Verrat, Mißbrauch, Verfolgung, Bestrafung. Generell tritt das Mißtrauen gegenüber Weltverhältnissen und anderen Menschen dabei in den Vordergrund. Auch hier nützen rationale Hinweise auf reale Verhältnisse wenig, auch dann nicht, wenn überhaupt kein Anlaß zu den Befürchtungen besteht.

Stimmungen sind aber nicht nur für Wahrnehmung von Bedeutung, sie sind auch *richtungsweisend für Handlungen*. Bei der Betrachtung der depressiven Stimmung wurden praxisbezogene Erlebens- und Verhaltensweisen bereits angeführt. Hat man zu nichts Lust, fühlt man sich antriebslos und niedergeschlagen, so betrifft dies sämtliche Handlungen. In der depressiven Stimmung treten Vergänglichkeit, Scheitern, Vergeblichkeit in den Vordergrund und dementsprechend wird vieles unterlassen oder es werden Dinge getan, die sich ausschließlich auf die depressive Stimmung beziehen. Der schwer Depressive *'weiß'*, daß seine Situation ausweglos und hoffnungslos ist. Er wird hierfür Anlässe und Beweise in der Realität finden oder in wahnhaften Formen erfinden und dementsprechend handeln. Die Praxis der Psychiatrie trägt diesem Tatbestand Rechnung, indem schwer Depressive angehalten werden, in der Zeit ihrer Erkrankung keinerlei Entscheidungen zu treffen. Da die Gewißheit bereits eingetretener Katastrophen und die Überzeugung, selbst daran schuld zu sein, viele Depressive in den Selbstmord treibt, ist eine stationäre Betreuung unerläßlich.

Deutlicher und in gesteigerter Weise treten in pathologischen Formen Verhältnisse auf, die es im 'normalen' Bereich ebenfalls gibt, dort aber unauffällig sind und meist unbemerkt bleiben. Stimmungen beeinflussen ganz allgemein Weltsicht und Verhaltensweisen, sie lassen sich sowohl im Lebensstil, in Lebensentwürfen als auch in bestimmten Charakterzügen nachweisen.

5.2 Beschreibung der depressiven, gehobenen und ängstlichen Stimmungen im Zusammenhang mit Lebensbewältigung

Der Erschließungscharakter der Stimmung und die damit verbundenen Handlungsanweisungen geben zu folgenden Fragen Anlaß:

- Inwieweit beeinflussen Stimmungen eine 'realitätsgerechte' Wahrnehmung von *Welt*?
- Können die der jeweiligen Stimmung zugehörigen Erlebens- und Verhaltensweisen einen Aufschluß über grundsätzliche Merkmale menschlichen Lebens geben?
- Geben Stimmungen Hinweise auf eine befriedigende Lebensbewältigung?

Auch wenn diese Fragen hier nicht ausführlich behandelt werden können, verweisen sie auf die zentrale Bedeutung der Stimmung, die in wissenschaftlichen Untersuchungen weitgehend vernachlässigt wird.

Jede Stimmung erschließt einen wesentlichen Bereich des Lebens. In einer depressiven zeigen sich betont die Schattenseiten des *Lebens*, Vergeblichkeit, Vergänglichkeit, Scheitern, Tod. In einer gehobenen und erst recht in einer manischen Stimmung treten diese Seiten nicht in Erscheinung, sie sind ausgeblendet. In einer im Normalbereich verbleibenden gehobenen Stimmung treten die lichten Seiten in Erscheinung, Freude und Lust am Dasein, Lebendigkeit und Kraft, das Glück der Befriedigung an den vielfältigen Möglichkeiten, die das Leben zu bieten hat; Aspekte des Lebens, die in die *Welt* der depressiven Stimmung kaum Eingang finden. Jeder Stimmung entspricht somit eine *'Weltanschauung'* in wörtlicher Bedeutung. Stimmungen scheinen aber auch *Weltanschau-*

ungen in übertragenem Sinn zugrunde zu liegen. Es gibt optimistische und pessimistische Weltauslegungen, die mit entsprechenden Handlungsanweisungen verbunden sind.

Schopenhauers pessimistische 'Weltanschauung' stellt dafür ein Musterbeipiel dar. Ein Großteil seines Werkes ist dem Nachweis gewidmet, daß die Welt als solche etwas ist, was nicht sein sollte. Vergänglichkeit, Elend, Scheitern, Egoismus, gegenseitige Vernichtung und Tod stehen bei der Beschreibung menschlichen Lebens im Vordergrund und dienen als Beweis für ein strukturelles Mißverhältnis zwischen Befriedigung und Unglück, Lust und Leiden: "Das Leben ist ein Geschäft, das die Kosten nicht deckt." Die praktische Quintessenz seiner Überlegungen besteht in dem Postulat zur Lebensverneinung, das er auch seinen ethischen Überlegungen zugrundelegt. Schopenhauers Auffassung mag übertrieben sein, nicht zu verkennen ist aber, daß bei ihm vieles zur Sprache kommt und auch gesehen wird, was in anderen 'Weltanschauungen' ausgeblendet bleibt. Nur so läßt sich seine Polemik gegen die idealistische Philosophie begreifen, der er nicht ganz zu Unrecht einen "ruchlosen Optimismus" bescheinigt. Leibniz' mathematischer Beweis, daß die Welt die beste aller möglichen sei oder der kosmologische Gottesbeweis sind für ihn exemplarische Beispiele dieses 'Optimismus'.

In der Vernunftphilosophie seit Platon und Aristoteles ist der bei Schopenhauer im Vordergrund stehende Bereich – Leiden, Elend, Krankheit, Tod – thematisch weitgehend ausgeklammert. Dies hat seinen Grund in einem Weltbild, in dem diesen Erscheinungen gegenüber einer *idealen vernünftigen Wirklichkeit* nur ein minderer Seinsstatus zugedacht wird. Zeitlichkeit spielt dabei eine besondere Rolle, indem der ideale Seinsstatus jeder Art Vergänglichkeit enthoben ist. In der Vorstellung eines vollkommenen, immateriellen, von der Zeit nicht betroffenen Vernunftideals gilt das materiell-körperlich-sinnliche Sein, das dem Entstehen und Vergehen unterworfen als ein $\mu\grave{\eta}$ $o\nu$ (Platon), als nicht eigentliche Wirklichkeit. Reflexionen dieser Art, die in Hegels Dialektik ihren Höhepunkt erreichen, ermöglichen die Aufhebung aller Negativität in einer absoluten Form von Vernunft. (Kap 10.1 und 10.2)

Nietzsche hat in der 'Geburt der Tragödie' auf den Untergang der tragischen Weltsicht und die nachfolgende, mit Sokrates und Platon beginnende Vernunftphilosophie verwiesen, bei der ein abstraktes Denkprinzip die Oberhand gewinnt. Er bezeichnet das Vernunftprinzip als optimistisch, weil mit ihm die Unheimlichkeit und Unauslotbarkeit des *Lebens* zugunsten einer rationalen Erfassung und Beherrschung aus dem

Blickfeld geraten. Nietzsche meint, die moderne Naturwissenschaft hätte die Nachfolge der Vernunftphilosophie angetreten, indem sie das Prinzip rationaler Erkennbarkeit und Beherrschbarkeit der Natur von ihr übernommen habe. Hier muß der Hinweis auf den Erschließungscharakter von Stimmungen, der offenbar viel weiter reicht als gemeinhin angenommen, genügen. Es ist zumindest bedenkenswert, daß im Weltbild der Naturwissenschaft die Schattenseiten des *Lebens* weitgehend ausgeklammert sind und nur insoweit thematisiert werden, als Aussichten bestehen, sie durch Manipulation zu verändern oder zu eliminieren.

Charakteristische Symptome der depressiven Stimmung sind im Gefühlsbereich Trauer, Kummer, Bedrücktheit; im 'körperlichen' sind es Zustände von Unlebendigkeit, Antriebslosigkeit und Kraftlosigkeit. Die Last des *Lebens* zeigt sich im Niedergedrückt-Sein, in der Schwere, Qualitäten, die alle Lebensfunktionen betreffen können. Anschaulich-symbolisch tritt dies in den Metaphern von Farblosigkeit in Erscheinung. Schwarz ist ein bevorzugtes Merkmal, das bereits in der ersten, 2500 Jahre alten Bezeichnung für Depression eine Rolle spielt: *Melancholie*. Dunkelheit, Düsternis, Grau sind weitere Bezeichnungen, die zu Beschreibungen und Darstellungen von Depression herangezogen werden. Das Schwer-Nehmen, das Hängen-Bleiben und die Festgelegtheit charakterisieren zudem Momente, die zwar in den pathologischen Formen betont hervor treten, sie kennzeichnen aber auch in milderer Ausprägung depressive Stimmungen im Normalbereich. Depressive nehmen unvermeidliche Verluste, Beeinträchtigungen und durch Vergänglichkeit bedingtes Zu-Ende-Gehen so schwer, weil sie sich von dem Einst-Bestehenden nicht trennen können. Sie bleiben an Dingen, an Menschen, an Erinnerungen hängen, weil der Abschied für sie so schmerzlich ist. Das Festgelegtsein auf Vergangenes läßt das Zukünftige, alles Neue und Unbekannte unattraktiv erscheinen. Gleiches gilt für die 'Schwermut', das Leiden an den Schattenseiten des *Lebens*. Schwermut bedeutet aber auch Mutlosigkeit und Angst, Wagnisse einzugehen und sich den Risiken des Lebens auszusetzen. In schwer depressiven Zuständen ziehen sich die Menschen insgesamt von der Welt, den anderen zurück; sie 'verschließen' sich, haben weder Interesse an Weltverhältnissen, noch an anderen. Im Selbstverhältnis stehen Selbstanklage, Schuldbereitschaft, das eigene Versagen und die Wertlosigkeit des Selbst im Vordergrund.

Bei einer manischen Stimmung fällt zunächst die volle Lebendigkeit von Erleben und Verhalten auf. Hinwendung zur Welt, zu den anderen bietet keine Probleme, großes Interesse an Neuem, auch an fremden Menschen, wird bedenkenlos geäußert. Kennzeichnet den Depressiven Verschlossenheit, so scheint hier Aufgeschlossenheit das charakteristische Merkmal zu sein. Gegenüber dem Schwer-Nehmen gibt es das Leicht-Nehmen, weder die Dinge wiegen schwer, noch gibt es die drückende Last des Lebens. Das Aufgeben von Dingen, die Trennung von anderen geschieht problemlos, ohne Schmerz und Bitterkeit. Neues winkt als Ersatz. Hüpfen und Springen als charakteristischer Bewegungsstil stehen in großem Gegensatz zur Schwerfälligkeit und Gebundenheit des Depressiven. Ist dort die Farblosigkeit die bevorzugte Metapher, so sind es hier nicht nur die Farben als solche, sondern auch deren Intensität. Der Dunkelheit steht hier das Licht, die Helligkeit und der Glanz gegenüber.

Unter dem Gesichtspunkt von Angst weisen beide Stimmungen ebenfalls eigenartige Unterschiede auf. In der depressiven Stimmung steht die Angst im Vordergrund, denn Beeinträchtigungen und Verlustmöglichkeiten werden nicht nur überall gesehen, sondern auch befürchtet. Angst, den Lebensunterhalt nicht bestreiten zu können, Angst vor Krankheit, Angst, in Schuld zu geraten sind drei bekannte depressive Ängste. In der gehobenen Stimmung hat Angst dagegen keine große Bedeutung, in der manischen Übersteigerung scheint sie überhaupt zu fehlen, die Bewältigung des Lebens gelingt spielend und Alltagssorgen treten in den Hintergrund. Das Gefühl von Gesundheit und Kraft verhindert nicht selten eine realistische Einschätzung drohender Krankheit. Besonders auffallend in der manischen Stimmung ist das Ausbleiben von Angst hinsichtlich Verfehlungen gegenüber Normen, sittlichen Geboten und gesellschaftlichen Regeln. Der Manische setzt sich mit erstaunlicher Unbekümmertheit über diese hinweg, weil er keine Angst vor den Konsequenzen seines Verhaltens hat.

Depressive und gehobene Stimmungen stehen in einem *antinomischen Verhältnis*. Es tritt unverkennbar in Gegenläufigkeit und Bipolarität in Erscheinung. Ich nenne dafür einige Beispiele:

Freude, Lust	**Trauer, Kummer, Leid**
Enthobenheit	**Niedergedrücktheit**
Leicht-Nehmen	**Schwer-Nehmen**
Offenheit	**Festgelegtheit**
Beweglichkeit	**Schwerfälligkeit**

Hier handelt es sich um antinomische Möglichkeiten von Welterfahrung und Lebensbewältigung. Im folgenden werden im Zusammenhang mit der Darstellung der *Depressiven Disposition* (Kap 8) einige dieser Möglichkeiten und ihr wechselseitiges Verhältnis ausführlicher erörtert.

Begreift man Stimmungen als Möglichkeiten, Welt in verschiedener Weise zu erfahren und gemäß diesen Erfahrungen zu handeln, so sind depressive, manische und ängstliche Stimmungen hierfür anschauliche Beispiele. Stimmungen beruhen auf einer naturgegebenen Anlage, was bedeutet, daß jeder Mensch mit dieser Anlage ausgestattet ist. Die Pathologie, die sich bei diesen Stimmungen in erster Linie aufdrängt, verstellt den Blick darauf, daß es sich im 'Normalbereich' prinzipiell um die gleichen Stimmungen handelt, die dort nur einen anderen Grad an Intensität aufweisen. In 'normalen' Erscheinungsformen stellen sie unersetzliche Mittel zu einer befriedigenden Lebensbewältigung dar, in der pathologischen Aufsteigerung geben sie Anlaß zu Mißlingen. Die 'pathologischen' Formen weisen allerdings gegenüber den 'normalen' den Vorteil auf, daß mit ihnen der Zusammenhang mit der Lebensbewältigung viel deutlicher in Erscheinung tritt als dies in bekannten, alltäglichen Stimmungen der Fall ist. Die Aufsteigerung zeigt zum einen das – bekannte – Mißlingen, zum anderen aber auch den – unbekannten – Hintergrund: *Einseitigkeit* und *Grenzüberschreitung*. Beides gibt es auch im 'normalen' *Leben*.

Freude und Lust am *Leben* ist das zentrale Moment gehobener Stimmungen. Dies tritt auch in Gefühlen von Kraft, Gesundheit, Frische und Leistungsfähigkeit in Erscheinung. Sie bilden gleichsam den Kern, auf dem sich die anderen Erlebens- und Verhaltensweisen aufbauen. *Leben* erscheint dabei insgesamt als *lebenswert; Welt* und Menschen erhalten positive Qualitäten. Im Selbstverhältnis ist es das Kraftgefühl, das dem Selbstvertrauen Stärke verleiht. Geringe Ermüdbarkeit und erstaunliche Tatkraft hypomanischer Ausprägung sind weitere Kennzeichen. Die Befindlichkeit der gehobenen Stimmungen zeichnet sich überdies durch Lockerheit im Umgang mit Dingen, Sachverhalten und Menschen aus. Das Denken ist leistungsfähiger, schlagfertiger und witziger, und es wird nicht alles schwer und als unabänderlich erlebt. Gesellschaftliche Normen und Regeln werden zwar beachtet, sie verlieren aber den Beigeschmack absoluter Gültigkeit. *Aufgeschlossenheit* für Weltverhältnisse, andere Menschen, für alles Neue und Unbekannte ist eine Qualität gehobener Stimmung, ebenso Spontaneität und Flexibilität. Selbst eine gewisse Aufsteigerung ist bei gehobenen Stimmungen zu beobachten. Der

Psychiater Lange hat darauf und auch auf die Verbindung von Manie zum 'Normalen' aufmerksam gemacht.

> Es gibt auch beim Gesunden ein "Närrischwerden vor Freude", wo nicht nur das Gefühl der glücklichen Gegenwart alle Seelenkräfte expandiert, sondern plötzlich auch alle Träume der Zukunft realisiert erscheinen, wo Menschen und Dinge einem nähergekommen sind, wo man jedermann sein Glück teilen lassen und der ganzen Welt um den Hals fallen möchte. Es kann dabei sogar zu einer ziemlichen Unordnung und Inkohärenz der Gedanken kommen, und es zeigt jedenfalls keine sehr tiefe Erregung an, wenn der Glückliche sich gleich schnell besonnen in alles zurückzufinden weiß. Auch beim Gesunden ist mit diesen Gefühlen gewöhnlich ein Trieb zu äußerer Bewegung, Unruhe, vielem Sprechen und Geschäftigkeit verbunden. (Lange J 1928 S 99)

Freud hat sich in seinem umfangreichen Werk erstaunlicherweise nicht eigens mit der Manie beschäftigt. Er erwähnt in seiner Abhandlung "Trauer und Melancholie" den Wechsel von Depression zur Manie nur kurz und deutet ihn vorsichtig. Theoretisch beruht die Interpretation auf der Theorie einer dynamischen Umsetzung psychischer Energie. Die Beschreibung selbst gibt jedoch anschauliche Hinweise auf die Bedeutung von Belastung und Entlastung im Zusammenhang mit Stimmungen.

> Der Eindruck ... geht dahin, daß die Manie keinen anderen Inhalt hat als die Melancholie, daß beide Affektionen mit demselben "Komplex" ringen, dem das Ich wahrscheinlich in der Melancholie erlegen ist, während es ihn in der Manie bewältigt oder beiseite geschoben hat. Den anderen Anhalt gibt die Erfahrung, daß alle Zustände von Freude, Jubel, Triumph, die uns das Normalvorbild der Manie zeigen, die nämliche ökonomische Bedingung erkennen lassen. Es handelt sich bei ihnen um eine Einwirkung, durch welche ein großer, lange unterhaltener oder gewohnheitsmäßig hergestellter psychischer Aufwand endlich überflüssig wird, so daß er für mannigfache Verwendungen und Abfuhrmöglichkeiten zur Verfügung steht. Also zum Beispiel: Wenn ein armer Teufel durch einen großen Geldgewinn plötzlich der chronischen Sorge um das tägliche Brot enthoben wird, wenn ein langes und mühseliges Ringen sich am Ende durch Erfolg gekrönt sieht, wenn man in die Lage kommt, einen drückenden Zwang, eine lange fortgesetzte Verstellung mit einem Schlag aufzugeben u.dgl. Alle solche Situationen zeichnen sich durch die gehobene Stimmung, die Abfuhrzeichen des freudigen Affektes, und durch die gesteigerte Bereitwilligkeit zu allerlei Aktionen aus, ganz wie die Manie und im vollen Gegensatz zur Depression und Hemmung der Melancholie. (Freud S 1916a S 441)

Aus Freuds Ausführungen geht hervor, daß der 'psychische Aufwand' als Belastung zu verstehen ist, mit dem die Sorge um das tägliche Brot ebenso zusammenhängt wie mit anderen Tätigkeiten und Umständen. Die 'chronische' *Belastung*, von der er spricht, ist die strukturell bedingte Last der *Seinsübernahme*, die in allen Bereichen des *Lebens* eine Rolle spielt. Es gibt aber die aus dem '*Normalvorbild der Manie*' ersichtlichen Möglichkeiten eines Gegengewichts zu dieser Art Belastung und das sind die naturgegebenen Möglichkeiten von Freude und Lust am *Leben*. Sie sind mit einem Syndrom von Erlebens- und Verhaltensweisen verknüpft, die die Manie in überzogener Weise vorführt, die aber gleichwohl im normalen Bereich in abgemilderter oder zeitlich begrenzter Weise vorkommen und dort einen ausgleichenden Stellenwert haben.

Freud spricht nur von einem *Normalvorbild* der *Manie*, nicht aber auch von einem der *Depression*. Es ist jedoch unverkennbar, daß das über die Manie Gesagte genauso für die Depression gilt, auch sie hat in mehrfacher Hinsicht einen Bezug zu gelingender Lebensbewältigung. Eine 'normal' depressive Stimmung erschließt die Schattenseiten des Lebens. Man könnte dies als ein Negativum ansehen. Leben hat aber unabänderlich auch diese Seiten und eine Konfrontation ist letzten Endes unvermeidlich, woraus die Forderung entsteht, neben den lichten auch die dunklen Seiten zur Kenntnis zu nehmen. Voraussetzung dafür ist die depressive Stimmung, denn in einer andauernden gehobenen oder gar manischen Stimmung sind diese Seiten ausgeblendet. Zur depressiven Stimmung gehören aber weitere Qualitäten, wie das bereits genannte Schwer-Nehmen und Hängen-Bleiben. In 'pathologischen' Formen stellen sie nicht zu unterschätzende Belastung dar, in im 'Normalbereich' verbleibenden stehen sie zu geduldigem Einlassen auf Menschen und sachliche Aufgaben, zu opferbereitem Einsatz und Ausharren in Beziehung. Verständnis für Leid und Unglück anderer, Bindungsfähigkeit, Toleranz, Zuverlässigkeit und Verantwortungsbewußtsein gehören ebenfalls dazu. Insgesamt ist die depressive Stimmung Voraussetzung für Trauerprozesse, da diese nur dann in Gang kommen können, wenn Verlust, Trennung, Unglück usf. wahrgenommen werden.

Das Verhältnis der beiden Stimmungen kommt in der psychoanalytischen Abwehrtheorie der Manie ansatzweise zur Sprache. Hier wird davon ausgegangen, daß gesteigerte Formen gehobener Stimmungen Zeichen dafür sind, daß Kenntnisnahme und Konfrontation mit negativen Ereignissen oder Zuständen vermieden werden und damit Trauerprozesse ausbleiben, was wiederum zu neurotischen oder psychotischen Symptomen führt. Diese Sicht trifft zwar zu, die Fixierung auf pathologische Zustände und das Manko einer anthropologischen Reflexion verhindert jedoch die Sicht darauf, daß gerade dieser Abwehraspekt auch 'normale' Verhältnisse zum Vorschein bringt. Der Einsatz gehobener Stimmungen zur Abwehr schmerzlicher Tatbestände ist nur ein Aspekt.

Ein 'normaler' oder 'gesunder' Ausgleich oder Wechsel der beiden Stimmungen ist ebenso möglich.

Einseitigkeit besteht in der schwerpunktmäßigen Verlagerung eines Poles der Antinomik. Beim anderen Pol entsteht dadurch ein Manko und je größer dieses Manko ausfällt, um so stärker fällt die Beeinträchtigung der Lebensbewältigung aus. Insofern ist eine Betrachtung, die sich ausschließlich auf depressive oder manische Symptome richtet, unvollständig. Mit der Frage, warum viele Menschen beide Stimmungen nicht in einem ausgewogenem Ausmaß leben können, werde ich mich im Folgenden beschäftigen.

Für *Grenzüberschreitung* bietet die Manie aufgrund der Dynamik ihrer Symptomatik ein anschauliches Beispiel. Das Zu-Viel, Zu-Schnell, Zu-Intensiv ist hier beinahe mit Händen zu greifen. Die psychiatrische Kennzeichnung der Manie als Ideenflucht, Beschäftigungs- und Rededrang bezieht sich darauf. Man hat gemeint, krankhafte Erregbarkeit und Reizbarkeit des Nervensystems seien dafür die Ursache. Konkret gesehen ist eine gesteigerte Ansprechbarkeit ihr allgemeines Kennzeichen. Infolge der Aufsteigerung können die auf den Manischen einströmenden Eindrücke nicht verarbeitet werden. Eine Einordnung in logische Zusammenhänge und sachbezogene Verhältnisse gelingt nicht. Manische sind unfähig, bei einer Sache oder einem Menschen zu verweilen, da der nächste Eindruck schon darauf wartet, wahrgenommen zu werden. Der Aufnahme von *Welt* sind jedoch Grenzen gesetzt. Ekstatisch glückliche Zustände sind auf Dauer nicht aufrecht zu erhalten, spontanes Einlassen auf Dinge und Menschen bleibt an der Oberfläche, sofern ihm keine eingehende und oft mühsame Beschäftigung folgt.

Grenzüberschreitung findet sich auch auf der depressiven Seite. Sie tritt hier als *Verschlossenheit* auf, bei der Welt und andere keinerlei Interesse auf sich ziehen. Angesichts der vitalen Gehemmtheit der Depressiven, die sich in der ganzen Bandbreite von leichter Ermüdbarkeit bis hin zu chronischen Erschöpfungszuständen allzu deutlich äußert, drängt sich der Gedanke auf, daß das im Mittelpunkt stehende Darniederliegen der Vitalität am besten noch als krankhafter Ausfall zu begreifen sei. All dies ergibt sich aber aus der einseitigen depressiven Weltsicht und den ihr immanenten Handlungsanweisungen, die wenig Anlaß zu Freude, Lust und Antrieb bieten. Wie immer die zahlreichen Möglichkeiten der depressiven Stimmungskonstellation im einzelnen aussehen mögen, ihre Einseitigkeit hat zur Folge, daß Anstrengung, Mühe, Leid, Verlust, Verzicht und Unglück überwiegen.

Die Gegenüberstellung von Depression und Manie zeigt zwar den Tatbestand einer eigenartigen Antinomik, gibt aber keine Antwort darauf, wie es zu diesen Einseitigkeiten kommt. Eine formale Überlegung liegt nahe. Offenbar könnte ein Ausgleich, eine Mitte zwischen beiden Seiten, bei der beide Möglichkeiten zu ihrem Recht kämen, den Weg zu einer befriedigenden Lebensbewältigung weisen. In der manisch-depressiven Form (Bipolare Depression) wechseln beide Stimmungen zwar ab und beide Möglichkeiten treten bei ein- und demselben Menschen auf. Sowohl die Aufsteigerung als auch das Umschlagen ins völlige Gegenteil verhindern aber gerade die erwogene Möglichkeit eines Ausgleichs.

In der bekannten Parabel von zwei verschiedenen Menschentypen heißt es, die einen würden den gefüllten Teil eines halbvollen Glases sehen, die anderen den fehlenden. Man könnte einen dritten Menschentyp hinzufügen, der über beide Möglichkeiten verfügt. Dieser Mensch hätte zumindest einen Schlüssel zu einem befriedigenden *Leben* in Händen, er könnte sowohl den gefüllten als auch den leeren Teil des Glases sehen. Diese Idee einer ausgewogenen Relation ist nicht reine Spekulation oder nur ein Wunschbild, sondern sie hat ihren Anhalt in den Phänomenen der Stimmung.

Welche Stimmungsart käme für den erwogenen Ausgleich in Frage? Offenbar vermag dies weder die depressive, noch die gehobene. Der Wechsel von Stimmungen im alltäglichen Leben beruht auf der anthropologischen Struktur der Stimmung überhaupt. Menschliches Leben ist immer in der einen oder anderen Weise gestimmt. Ihr Wechsel scheint von einem bislang nicht erfaßten Umstand abzuhängen, was sich beim Phänomen der *Stimmungslabilität* ebenso wie bei dem der *Stimmungsstabilität* zeigt. Während die erstere einen raschen Wechsel von Stimmungen erlaubt und sich in Launenhaftigkeit, Unbeständigkeit und mangelnder Kontinuität nachteilig bemerkbar macht, scheint die Stabilität den Vorzug zu besitzen, einem adäquaten Wechsel der Stimmungen entsprechend den Anforderungen des Lebens gerecht zu werden. Der Stimmungsstabilität kommt eine entscheidende Bedeutung zu, da sie Gefahren von Einseitigkeit und damit auch Grenzüberschreitung entgegenwirkt. Dieses Phänomen verweist auf einen bislang nicht behandelten Aspekt der Stimmung, der eigens erörtert werden muß.

6. Stimmung II

6.1 Affirmative Gestimmtheit als Vorbedingung für 'Leben'. Langeweile und Apathie

Stimmungen, Affekte und Gefühle widersetzen sich einer eindeutigen begrifflichen Bestimmung. Dies gilt in besonderer Weise für den Bereich, bei dem es nicht um spezifische Stimmungen geht, sondern um *Gestimmtheit* überhaupt.

Gestimmtheit ist als *affirmatives* Phänomen mit *Leben* derart eng verknüpft, daß auf den ersten Blick kein Unterschied zwischen beiden erkennbar wird. *Leben* (als lebendiges Sein, als Lebensvollzug) und *Gestimmtheit* scheinen dasselbe zu sein. Eine Differenz tritt jedoch auf, wenn die Gestimmtheit beeinträchtigt wird oder ausfällt und zu mannigfachen Erscheinungen *ungestimmten Lebens* Anlaß gibt. Das positive Phänomen bezeichne ich als *Affirmative Gestimmtheit;* Beeinträchtigungen und Ausfall als *Entzug von Gestimmtheit.* Dieser reicht von *Lustlosigkeit, Langeweile,* verschiedenen Formen von *Apathie,* grundloser *Verzweiflung* bis hin zu totaler *Erstarrung* (Katatonie). Eine besondere Stellung nehmen dabei die als *Derealisation, Depersonalisation* und die als *Gefühl von Gefühllosigkeit* bezeichneten psychiatrischen Symptome ein.

Das Wort *Langeweile* bezieht sich auf den Zeitverlauf. In der Langeweile geht die Zeit langsam voran, sie scheint still zu stehen. Immer wieder wird in dieser Art Ungestimmtheit die Uhr befragt. Die Zeiger bewegen sich nicht wie erwartet voran; es besteht eine Differenz zwischen dem gewünschten und dem 'tatsächlichen', 'chronologischen' Zeitablauf. Gegenteiliges tritt bei einem interessanten Gespräch ein, bei einer sinnvollen Arbeit oder einem fesselnden Film. Mit Erstaunen wird im Nachhinein registriert, wieviel Zeit vergangen ist, ohne daß dies bemerkt wurde. Man könnte diese Art Zeitablauf *Kurzweil* nennen. Im Gegensatz zur Langeweile ist sie nicht bedrängend und auch nicht unerträglich. Kein Mangel macht sich bemerkbar, es handelt sich um eine 'erfüllte' Zeit, die als befriedigend erlebt wird. Die Modi einer verlangsamten, still stehenden oder rasch ablaufenden Zeit gehören zur *Lebenszeit* (Struktur der Zeitlichkeit). Sie ist eine andere als die chronologische Zeit, die sich mit Uhren oder anderen Instrumenten messen läßt. Chronologische Zeit verläuft immer gleichmäßig unabhängig von Vergangenheit und Zukunft, sie zeigt nur den gegenwärtigen Zeitpunkt an.

In der Langeweile entzieht sich etwas: Das *Gestimmt-Sein-Für* oder das *Interessiert-Sein-An*. Dies könnte als 'subjektive' Qualität betrachtet werden, als eine 'innere' Angelegenheit. Dem steht entgegen, daß Landschaften, Städte, eine Ausstellung, ein Fest, aber auch Menschen als *langweilig* bezeichnet werden, wobei *langweilig* offenbar eine 'objektive' Bedeutung hat. Bezeichnungen dieser Art sind typische Beispiele für die *Metaphorik der Sprache*, der in vielen sprachanalytischen Untersuchungen eine wissenschaftliche Bedeutung abgesprochen wird. Aber wie soll eine Landschaft für sich genommen langweilig sein! Langweilig können auch Menschen werden; als besonders unangenehm wird z.B. der langweilige Redner erlebt. Der langweilige Redner als 'Objekt' gesehen ist aber keineswegs langweilig, er ist von seinen Ausführungen voll überzeugt, hält sie sogar für sehr interessant und er kommt auch aus diesem Grund nicht zu dem von den Zuhörern sehnlichst erwarteten Ende. Ist die Langeweile dann doch in den Zuhörern als subjektive Qualität vorhanden? Keineswegs, denn erst während der langweiligen Rede wird es den Zuhörern langweilig. Vorher empfanden sie keine Langeweile. Sie haben sich durch die gesellschaftliche Position des Redners oder durch die Ankündigung des Themas in ihre unglückliche Lage versetzen lassen. Besagter Redner hat mit seinen Ausführungen zwar die Langeweile in Gang gebracht, verursacht hat er sie aber nicht. Begründet ist sie in der Möglichkeit von Ungestimmtheit und die gab es schon lange vor ihm und seiner Rede. Die oft kritisierte Metaphorik der Sprache hat demnach nicht so Unrecht, wenn sie den Redner langweilig nennt, denn sie bezieht sich auf eine Dimension jenseits von subjektiv und objektiv, auf die *Dimension von Gestimmtheit*. Sie ist der gemeinsame Grund für langweilige Redner und gelangweilte Zuhörer in Form von *Ungestimmtheit*. *Gestimmtheit* ist weder ein subjektives Gefühl, noch eine 'objektive' Eigenschaft eines Seienden. Sie befindet sich zwischen Subjekt und Objekt und entzieht sich deshalb einer Erfassung durch dieses Begriffspaar. Im Unterschied zu langweiligen Rednern gibt es jene, die mit ihren Reden nicht nur keine Langeweile aufkommen lassen, sondern ganz im Gegenteil die Zuhörer in ihren Bann schlagen. Diese werden vom Redner und dem, was er sagt, mitgerissen. Sie zeigen somit das Gegenteil von Langeweile: einen gesteigerten Grad von Gestimmtheit. Begeisterung und Enthusiasmus können hervorgerufen und eine Verbundenheit zwischen Zuhörern und Redner herbeigeführt werden. Bei musikalischen Darbietungen tritt dies noch deutlicher in Erscheinung. Ein Star vermag seine Fans in eine Stimmung zu versetzen , bei der sie ihre 'Subjektivität' völlig vergessen. (Kap 6.8.1./10.3)

Gilt das Gesagte auch für eine langweilige Gegend? Können Weltbereiche Anlaß zu Stimmungswechsel oder gar Stimmungsentzug geben? Es ist offenkundig, daß Landschaften im Wechsel des Tages, des Wetters und der Jahreszeiten Stimmungsumschwünge auslösen. Ebenso beeinflussen Klimabereiche, bestimmte Gegenden wie Hochgebirge, Meeresküsten, Hochsee und Wüsten die Stimmung. Der Grund hierfür ist unbekannt und auch die Frage, welche 'objektiven' Qualitäten dafür maßgebend sind, bleibt unbeantwortet. Man kann zwar die allgemeine Feststellung machen, daß Menschen zur Natur gehören, ein Teil derselben sind und daher auf Naturereignisse reagieren. Diese Aussage trägt aber zu einem Verständnis von Gestimmtheit ebenso wenig bei wie die Feststellung, daß Menschen aus den gleichen Molekularteilchen bestehen wie ein Hochgebirge. Das dafür verantwortliche Etwas erweist sich als ebenso schwer bestimmbar wie die Gestimmtheit selbst. Eine analoge Betrachtungsweise wie beim langweiligen Redner würde zu dem Ergebnis führen, daß eine langweilige, öde, leere Gegend, ohne daß diese Qualitäten an ihr selbst festgestellt werden könnten, doch Anlaß zu einem Stimmungsentzug gibt. Ebenso umgekehrt. Die besondere Gestimmtheit, die sich beim Aufenthalt im Hochgebirge einstellt, ist nicht auf objektive, etwa optische Qualitäten zurückzuführen. Nichtsdestoweniger vermag der Anblick 'überwältigend' sein.

Offenkundig ist die mit Langeweile verbundene Unerträglichkeit und die Motivation, diesen Zustand zu verändern. Viele Aktivitäten sind mitbestimmt von der Tendenz, der Ungestimmtheit entweder zu entgehen oder sie erst gar nicht aufkommen zu lassen. Sie haben den 'Zeitvertreib' zum Ziel, wobei nicht die Zeit, sondern ihr verlangsamter oder still stehender Verlauf der Anlaß ist. Das 'Leben' soll in 'Fluß' bleiben oder wieder zum 'Fließen' gebracht und die Ungestimmtheit aufgehoben werden. Viele Aktivitäten bewirken ein In-Stimmung-Versetzen, wofür es auch mannigfaltige Bezeichnungen wie 'in Stimmung bringen', aufmuntern, aufheitern, usf. gibt. Bei Schopenhauer und Pascal wird Langeweile in ein Verhältnis zur Zerstreuung gesetzt, womit sie eine besondere Bedeutung erhält.

> Langeweile ist eine Folge davon, daß das Leben keinen wahren, echten Grund hat, sondern bloß durch Bedürfnisse und Illusionen in Bewegung gehalten wird: sobald diese stockt, tritt die gänzliche Kahlheit und Leere des Dasein zutage. (Schopenhauer A 1965 S 338)

Pascal sieht es nicht viel anders:

> Langeweile. Nichts ist dem Menschen unerträglicher als völlige Untätigkeit, als ohne Leidenschaften, ohne Geschäfte, ohne Zerstreuungen, ohne Aufgaben zu sein. Dann spürt er seine Nichtigkeit, seine Verlassenheit, sein Ungenügen, seine Abhängigkeit, seine Unmacht, seine Leere. (Pensées Frg.84) Von der Zerstreuung sagt er: da die Menschen unfähig waren, Tod, Elend, Unwissenheit zu überwinden, sind sie um glücklich zu sein, übereingekommen, nicht daran zu denken. (Pascal B 1956 Frg.89)

Obwohl Schopenhauer und Pascal sehr verschiedene Grundpositionen vertreten, der eine eine atheistische, der andere eine christlich gläubige, interpretieren sie die Langeweile übereinstimmend als einen Seinsstatus des Menschen. Schopenhauer sieht darin die Nichtigkeit menschlichen Seins dokumentiert, dessen Lebenserscheinungen für ihn Ausdrucksformen eines vernunftlosen, dämonisch-metaphysischen Willens sind. Für Pascal besteht die Nichtigkeit im der Sünde verfallenen *Erdendasein*, das nur durch den christlichen Glauben erlöst werden kann. Beide Sichtweisen verfehlen zwar das Phänomen der Gestimmtheit, sie zeigen aber den Aspekt der 'Leere', und daß dieser Zustand in einem Verhältnis zu Aktivitäten steht, mit denen diese 'Leere' ausgefüllt wird. Indirekt aber beziehen sich beide auf Gestimmtheit, indem sie die Nichtigkeit hervorheben, die zutage tritt, wenn die üblichen stimmungstragenden Momente wegfallen.

Im Folgenden werde ich 'pathologische' Erscheinungen besprechen, bei denen im Unterschied zur Langeweile die Ungestimmtheit Grade erreicht, daß *Leben* in einen eigenartigen Grenzzustand gerät: Entzug der *Lebendigkeit von Leben*.

Andauernde, und vor allem besonders ausgeprägte und kaum mehr erträgliche Zustände von Ungestimmtheit werden in der Psychiatrie als *Gefühle von Gefühllosigkeit* oder solche der *'Leere'* bezeichnet. *'Loss of Feeling'* tritt bei verschiedenen psychiatrischen Krankheitseinheiten auf, ist aber auch im Normalbereich in vorübergehenden Zuständen von Verzweiflung, Hoffnungslosigkeit und Ausweglosigkeit anzutreffen. Die Bezeichnung 'Leere' geht auf Aussagen von Patienten zurück, die an derartigen Zuständen leiden. Es handelt sich dabei nicht um ein 'normales' Gefühl, das sich immer auf etwas bezieht. Mit 'Leere' soll gerade die Inhaltslosigkeit zum Ausdruck gebracht werden, oder der Ausfall von Gefühlen überhaupt.

Lange zitiert Griesinger, der Aussagen einer Patientin von Esquirol als Beispiel für Depersonalisation anführt:

'Noch immer leide ich beständig und habe keine Minute von Wohlbefinden und keine menschliche Empfindung; umgeben von allem, was das Leben glücklich und angenehm macht, fehlt mir jede Fähigkeit des Genusses und der Empfindung; beide sind physisch unmöglich für mich geworden ... Meine Existenz ist unvollständig, die Tätigkeiten, die Handlungen des gewöhnlichen Lebens sind mir geblieben, aber bei jeder fehlt etwas, nämlich die Empfindung, welche ihnen angehörte – und die Freude, die ihnen folgt ... Jeder meiner Sinne, jeder Teil meiner selbst ist wie von mir selbst getrennt und kann mir keine Empfindung mehr verschaffen; die Unmöglichkeit scheint von einer Leerheit abzuhängen, welche ich vorn im Kopf fühle, und von der Verminderung der Empfindung auf der ganzen Körperoberfläche; denn es scheint mir, als erreiche ich niemals die Gegenstände, die ich berühre ... ich fühle wohl die Veränderung der Temperatur auf der Haut, aber die innere Empfindung der Luft beim Atmen habe ich nicht mehr ... Meine Augen sehen, mein Geist nimmt es auf, aber die Empfindung von dem, was ich sehe, ist nicht vorhanden'. (Lange J 1928 S 75)

Bei der *Metapher der Leere* handelt es sich offenbar um keine willkürliche Wortwahl, sondern darum, einer befremdlichen Erfahrung einen Namen zu geben. Man könnte dem naturwissenschaftlichen Erklärungsmuster folgen und sagen, bei Menschen, die über Empfindungslosigkeit klagen, müsse es sich um Defekte bestimmter Areale des Gehirns oder um Störungen des Nervensystems handeln und von daher sei es begreiflich, daß Empfindungen und Gefühle ausblieben. Mit dieser Erklärung ist der Weg zu einem Verständnis der Bezeichnung 'Leere' abgeschnitten, die nicht zufällig gewählt wurde. Leere heißt: es ist nichts da oder es wird etwas vermißt, was nicht mehr da ist. Man weiß allerdings nicht, worum es sich dabei handelt. Es muß etwas *Ungreifbares*, *Unsagbares* sein, man bemerkt nur den *Mangel* oder das *Nicht-Sein*. Der Zustand ist befremdlich, da sich der Mangel auf etwas bezieht, das vorher unbemerkt zur Verfügung stand.

Selbstaussage einer an Endogener Depression Erkrankten.
In meinen gesunden Tagen lösten Gemütsbewegungen jeder Art: Freude, Trauer, Zorn, Angst, Liebe usw. ein Gefühl in meiner Herzgegend aus: im Grunde war es eigentlich immer das gleiche Gefühl, nur in verschiedenen Spielarten. Ich konnte mich z.B. so sehr freuen, wenn ein lang gehegter Wunsch in Erfüllung ging; aber wie konnte ich genießen! Entweder entzückte mich ein Bild, eine Landschaft oder gar Musik. – Jetzt ist bei mir alles anders geworden ... Wenn ich sage: 'ich bin traurig' darüber, so tue ich das nur, weil ich reden gelernt habe und schließlich doch irgendeinen Ausdruck gebrauchen muß. In Wirklichkeit empfinde ich weder Trauer noch Freude; ich weiß, daß ich früher bei diesen Dingen Freude, bei jenen Trauer empfunden habe und kann es einfach nicht mehr nachfühlen. In meiner Brust ist gähnende Leere und Gleichgültigkeit gegen alles; ich komme mir vor wie eine Maschine, die denkt. Wenn ich weine, so geschieht das nur, weil *ich an etwas denke, nicht weil ich etwas fühle*. (Hervorhe-

bung G.K.) Ich bin der festen Überzeugung, daß alle Gefühle nach wie vor in mir vorhanden sind, daß sie mir nur nicht zu Bewußtsein kommen.
(Lange J 1928 S 76)

Die Verzweiflung über einen so tiefgreifenden Entzug ist verständlich, weil etwas weg ist, das vorher selbstverständlich da war. Das, was nicht mehr da ist, ist das *'Gefühl', lebendig zu sein*. Dies betrifft aber auch die Verhältnisse zur Welt und zu den anderen, die ebenfalls *gefühllos* geworden sind, und insofern *sind* sie 'nicht' mehr, sie können nur noch *gedacht* werden. Im 'Gefühl' der Leere und der damit verbundenen hilflosen Verzweiflung zeigt sich aber auch das vorher nicht Beachtete: *Die Gestimmtheit zum Leben*.

In der Psychiatrie haben Symptome, die mit dem Gefühl der Leere verbunden sind, mit einer gewissen Folgerichtigkeit zu den Bezeichnungen *Derealisation* und *Depersonalisation* geführt. Es handelt sich um *deskriptive* Begriffe, mit denen der gestörte Bezug der Kranken zur Welt und zu ihrem Selbst zwar benannt, aber nicht erklärt wird. Dabei unterscheidet man drei Schwerpunkte: Fremdheitsgefühle, die sich auf das eigene Selbst richten, z.B. Zweifel, ob man wirklich und lebendig ist (autopsychisch) oder ob es dabei um Welt und andere geht, (allopsychisch) oder ob sie den eigenen Leib betreffen (somatopsychisch). In allen drei Begriffen spiegeln sich die hier genannten Verhältnisse wieder. Es sind das Weltverhältnis, das zu den anderen und das Selbstverhältnis, die bei dieser Symptomatik jeweils unwirklich werden. Auffallend ist der Tatbestand, daß das Denken von der 'Störung' nicht betroffen sein muß. Dem Denken ist aber der Bezug zur Welt verloren gegangen, womit sich ganz allgemein zeigt, daß mit ihm allein kein Weltbezug hergestellt werden kann. In Zuständen von 'Derealisation' hat Denken nur noch eine schematische Funktion in Form gedachter (leerer) Möglichkeiten, denen die erlebte Wirklichkeit fehlt.

Menschliches *Leben* bedarf zum *Lebensvollzug* der Gestimmtheit. Diese Art von Stimmung ist nicht von der Art der depressiven, gehobenen oder ängstlichen Stimmungen, sie liegt ihnen aber zu Grunde und bezieht sich auf die Möglichkeit von *Sein*. Das positive Pendant zum Gefühl der Leere nenne ich *Selbstgefühl* (Lebensgefühl). Selbstgefühl ist das allen Lebensäußerungen zugrundeliegende 'Gefühl' lebendig zu sein: Welt, andere und sich selbst als wirklich 'seiend' zu erfahren. Manifest tritt es in den defizienten Modi von *Affirmativer Gestimmtheit* in Erscheinung. Jetzt erst macht sich die Differenz von *Leben und Gestimmtheit* in Form von Unlebendigkeit und Unwirklichkeit in den drei Verhältnissen bemerkbar. Das *Leben* befindet sich hier in einem eigenartigen Grenzzustand zwischen Leben und Tod: In einer profunden *Ungestimmtheit*.

> Wo ist mein Dasein, wo? Befindet es sich irgendwo im Weltraum? Ich habe nicht teil daran, es ist weg, einfach weg, ich kann nicht denken und nicht fühlen, ich liege hier ohne Sinn und Verstand. Die Daseinserfüllung ist mir genommen. Ich lebe nicht, ich fühle nicht, mein Körper ist tot – die schreckliche Leere, wie soll man sie ertragen! Solange ich die Leere anschauen kann, solange ich mir vorsage: das ist sie, das ist die Leere, solange existiere ich noch, wenn man das existieren nennen kann, immerhin, ich habe noch einen Faden in der Hand, der einen mit der übrigen Welt zusammen hält – aber dann plötzlich geht auch das nicht mehr. Dann dringt die Leere heran und verschlingt einen, dann gibt es kein Dasein mehr – es ist wie ein Ohnmachtszustand ...
>
> Die Leere drängt sich Ihnen ganz unerbittlich auf und überwältigt Sie. Zwangsläufig gerät man in sie hinein. Sie befindet sich da, wo sonst das Leben und seine Möglichkeiten sind, sie vertritt das Leben in Ihnen, sie ist das Gegenbild des Lebens. Statt das Leben zu fühlen, ist alles leer ... Ach, man müßte nicht unter dem Zwang der Leere stehen, aber man tut es doch, denn man hat ja die Leere nicht, sie hat einen. Sie drückt einem den Stempel auf, man ist mit ihr versehen. Oh, ja ich kenne sie, die Leere, ich weiß, was sie bedeutet, sie bedeutet die Ausschaltung des eigenen Wesens, die Aufhebung des Daseins ...
>
> Nicht ist es so, als empfände ich die Leere, nein, ich bin die Leere. Genauso kann ich nicht sagen: "ich leide Höllenqualen", nein, ich bin die Hölle. Ich bin der Leichengeruch. Die Krankheit ist keine Krankheit, sie ist von mir nicht zu trennen, sie ist zum Ich geworden, ich bin zu ihr geworden. Ich bin die Leere und darum bin ich nicht. Der Tod wäre leichter, aber der Tod existiert nicht als Tod, sondern weil ich tot bin, brauche ich nicht den Begriff des Todes, ich bin ja der Tod ...
>
> Das Sein ist einem vollständig entzogen. Das ist es, was mich so wahnsinnig aufregt. Man ist doch Mensch, wie kann man so tief sinken. Ich bin doch Seele, Geist, Freiheit, wie kann einem das alles genommen werden, und die Welt dazu und die Menschen, alles, alles. Die Welt in der ich lebe, ist die Leere. Ich bin da und bin doch nicht da, alles einem verloren, nur nicht das Wissen um das, was man verloren hat. (Gebsattel E 1954 S 22)

E. v. Gebsattel, dem wir diesen Bericht verdanken, schreibt in seinem Kommentar, daß hier ein "ganz eigenartigen Modus von Existenz" vorläge, ein "Verlust des Daseinsgefühls" (S 30), der nichts mit wahnhaften oder hypochondrischen Illusionen zu tun hätte. Die Patientin würde über ihre kognitiven Fähigkeiten verfügen, könnte sich an ihren vorherigen Zustand erinnern. Die Unmöglichkeit, diesen wieder herzustellen, mache gerade das Spezifische ihres Leidens aus. Gebsattel kommt in einer anthropologischen Reflexion auf ein, wie er das nennt, "sympathetisches" Grundverhältnis von "Mensch und Welt" zu sprechen und meint, daß diese "Weltverbundenheit" allen kognitiven und willensmäßigen, ja sogar allen Wahrnehmungen und Empfindungen vorausliege. Weltverbundenheit gehöre zu den elementaren Strukturverhältnissen, die sich, wie er zutreffend meint, dem Blick am hartnäckigsten entzögen. Man würde sie nicht beachten, wenn nicht Symptome wie Derealisation und Depersonalisation darauf aufmerksam machten, daß diese grundlegende Weltverbundenheit auch fehlen kann.

Affirmative Gestimmtheit ist eine Grundvoraussetzung für *Leben*. Affirmativ wird sie genannt, um den positiven 'Gehalt' zum Ausdruck zu bringen, der in der gefühlten Erfahrung von Lebendigkeit besteht, die alle Lebensvorgänge begleitet. Dieses normalerweise völlig selbstverständliche und damit unbemerkte Phänomen erfaßt der Begriff *Selbstgefühl*. Das Selbstgefühl hat keinen Inhalt und liegt allen partikularen Gefühlen und Stimmungen als Gefühl des Lebendig- und Wirklichseins zugrunde. Beim Entzug von *Affirmativer Gestimmtheit* wird es beeinträchtigt oder erlischt. Ein Ausfall des Gefühls von Lebendigkeit führt in eine Zone, in der es weder Schatten- noch Lichtseiten gibt. Gefühle von Trauer sind dann ebenso wenig möglich wie die von Freude. Affirmative Gestimmtheit muß von depressiven wie auch gehobenen Stimmungen unterschieden werden.

Gefühle von Lust, Freude und Glück beziehen sich auf etwas, über das man sich freut, das Lust bereitet und das glücklich macht. *Affirmative Gestimmtheit* dagegen hat keinen anderen Inhalt als gefühlte Lebendigkeit. Rauschzustände, die mit Glücksgefühlen verbunden sind oder ekstatische Befindlichkeiten haben zwar auch keinen spezifischen Inhalt, es handelt sich dabei aber um Ausnahmezustände. *Affirmative Gestimmtheit* ist jedoch eine Grundbedingung von *Leben* überhaupt und deshalb kein Sonderfall. Bei Baudelaire, der sich in der Einleitung seiner Schrift 'Künstliche Paradiese' mit durch Drogen herbeigeführten Rauschzuständen beschäftigt, findet sich die Beschreibung eines zwar außerordentlichen, aber im Normalbereich befindlichen Zustandes, der als Zeugnis für *Affirmative Gestimmtheit* gelten kann.

> Es gibt Tage, an denen der Mensch mit jungem kräftigem Geist erwacht. Kaum sind seine Augenlider vom Schlummer, der sie versiegelte, befreit, so bietet sich ihm die Außenwelt mit mächtigem Glanz, klaren Konturen, wunderbarem Farbenreichtum dar. Die geistige Welt öffnet ihre weiten Perspektiven voller neuer Klarheiten. Der Mensch, der mit dieser - unglückseligerweise seltenen und vergänglichen - Seligkeit begnadet ist, fühlt sich zugleich künstlerischer und gerechter, - mit einem Wort: edler. Aber das Sonderbarste an diesem Ausnahmezustand des Geistes und der Sinne, den man im Vergleich zu den schweren Fin-

sternissen des allgemeinen und täglichen Lebens paradiesisch nennen kann, liegt darin, daß er durch keinerlei klar sichtbare und leicht zu bestimmende Ursache geschaffen worden ist. (Baudelaire Ch 1956 S 178)

Besondere und überwältigende Glückserfahrungen werden oft als 'zeitlos' beschrieben, wie z.B. Nietzsches Schilderung des 'Großen Mittags'. Die Zeit scheint auch hier still zu stehen oder keine Rolle mehr zu spielen. Diese lebenszeitlichen Erfahrungen stehen dem verlangsamten Zeitablauf in der Langeweile diametral gegenüber, denn hier handelt es sich um eine 'erfüllte' Zeit im Gegensatz zur 'leeren' der Langeweile. Die 'Fülle' meint in irgendeiner Weise immer 'volle' Lebendigkeit.

Kinder zeigen in ihren Lebensäußerungen auch eine spezifische Form von Lust und Freude. Sie freuen sich, daß sie am *Leben* sind. Ihre grundlose Daseinsfreude zeugt ebenfalls von *Affirmativer Gestimmtheit*. Daseinsfreude bedeutet Lebensbejahung in einem ursprünglichen Sinn, sie ist Ausdruck der unreflektierten Überzeugung, daß Leben gut und lebenswert ist. Vieles spricht dafür, daß es keine ursprüngliche Lebensverneinung gibt. Nietzsche hat die lebensverneinenden Tendenzen der Platonischen Metaphysik und ihre Aufnahme in das institutionelle Christentum einer radikalen Kritik unterzogen und dieser Lebensverneinung eine vielleicht fragwürdige, aber lebensbejahende Vision von Welt und Mensch entgegengestellt.

6.2 Die Anaklitische Depression und die 'affektive Zufuhr' bei René Spitz

Die Frage nach dem Etwas, das Menschen zum *Leben* stimmt, ist mit den im vorherigen Abschnitt angeführten Hinweisen nicht beantwortet. Es würde jedoch zu weit führen, ausführlich darauf einzugehen. Im folgenden werde ich mich mit Verhältnissen im frühkindlichen Bereich beschäftigen, die zumindest partiell zu einer Beantwortung dieser Frage beitragen können. Im Mittelpunkt stehen dabei Entzugserscheinungen im Bereich der *emotionalen* Versorgung kleiner Kinder. Dieser Aspekt der Versorgung wurde erstmals durch die Forschungen des der Psychoanalyse nahestehenden Kinderpsychiaters R. Spitz bekannt. Seine Untersuchungen von Erkrankungen im ersten Lebensjahr kamen durch unbeabsichtigte, gesellschaftlich bedingte Konstellationen zustande. Bei seinen Untersuchungen handelte es sich um Kinder, deren Versorgung durch die leibliche Mutter aufgrund äußerer Umstände (zeitweilige Nichtverfügbarkeit, Straffälligkeit, Gefängnisaufenthalt) teilweise oder ganz unterbrochen worden war. Der sich dadurch zwangsläufig ergebenden Austausch der Bezugspersonen stand nach Spitz in Zusammenhang mit zwei Krankheitsbildern. Das eine bezeichnete er als *Anaklitische Depression* (Spitz R 1946b) und das andere als *Hospitalismus*. (Spitz R 1945, 1946a) Die von ihren Müttern getrennten Babys wurden in Säuglings- oder Findelheimen untergebracht, wobei es keinen Mangel an Nahrungsversorgung oder an hygienischer Betreuung gab. Der Mangel betraf vielmehr die Beziehungsdimension. Spitz beschreibt diesen Faktor nur vage und mit negativen Formulierungen. Es handele sich um einen *"Entzug der affektiven Zufuhr"*, (Spitz R 1985 S 293) die von ihm wiederholt als *"lebenswichtig"* angesehen wird. Das Fehlen dieser Art Fürsorge käme einem *"emotionellem"* oder *"psychischem Verhungern"* gleich. (S 292) Die *Anaklitische Depression* wird durch einen partiellen Ausfall der 'affektiven Zufuhr' definiert, *Hospitalismus* durch einen totalen. Das erste Krankheitsbild weist in mancher Hinsicht eine Ähnlichkeit mit Symptomen der Depression Erwachsener auf. Spitz hat daher auch diese Bezeichnung gewählt. Er stellt fest: *"Die Symptomatik der von ihren Müttern getrennten Kinder zeigt eine auffallende Ähnlichkeit mit den Symptomen, die wir bei der Depression der Erwachsenen kennen."* (Spitz R S 286) Gleichzeitig betont er den Unterschied, wobei er auf Freuds Interpretation der Depression Erwachsener zurückgreift. Diese sei durch ein 'sadistisches Über-Ich' verursacht, das es beim Kleinkind noch nicht gäbe. Seit den Ergebnissen von Spitz ist die Frage, ob es eine kindliche Depression gibt, Gegenstand zahlreicher und teilweise auch polemischer Abhandlungen geworden. Manche Autoren stehen auf dem Standpunkt, depressive Symptomatik setze in jedem Fall ein 'Ich' voraus, das kleine Kinder noch nicht hätten. Der Streit läßt die Lücke in den Theorien erkennen, die durch die Nichtbeachtung der *emotionalen Versorgung* entsteht. Zweifellos unterscheidet sich die Depression eines Kleinkindes in vieler Hinsicht von der eines Erwachsenen, nicht aber grundsätzlich. In allen Stadien des *Lebens* sind Menschen auf die Dimension der *Affirmativen Gestimmtheit* angewiesen. Der Unterschied zum Kleinkind besteht darin, daß Erwachsene Möglichkeiten haben, Beeinträchtigung und Mangel in diesem Bereich entweder gar nicht aufkommen zu lassen, durch vielfältige Strategien zu kompensieren oder Quellen zur Aufrechterhaltung der Affirmativen Gestimmtheit zu finden. Kleinkinder verfügen über solche Möglichkeiten noch nicht und sind deshalb auf emotionale Versorgung durch andere ebenso bedingungslos angewiesen wie auf Versorgung mit Nahrung.

Spitz berichtet, daß die Rückkehr der Mütter in den oben genannten Situationen eine Rückbildung der Symptome zur Folge hatte. Er verweist aber nachdrücklich auf den Zeitfaktor. Dauert der Ausfall der Versorgung länger als drei Monate, zieht dies Schäden nach sich, die sich bereits in der kindlichen Entwicklung bemerkbar machen. Ein längerer Entzug führt nach Spitz zum Krankheitsbild des Hospitalismus, einem weitgehenden Stillstand der Entwicklung in Verbindung mit schwerwiegenden Symptomen, die in gravierenden Fällen zu Marasmus und Tod führen.

Spitz erläutert den Begriff der 'Affektiven Zufuhr' nicht näher. Es finden sich lediglich spärliche Hinweise auf ein fehlendes "affektives Klima" innerhalb der Beziehung und auf eine "Atmosphäre von Geborgenheit". Er führt negative quantitative Faktoren an wie beispielsweise den Umstand, daß eine einzige Schwester für die Betreuung von zehn Kleinkindern zur Verfügung stand. Spitz' Beobachtungen wurden von vielen anderen Autoren bestätigt. Winnicott beschreibt das 'affektive Klima' mit Begriffen einer 'haltenden Umwelt' (holding environment), auch er erwähnt die schwerwiegenden Schäden bei einem Ausfall. Balints paradoxer Begriff einer "primitiven Objektbeziehung" (bei der es noch keine 'Objekte' gibt) und sein Begriff der Sphäre einer "harmonischen Verschränkung" verweisen ebenfalls auf das vorliegende Phänomen. Alle diese Begriffe und Umschreibungen lassen die Schwierigkeit erkennen, Verhältnisse und Inhalt der 'affektiven Zufuhr' auf einen Begriff zu bringen.

Die 'Anaklitische Depression' weist nicht nur auf einen Mangel hin, sie zeigt auch, daß das Kind diesen Mangel wahrgenommen hat. Spitz beschreibt in diesem Zusammenhang einen eigenartigen Verständigungsmodus zwischen Mutter und Kind, den er *coenästhetische Kommunikation* nennt. Er grenzt diesen von einer, *diakritisch* genannten ab, die erst in späteren Entwicklungsstufen auftritt. Kennzeichen dieser Verständigungsart sind zum einen große emotionale Verbundenheit, bei der schwer Grenzen auszumachen sind, und bei der ein Partner unmittelbar und averbal auf den anderen reagiert, und zum anderen eine Art 'übersinnlicher' Wahrnehmung, die verschiedene Sinne übergreift. Spitz bezieht sich hier auf die mitunter als 'telepathisch' bezeichneten Fähigkeiten von Müttern, auf Bedürfnisse und Signale des Babys zu reagieren. Aber auch Kinder 'erkennen' emotionale Befindlichkeiten ihrer Mütter, indem sie auf diese antworten, unter Umständen mit Erkrankungen. Der coenästhetische Wahrnehmungsmodus gehört zu der von mir als *Primä-*

res Verstehen beschriebenen Verstehensart. (Siehe Kap 4.6) Die 'affektive Zufuhr' erläutere ich anhand des Begriffs *Aufgehobenheit*.

6.3 Die Dimension von Aufgehobenheit

Die Befindlichkeit des *Sich-Aufgehoben-Fühlens* ist nichts Unbekanntes. Man fühlt sich in Etwas, etwa einer Wohnung oder einem Haus aufgehoben oder bei Etwas, bei einem anderen Menschen oder in einer Gruppe. Diesbezügliche Gefühle oder Stimmungsnuancen fallen nicht auf, sie gehören zum Bereich der alltäglichen Selbstverständlichkeit. Sich in einer Wohnung oder in einer Beziehung aufgehoben zu fühlen, scheint eine banale Angelegenheit zu sein, die sich von selbst versteht. Das *Wohlbefinden*, das mit dieser Art Gefühl verbunden ist, verkehrt sich allerdings leicht ins Gegenteil, wenn die Wohnungseinrichtung durch einen Wasserrohrbruch oder durch einen Einbruch beschädigt wird. Ähnlich verhält es sich bei einer Beziehungskrise oder einer bevorstehenden Trennung. Das selbstverständliche Gefühl entzieht sich, an seine Stelle treten zahlreiche Formen von *Mißbefindlichkeit*. Es fehlt offenbar etwas, das vorher da war, obwohl man es nicht eigens zur Kenntnis nahm. Man könnte in oben genanntem Fall argumentieren, daß es eben die unbeschädigte Wohnungseinrichtung sei, die fehle und wenn die Wohnung wieder bewohnbar sei, stelle sich das Wohlbefinden wieder ein. Dies trifft sicher zu, nur bleibt dabei unberücksichtigt, daß es weder die Wohnung noch die Einrichtung war, die das *Aufgehoben-Sein* verursacht hat. Zudem wäre es nicht leicht, Qualitäten der Wohnung ausfindig zu machen, auf die das Gefühl zurückzuführen wäre. Man kann zwar sagen, das Haus sei wohnlich eingerichtet, habe genügend Licht, befinde sich in einer guten Gegend. Alle diese Eigenschaften stehen in einem Bezug zum *Aufgehoben-Sein*, bewirken es aber nicht. Vergleichbares läßt sich für *Aufgehoben-Sein* im Verhältnis zu anderen beobachten. Man fühlt sich zwar bei jemandem aufgehoben, aber es ist keineswegs einfach, einen Grund dafür zu finden. Welche Eigenschaften am anderen kämen dafür in Frage? Ist es Liebe, Sympathie, Verläßlichkeit, Treue? *Aufgehobenheit* ist auch hier nicht mit 'objektiven' Qualitäten erfaßbar. Einerseits erweist sich diese Dimension als schwer erfaßbar, bleibt zumeist unbemerkt und unbeachtet, andererseits gehört sie zu den Voraussetzungen für *Leben*, denn alle defizienten Modi im Sinne von *Nicht-Aufgehoben-Sein* bedingen Mißbefindlichkeiten in einer Bandbreite von alltäglicher Verstimmung bis zu extrem pathologischen Zuständen.

Aufgehobenheit ist ein anthropologischer Begriff für einen wesentlichen Aspekt *Affirmativer Gestimmtheit*. Bei deren Beschreibung wurde bereits auf die enge Verbundenheit zwischen *Leben* (als Lebensvollzug) und *Gestimmtheit zum Leben* hingewiesen, die einen Unterschied kaum erkennen läßt. (Kap 6.1) Der defiziente Modus aber zeigt diese Differenz in der Weise des Entzugs an. Im Bereich von Aufgehobenheit ist es das *Sich-Nicht-Aufgehoben-Fühlen*, das sich auf diese Weise bemerkbar macht und einer Beeinträchtigung von *Affirmativer Gestimmtheit* gleichkommt. Der Entzug kann, wie oben beschrieben, in alltäglichen Phänomenen auftreten, aber auch in Form eines strukturellen Mangels. Es gibt Menschen, denen die Voraussetzung fehlt, Gefühle von Aufgehobenheit zu erleben, womit ihnen von vornherein dieser Bereich von Gestimmtheit mehr oder weniger verschlossen bleibt. In diesem Fall nützt die schönste Wohnung, selbst ein Palast nichts, die Menschen fühlen sich auch dort nicht aufgehoben. Ebenso verhält es sich in Beziehungen. Kann ein Mensch mögliche Aufgehobenheit bei einem anderen nicht wahrnehmen, weil ihm die Gefühle für diese Wahrnehmung fehlen, so wird auch ein potentiell optimaler Partner ihm keine Aufgehobenheit bieten können. Die 'subjektive' Voraussetzung, mit der die 'objektiven' Möglichkeiten wahrgenommen werden können, ist die Gestimmtheit zu Aufgehoben-Sein. Falls diese fehlt, fehlen auch Gefühle von Aufgehobenheit.

Das Etwas, das diese Gestimmtheit garantiert, entzieht sich nicht nur dem feststellbaren Zugriff, sondern auch weitgehend der phänomenologischen Beschreibung. Dies wird auch aus den Versuchen ersichtlich, dieses Etwas in sphärische Begriffe zu fassen wie Atmosphäre, Klima, Medium. Spitz spricht vom 'affektiven Klima' oder von der 'Atmosphäre von Geborgenheit'. In diesem 'Element' fühle man sich aufgehoben, wie im Klima einer 'tragfähigen' Beziehung oder im 'Schoß' der Familie. Worum es sich dabei handelt, ist keineswegs geklärt. Weder das 'Klima', noch die 'Atmosphäre' einer Beziehung ist objektivierbar. Es sind immer nur Bedingungen für das Zustandekommen auszumachen, nicht aber eine Ursache, die das in Frage Stehende erklärt.

Die Schwierigkeiten der begrifflichen Erfassung der Dimension von Aufgehobenheit stehen in einem seltsamen Kontrast zu deren Bedeutung für menschliches Leben. In der psychiatrischen Tradition gab es immer wieder Versuche, einen gemeinsamen Grund für die beiden Hauptformen der Geisteskrankheiten – Schizophrenie und Endogene Depression – im Konzept einer *Einheitspsychose* zu finden. Gegenwärtig wird die gemeinsame Ursache fast ausschließlich im organischen Bereich vermutet und auch nur dort danach geforscht. Aus anthropologischer Sicht spricht vieles dafür, daß der Grund in einem strukturellen Mangel liegt, der die Dimension von Aufgehobenheit betrifft. Folgender Kommentar zu einer Arbeit von Blankenburg ist geeignet, sowohl den Aspekt der begrifflichen Erfassung des defizienten Modus von Aufgehobenheit, als auch die Bedeutung des vorliegenden Phänomens zu demonstrieren.

In seiner Arbeit "Der Verlust der natürlichen Selbstverständlichkeit" hat sich Blankenburg mit der 'Denkstörung' einer schizophrenen Patientin beschäftigt (Blankenburg W 1971). Da die Fähigkeit zur Wahrnehmung, Beobachtung und Beschreibung der eigenen Krankheit sehr selten ist, hat die äußerst aufschlußreiche 'Selbstaussage' dieser Patientin den Autor veranlaßt, sich ausführlich mit dem Fall zu beschäftigen. Blankenburg gehört zu jenem Kreis von Psychiatern, die neben der naturwissenschaftlichen Erklärung die phänomenologische Methode zum Verständnis der Geisteskrankheiten herangezogen haben. Der Titel ist die wörtliche Wiedergabe der von der Patientin vorgebrachten Formulierung, eine Art Kurzfassung der Beschreibung und Begründung ihrer Erkrankung, wobei sich der Verlust auf einen profunden Mangel bezieht, den die Patientin in bedrängender und lebensbedrohlicher Weise erlebt. Zu ihren wiederholten Versuchen, dieses Defizit eindeutig in Worte zu fassen, legt Blankenburg eine bemerkenswerte Interpretation vor. "Die Sprache als Umgangssprache hat nicht die Möglichkeit, dasjenige, worauf sie selbst basiert – das vorprädikative, namenlose Verstehen und Verständigtsein – ins Wort zu bannen". Die Patientin bezeichnet das, was ihr fehlt "als so etwas Kleines ..., ohne das man nicht leben kann." "Es ist kein Wissen, man kann es nicht einfach sehen und verstehen ... es sind die einfachsten Sachen", "die man braucht, um leben", um es "menschlich schaffen" zu können (S 60). Das Wichtigste wird von ihr immer wieder als unbedeutend, unscheinbar, banal, als etwas im Grunde zu verachtendes beschrieben. "Das ist doch eigentlich selbstverständlich. Das hat man von Natur aus." Sie meint damit nicht eine naturhafte Ausstattung, sondern die Notwendigkeit, es zu haben. Alle anderen hätten es, nur nicht sie. Sie liest dies an den Beobachtungen anderer ab, die diese Voraussetzung hätten, aber offensichtlich nicht darüber Bescheid wüßten, daß sie das Unersetzliche besitzen. Sie wüßten nicht, daß sie über diese Grundlage verfügen, und das mache gerade die Unbefangenheit oder Unmittelbarkeit ihres Verhaltens aus. Sobald man darüber nachdenken müsse, wie sie, dann sei die Selbstverständlichkeit durchbrochen und die Schwierigkeiten begännen. Sie sei dann dazu verurteilt, *darüber nachzudenken wie man lebt,* was eine unerträgliche und unaufhörliche Qual zur Folge habe. Der Zwang zum Nachdenken über das Defizit ist anstrengend wie zeitraubend und gleichermaßen vergeblich, denn das Denken kommt zu keinem Ergebnis und damit zu keinem Ende, das 'Selbstverständliche' sei auf diese Weise nicht zu ersetzen. "Was fehlt mir eigentlich? So etwas Kleines, so komisch, etwas Wichtiges, ohne das man nicht leben kann" "Das ist wohl die natürliche Selbstverständlichkeit, die mir fehlt." "Einfach um das Leben geht es, um ein richtiges Leben-Führen, daß man nicht so außerhalb, so außerhalb der Gesellschaft, so ausgestoßen ist und so." "Dadurch kommt dann Selbstmord und so ..." "Das, was ich brauche, braucht jeder andere Mensch auch, ohne das kann man nicht leben." (S 42)

Blankenburg versucht, das Grundlegende zu erfassen, auf das die Patientin immer wieder hinweist, ohne ihm einen Namen geben zu können. "Es ist die Maske des Banalen, Verächtlichen, hinter der sich die Selbstverständlichkeit des Selbstverständlichen der Beachtung der Gesunden entzieht ...". "Wenn Bedeutung, Tragweite und Wesenseigenart der natürlichen Selbstverständlichkeit unseres Alltagslebens sich der gewöhnlichen Aufmerksamkeit entziehen, eben weil ihr normales Fungieren uns zu selbstverständlich erscheint, fragt es sich, woher wir die Methode nehmen, mit deren Hilfe wir sie zu fassen bekommen. Nur wenn sich eine solche – spezifische – Methode finden läßt, können wir hoffen, statt bei einem bloßen Störungstheorem nach dem Muster 'Störung von ...' stehen zu bleiben, zu differenzierteren (positiven) Wesensbestimmungen zu gelangen." Blankenburg kommt dem phänomenalen Sachverhalt sehr nahe, wenn er feststellt, daß die schizophrenen Patienten auf das "Rätsel der Ermöglichung" des Schon-Immer-Wissens und Könnens (der Selbstverständlichkeit) deshalb gestoßen werden, weil ihnen dieses 'Immer-Schon-Können' so radikal entgleitet. Ihr Fragen entspringt einer 'Frage-Not', die "aus dem Bruch im faktischem Verhältnis zu den alltäglichen Dingen, deren Bewältigung fragwürdig und schließlich sogar unmöglich wird." (S 69)

Ein wichtiger Aspekt der 'Denkstörung' ist in diesem Fall das Defizit an lebenspraktischem Wissen (Kap 4.3). Das Defizit ist aber nicht verstehbar ohne den grundlegenden Mangel an Aufgehoben-Sein, das dem Manko an Affirmativer Gestimmtheit zuzuschreiben ist. Falls dieses extreme Ausmaß annimmt, sind die Menschen von einem 'normalen' Lebensvollzug ausgeschlossen. Von ihrem Standpunkt aus, sind sie 'Ausgestoßene' aus einer Gesellschaft 'Normaler', da eine Verbindung oder Gleichartigkeit in einem fundamentalen Bereich ausfällt: 'Normale' wissen oder können *leben*, sie aber nicht. Gerade der extreme Ausfall aber bringt die Voraussetzungen auch des 'normalen' *Lebens* zum Vorschein. Ein in der gleichen Arbeit erwähnter Schizophrener benennt das 'Fehlende' mit anderen Worten:

> Ich weiß nicht, ob Sie glücklich sind. Nehmen wir's einmal an. Wem verdanken Sie dieses – na sagen wir einmal – Unbeschwertsein? Ihrer Kindheit, ihrer Jugend, ihren Freunden und Bekannten? Ihrer Familie? Vielleicht! Sie verdanken ihr Geborgenheit, ihr Unbeschwertsein, ihr Glücklichsein einem 'e t w a s' dessen Sie sich kaum bewußt sind. Dieses 'etwas' ermöglicht erst das Unbeschwertsein usf., es bildet die erste Grundlage. (Blankenburg W 1971 S 60)

Weitere Hinweise auf die Dimension von Aufgehobenheit bietet die frühe Mutter-Kind Beziehung. Zu Beginn des Lebens kommt dem Tragen und Halten in der Betreuung des Kleinkindes eine entscheidende Rolle zu, da – anthropologisch gesehen – das Sein des Kindes diesen Halt erfordert. Ich nenne dieses Stadium die *Phase des Fraglosen-Getragen-Seins*, da wir annehmen müssen, daß das Kind in dieser Phase nicht weiß, daß etwas anderes es trägt und hält. Fraglos ist es aber auch, weil mit diesem Getragen-Sein keine Probleme oder Einschränkungen verbunden sind. Die spätere Last der eigenen Seinsübernahme gibt es hier noch nicht. Der Seinszustand einer fraglosen, problemlosen und im 'Normalfall' befriedigenden Verbundenheit wird vom Kind sicher erlebt, wobei es verständlicherweise schwierig ist, über diese Erlebensweisen stichhaltige Aussagen zu machen. Anhaltspunkte dafür geben Erlebensweisen, Stimmungen und Gefühle von Erwachsenen, die den Bereich von Aufgehobenheit betreffen. In den Analysen Erwachsener meint die psychoanalytische Rekonstruktion Wiederauflagen früher Erlebensweisen zu erkennen. Flugträume z.B. gehören zu den wenigen stereotypen Traumbildern, die bei den verschiedensten Menschen in gleicher Weise auftreten und das mühelose Fliegen oder Schweben (in einem tragfähigen Medium) zum Inhalt haben. Nicht selten kommt dabei ein euphorisches Glücksgefühl auf wie dies auch beim realen Fliegen der Fall sein kann. Vergleichbare Gefühle dieser Art gibt es auch im mystischen Einheitserleben, im 'ozeanischen' Gefühl von Verbundenheit mit dem All, im orgiastischen Rausch und beim Höhepunkt der sexuellen Vereinigung. Diese euphorischen (eu ferein bedeutet 'gut tragen') Befindlichkeiten kennzeichnen positive Aspekte der Dimension von Aufgehobenheit.

Die Frage, was das Aufgehoben-Sein in der frühen Beziehung, in Flugträumen und ekstatischen Erlebensweisen bewirkt, findet auch hier keine befriedigende Antwort. In der Mutter-Kind Beziehung trägt und hält die Mutter das Kind, sie verursacht aber nicht die Sphäre des Getragen-Seins, die es als Möglichkeit schon gegeben hat, bevor sie das Kind empfing. Sie ist überdies selbst mit in diese Sphäre eingeschlossen, hat Anteil daran und erlebt ebenso Stimmungen und Gefühle von Aufgehobenheit, wenn auch auf einer anderen Ebene als das Kind. Indem sie den naturgegebenen Bedürfnissen des Kindes entspricht, stellt sie die Bedingungen für diese Sphäre bereit. Das bedeutet aber nicht, daß sie über die Dimension verfügt oder sie bewirken kann, jene stellt sich unter geeigneten Bedingungen *von selbst* ein. Bei durch Drogen herbeigeführten Zuständen, die vergleichbare Gefühle zur Folge haben, sind es auch nicht die Drogen, die die Gestimmtheit bewirken. Sie verändern auf wissenschaftlich erforschbare Weise Gehirnprozesse und Nervensystem, sie sind aber nicht 'Ursache', sondern nur Bedingung für das Eintreten euphorischer Gefühle. Analog gilt dies für alle angeführten Beispiele.

Im Folgenden gehe ich kurz auf die Problematik der Narzißmustheorien ein. Die Dimension von Aufgehobenheit wird dort zwar nicht eigens reflektiert, aber Erfahrungen in der Behandlung 'narzißtischer Störungen' führten zu begrifflichen, zumindest mittelbar das Thema betreffenden Umformulierungen.

6.4 Primärer Narzißmus

Der schillernde Begriff Narzißmus hat im wesentlichen drei Bedeutungen:
- Beziehungslosigkeit oder Selbstbezogenheit.
- Illusorische oder wahnhafte Vorstellungen eigener Macht (Allmacht), eigener Größe und Bedeutung (Größenwahn).
- Daraus folgende narzißtische (selbstbezogene) Ansprüche nach Bestätigung, Bewunderung, Versorgung und Liebe, die ohne Berücksichtigung anderer oder Rücksicht auf sie eingefordert oder erzwungen werden.

In der Freudschen Triebtheorie und der ihr nachfolgenden Ich-Psychologie wird eine normale Entwicklungsphase mit dem Begriff eines *Primären oder Infantilen Narzißmus* erfaßt; anhand dieses Modells einer spezifischen Kindheitskonstellation wird dann das Zustandekommen von Narzißmus erklärt. Durch kognitive Unreife bedingt, sei das Kind nicht in der Lage, Objekte zu erkennen und sie von sich als getrennt zu erleben. Es könne gleichermaßen auch nicht wahrnehmen, daß ein anderer es versorgt (seine Triebe befriedigt) und infolgedessen lebe das Kind in der Illusion, es befriedige sich selbst. Es befände sich in dem 'Wahn', Mittelpunkt einer Welt zu sein, in der es nur das eigene Sein gibt und nichts anderes. Ein Zustand halluzinierter Vollkommenheit, Allmacht und Autarkie.

Analog zur prähistorischen Entwicklung (Phylogenese) bietet auch die Individualentwicklung (Ontogenese) ein dankbares Feld für Spekulation, da in beiden Fällen keine unmittelbaren Zeugnisse vorliegen. Die wechselnden Interpretationen von Ursprung und Entwicklung spiegeln daher auch gesellschaftlich-historische Vorstellungen vom Menschen wider, durch die die Lücken der empirischen Forschung ausgefüllt werden. Im Fall der Narzißmustheorien sind dafür drei Auslegungen maßgebend.

- Die neuzeitliche Vorstellung eines weltlosen Subjekts, das erst durch kognitive Prozesse die Beziehung zu Weltobjekten herstellt. Das 'Subjekt' und auch das 'Objekt' werden durch 'nachträgliche' Kognition konstituiert, auch der Unterschied zwischen 'Selbst' und der 'Welt der Objekte'.
- Die christlich-humanistische Bewertung der Verderblichkeit von Selbstliebe, der die Nächstenliebe als oberster Wert entgegensteht.
- Die Vorstellung von maßlosen (asozialen) Trieben als Urzustand des Menschen, die durch Kontrolle der Gesellschaft (Staat) und beim Individuum durch Kontrolle des Ich beherrscht werden müssen.

In Freuds psychoenergetischem Modell wird Selbstbezogenheit als Energiefluß und Energieverteilung abgebildet. Danach gibt es ursprünglich im Es, später im Ich einen 'narzißtischen' Libidovorrat, von dem aus in Form von 'Besetzungen' die Beziehung zum Objekt hergestellt wird. Die 'narzißtische' Libido verwandelt sich dabei in Objektlibido. Der Urzustand wird allein von narzißtischer Libido bestimmt: ein Zustand absoluter Beziehungslosigkeit und Selbstbefriedigung, der Primärer Narzißmus genannt wird. Im Lauf der Entwicklung wird der Zustand durch Besetzung der Objekte zwar aufgehoben, aber nicht vollständig und nur vorübergehend. Die Objektlibido fließt in bestimmten Zuständen wieder zurück ins Ich wie z.B. im Schlaf oder in regressiven Zuständen, womit der Status des Sekundären Narzißmus eintritt. In der Freud nachfolgenden Ichpsychologie wird Beziehungslosigkeit im Rahmen des Entwicklungs- und Organisationsprozeß des Ich definiert. Der Urzustand wird als 'undifferenzierte Matrix' bezeichnet, womit die absolute, durch kognitive Unreife bedingte Objektlosigkeit gemeint ist. Aus diesem Zustand entwickeln sich allmählich (durch Frustration von Triebbedürfnissen) Vorstellungen vom Objekt und vom Subjekt (die kognitive Konstitution), womit Beziehungen in verschiedenen, der jeweiligen Reifestufe entsprechenden Formen hergestellt werden. Der bei Freud auf Selbst- und Anderenliebe bezogene Libidobegriff wird durch den Aggressionstrieb erweitert und als Besetzung der Selbst- und Objektrepräsentanzen mit narzißtischer, aggressiver oder libidinöser Energie theoretisch abstrakt reflektiert.

Gesellschaftlich-normative Vorstellungen schlagen sich in metapsychologischen Begriffen nieder, etwa das Kind benütze die Mutter, unfähig zu einer 'wahren Objektliebe' als 'bedürfnisbefriedigendes Objekt' (Anna Freud) oder als 'narzißtisch besetztes Objekt', demnach ohne Berücksichtigung ihrer Person. Die frühe Phase wird als 'symbiotisch-parasitär' (M. Mahler) bezeichnet oder 'halluzinatorisch-omnipotent'. Der Widerspruch zwischen Selbstbezogenheit und empirisch beobachtbarer Abhängigkeit wird durch theoretische Argumente entschärft. Das Kind wäre zwar in der deskriptiv-empirischen Betrachtung von der (oralen) Versorgung durch die Mutter abhängig (und müßte damit eine Beziehung zur Mutter haben), auf der metapsychologischen Ebene sei dies aber nicht der Fall. Von hier aus gesehen befände es sich im Zustand des Infantilen Narzißmus, es habe die Mutter 'narzißtisch besetzt', erlebe sich als nicht von der Mutter getrennt, glaubt illusorisch oder halluzinatorisch, es befriedige sich selbst.

Narzißmus wird darüber hinaus zusätzlich mit Triebbegriffen gekennzeichnet, wobei konstitutioneller Oralsadismus und Destruktionstrieb (Todestrieb) im Vordergrund stehen. Der Mensch als 'fressender Wolf' (Kernberg) und der durch den Todestrieb bedingte Wunsch, sich die Brust der Mutter einzuverleiben (M. Klein) sind dafür Beispiele. Die folgende Zusammenstellung von Merkmalen des 'Pathologischen Narzißmus', die sich wörtlich bei Kernberg finden, dokumentiert die impliziten Werturteile und die Vorstellung der Beherrschung und Kontrolle asozialer Triebe durch das 'reife' Ich.

> Ungewöhnliches Maß an Selbstbezogenheit; maßloses Bedürfnis nach Bestätigung, Liebe, Bewunderung; aufgeblähtes Selbstkonzept, seichtes Gefühlsleben; Mangel an Empathie und Interesse; Unfähigkeit die Gefühle anderer zu verstehen; extrem egozentrische Einstellung; starker Neid, Mißtrauen; Unfähigkeit zu echter Abhängigkeit und Vertrauen; Neigung zu idealisieren bzw. verachtend zu entwerten; ausbeuterisch-parasitäre, opportunistische und rücksichtslose mitmenschliche Beziehungen; Verfügen über, Beherrschen und Ausnutzen an-

derer ohne Schuldgefühle; hinter dem Glanz charmanter, gewinnender Fassade kalt und unerbittlich; arrogante, grandiose und herrschsüchtige Attitüde; Fehlen echter differenzierter Gefühle von Trauer, Sehnsucht, Besorgnis; statt dessen Wut, Empörung, Haß, Rachgelüste, Größenwahn neben Minderwertigkeitsgefühlen hinter der Fassade glatter erfolgreicher sozialer Anpassung; usf. (Wahl H 1985 S 93)

Sämtliche Merkmale sind bei Erwachsenen (in unserer gegenwärtigen Gesellschaft) derart häufig anzutreffen, daß sie beinahe schon als 'normal' gelten könnten. Kernberg sieht sie als Symptome des 'Pathologischen Narzißmus'. Es ist aber unverkennbar, daß viele der genannten Merkmale auch der Kennzeichnung des *normalen*, infantilen Narzißmus dienen. Diese theoretische Rückprojektion wurde von mir als *Pathogenetischer Fehlschluß* bezeichnet. (Knapp G 1988)

Das triebtheoretische Konzept von Narzißmus und die ihm verpflichtete Ich-psychologische Version sind nicht unwidersprochen geblieben. Michael Balints und Heinz Kohuts Konzepte haben ihren Schwerpunkt in ganz anderen Vorstellungen und Begriffen als in der herkömmlichen Triebpsychologie. 'Narzißmus' wird hier in Verbindung gebracht zu etwas unbedingt Benötigtem, zur Aufrechterhaltung von *Leben* Unersetzlichem, vergleichbar dem Sauerstoff in der Luft. 'Narzißtische' Bedürfnisse dieser Art sind im Triebkonzept nicht unterzubringen, weder Sexualität noch Aggression kommen dafür in Frage.

Balint liefert eine lebensnahe Interpretation dieser Art Bedürfnis. Bei ihm ist es die Beziehung, die das Kind in frühen Phasen unbedingt benötigt. *Primäre Liebe*, wie er diese Beziehungsform nennt, zeichnet sich – ihm zufolge – zwar auch dadurch aus, daß das Kind die Befriedigung seiner Bedürfnisse ohne Gegenleistung erwartet, es fehlt aber die bewertende (moralische) Beurteilung, die sich in der Bezeichnung 'narzißtisch' niederschlägt. Balint meint, wie andere Autoren auch, das Kleinkind sei auf die Beziehung naturgegeben und somit legitim *angewiesen*, da es in diesem Stadium keine Möglichkeit zu einer Erkenntnis oder gar Anerkennung des Anderen habe. Diese Sichtweise unterscheidet sich wesentlich von derjenigen Freuds und der Ich-Psychologie, da Oralsadismus und Destruktionstriebe hier keinen konstitutionellen und damit erklärenden Stellenwert haben. Eine Ausführung über 'tragende' Qualitäten der 'Primären Liebe' findet sich bei Balint nicht. Indirekt können sie jedoch seiner Beschreibung zweier typischer Erlebens- und Verhaltensweisen entnommen werden, die er *oknophil* (zur Anklammerung neigend) und *philobatisch* (objektvermeidend – distanzsuchend) nennt. Die Oknophilen neigen dazu, sich an anderen Menschen oder Objekten festzuhalten, um damit eine Art profunder Sicherheit zu erreichen. Fehlt ihnen dieser Halt, so fühlen sie sich unsicher, unglücklich oder gar verzweifelt, so als könnten sie ohne diese Stütze nicht leben. Der philobatische Typ dagegen vermeidet von vornherein Beziehungen zu anderen, und man vermißt bei ihm auch das Bestreben, an irgendwelchen anderen Dingen Halt zu finden. Er verschafft sich Sicherheit und Halt durch eigene Fähigkeiten und vertraut seiner Geschicklichkeit (skills), mit Dingen umzugehen. Dabei spielt die eigene Kontrolle und die Nicht-Angewiesenheit auf andere und anderes eine wichtige Rolle. In der Beschreibung beider Typen geht es um *Halt gebende Momente* im Verhältnis zur Welt und zu den anderen. Im ersten Fall sind Menschen übermäßig auf Halt bietende Momente angewiesen und suchen deshalb Halt bei anderen. Sie haben Angst, ohne diesen Halt nicht leben zu können. Im zweiten Fall wird der Halt bei anderen gerade vermieden, Halt und Sicherheit in die eigene Tatkraft und in die Kompetenz technischer Fähigkeiten verlegt. Hier bezieht sich die Angst auf die Gefahr, die 'Objekte' oder die anderen könnten einen nicht tragen oder gar fallen lassen. Halt bietende Momente sieht Balint auch bei Normen, Werten, Theorien und Weltanschauungen, an die man sich halten kann oder gar muß, da auch sie das Gefühl von Sicherheit (Aufgehobenheit) vermitteln.

> Wir wissen, daß es Leute gibt, die sich nur in engem Kontakt mit einem oder mehreren Objekten – z.B. mit wohlvertrauten Menschen, Ideen und Überzeugungen – heil und sicher fühlen. Sie können es nicht ertragen, wenn sie die Berührung mit ihrer vertrauten Welt von Dingen, Gedanken, Überzeugungen, Konventionen verloren haben; und wenn sie plötzlich auf eine neue Idee, eine neue Erfahrung, eine ungewisse physische oder affektive Situation treffen, sind sie verwirrt, und sehnen sich danach, zur Sicherheit ihrer gewohnten Denk-, Fühl- und Seinsweisen zurückzukehren. ... Der Philobat ist im Gegensatz dazu anscheinend unabhängig, voll Selbstvertrauen und sich selbst genug. Er hat das Gefühl, daß er äußere und innere Objekte nach Wahl finden oder umgehen kann. Er ist deshalb nie im Zweifel, ob er neue Objekte, neue Ideen finden kann, und genießt es sogar, die alten fallenzulassen und die neuen aufzunehmen. (Balint M 1960 S 34)

Wie Balint versucht Kohut, einen Trennungsstrich zum herkömmlichen Narzißmuskonzept zu ziehen. Seine Umformulierungen lassen deutlich erkennen, daß seine neugeschaffene *Selbst-Psychologie* auf anderen Voraussetzungen beruht als die der Trieb-Psychologie. Das Verständnis seiner Begriffe wird durch den Umstand erschwert, daß er weiterhin Narzißmusbegriffe verwendet, die der Freudschen oder Ich-Psychologischen Sicht entstammen. Aus diesem Grund unterbleibt eine von der Sache her nötige Konfrontation oder gar Infragestellung psychoanalytischer Grundbegriffe. Kohuts Kritik an der herkömmlichen Sichtweise mündet in einen Kompromiß, der aus zwei Theorien besteht. Die 'Psychologie des Schuldigen Menschen' - die der Triebtheorie Freuds verpflichtet bleibt - und die des 'Tragischen Menschen' - seine eigene Selbst-Psychologie. (Kohut H 1971, 1977, 1979)

Die 'narzißtischen' Bedürfnisse erhalten bei Kohut eine Bedeutung, die sie zunehmend von der Beziehungslosigkeit als Kernstück von 'Narzißmus' entfernen. Sie betreffen jene nach *Beachtung, Billigung, Bestätigung, Lob und Bewunderung*. Kohut faßt sie unter dem Oberbegriff der 'Spiegelung' zusammen, wobei ungeklärt bleibt, ob damit ein Hinweis auf Freud (Freud vergleicht die analytische Einstellung zum Patienten mit einem 'wohlgeschliffenen Spiegel') oder 'narzißtische' Selbstbespiegelung angedeutet werden soll. Er bezeichnet sie auch häufig als Bedürfnisse nach *empathischem Widerhall*; eine Formulierung, die allein schon der Bedeutung von Beziehungslosigkeit (von Narzißmus) widerspricht, denn wohl etwas anderes als ein Spiegel muß dieses *empathische* Echo leisten. Beide Spiegelmetaphern lassen eine so geartete emotionale Fähigkeit vermissen und daher ist es widersprüchlich, wenn Kohut die Spiegelmetapher zur Beschreibung von *Beziehungsformen* heranzieht (z.B. die Spiegelübertragung). Kohut meint - offenbar im Einklang mit der herkömmlichen Sichtweise - daß Befriedigung dieser Bedürfnisse eine Berücksichtigung des Eigenlebens des *spiegelnden* Anderen ausschließt und somit keine Gegenseitigkeit in der Beziehung besteht. Deshalb nennt er sie weiterhin *narzißtisch*.

Balint geht davon aus, daß aus mehreren Gründen die theoretische Annahme eines primär beziehungslosen Zustandes unhaltbar sei. Dagegen spräche allein die Angewiesenheit des Kindes auf Versorgung. Die eigenartige Beziehungsform früher Phasen beschreibt er vom Erleben des Kindes her gesehen als *Getragen-Sein* in einem Medium. Er verwendet zur Beschreibung eine Bildersprache, von der er meint, nur sie werde dem Erleben des Kindes annähernd gerecht. (Kap 4.6 Primäres Verstehen). Erde, Luft und Wasser zieht er als Metaphern für tragende Medien heran. Die unbedingte Angewiesenheit auf die Beziehungsatmosphäre wird in Analogie zur lebensnotwendigen und unmittelbar benötigten Sauerstoffzufuhr gesetzt (eine Analogie, die Kohut ebenfalls, jedoch für die Bedürfnisse nach 'Spiegelung' benützt). Ein Entzug der Sphäre (oder der 'Spiegelung') hat Folgen, die dem eines Mangels oder Ausfalls von Sauerstoff vergleichbar sind. Erde gilt ihm als Symbol für den tragenden

Boden, ebenso wie Luft und Wasser als 'tragfähige' Medien gelten. Das tragende Medium werde nicht bemerkt und erst der Entzug führe zu unerträglichen Zuständen. Im Anschluß an Ferenczy bezieht Balint diese Beschreibungen in erster Linie auf den pränatalen Zustand, dem er damit aber auch bereits eine Beziehungssphäre zuschreibt. Die postnatale Phase wird analog beschrieben, nur gilt als tragendes Medium jetzt die Beziehung. Der Objekt-Modus der Mutter wird als 'Präobjekt' bezeichnet, eine Bezeichnung, die der des Selbst-Objekts bei Kohut sehr nahe kommt, wenn auch hier das Halten und Tragen gegenüber dem 'Spiegeln' im Vordergrund steht. Beide stimmen darin überein, daß die Halt und Sicherheit gebenden Interaktionen ohne Gegenleistung oder Wahrnehmung *legitimerweise* erwartet werden. Wie immer die Art einer Beziehung theoretisch bestimmt wird, ob als 'Primäre Liebe' oder als 'Selbst-Objekt-Beziehung', der ausweisbare Sachverhalt, daß es sich um eine *Beziehung* handelt, steht in Widerspruch zur Kernbedeutung von Narzißmus als Beziehungslosigkeit. Balint hält daher diesen Begriff nicht nur für irreführend, sondern auch für überflüssig und plädiert für seine Abschaffung.

> Da sich die Theorie des Primären Narzißmus als widersprüchlich und unfruchtbar erwiesen und mehr Probleme geschaffen als gelöst hat, und da mehr als fünfzigjähriges Nachdenken und kritisches Beobachten die inneren Widersprüche der Theorie nicht aufgelöst haben, kann ich nicht einsehen, warum man weiter an ihr festhalten soll. (Balint M 1970 S 80)

Balint fügt seinem berechtigten Anliegen die Bemerkung hinzu, daß seine Theorie der Primären Liebe Sadismus, Haß und Destruktion nicht ausschließe. Sie müßten aber als "Sekundär-Phänomene, als Folgen unvermeidlicher Frustrationen angesehen werden." Damit befindet er sich ebenfalls im Einklang mit Kohut. Im Gegensatz zu Kohut begreift er die 'Primäre Liebe' aber keineswegs als einseitig, ein Standpunkt, der in der Psychoanalyse völlig ungewöhnlich ist. Die Mutter als reales 'Objekt' spielt im monologisch konzipierten Trieb-Konzept kaum eine Rolle, da immer die innere konstitutionell bedingte (Trieb-)Versagung im Vordergrund steht. Beziehung und soziales Umfeld erhalten sekundäre Bedeutung dadurch, daß angenommen wird, die unumgänglichen Versagungen der Triebbefriedigung hätten in jedem Fall phasenspezifische Phantasien und damit sadistische Aggression zur Folge. Dieser Topos bleibt bei Kohut erhalten, bei dem die reale Beziehung ebenfalls keine Rolle spielt, sondern nur in Gestalt der 'Selbst-Objekt-Beziehung' (als innerseelisches Geschehen beim Kind) erscheint. Von daher sind auch seine Begriffe des 'Größen-Selbst' und der 'idealisierten Eltern-Imago' zu verstehen, die er als *normale* (phasenspezifische) Entwicklungsphantasien begreift, allerdings nicht mehr im Bereich der Triebentwicklung, sondern auf dem von ihm postulierten Entwicklungsweg vom *Narzißmus zur Objektliebe*. Dieser Weg soll von einem beziehungslosen und selbstbefriedigenden Naturzustand zu einem beziehungsfähigen Reife-Status führen, bei dem die 'narzißtischen' Wünsche und Bedürfnisse in gesellschaftsfähige Formen transponiert (sublimiert) werden. Balint dagegen verweist nicht nur auf eine von vornherein bestehende Beziehung, sondern auch auf deren *ursprüngliche Gegenseitigkeit*. In dieser Betrachtung ist die reale Mutter nicht ausgeklammert, sondern an der Interaktion genauso beteiligt wie das Kind. Auch sie befriedigt dabei Bedürfnisse elementarer Art, wie z.B. die Bestätigung ihrer produktiven Fähigkeit, ein Kind zur Welt zu bringen und aufzuziehen. Das Sein des Kindes bietet in mehrfacher Hinsicht neben Mühe und Belastung auch einen Quell möglicher Lust und Freude. Es ist erstaunlich, daß angesichts des heute in der äußeren Beobachtung in vieler Hinsicht erforschten Dialogs zwischen Mutter und Kind an dem fragwürdigen Begriff des (Primären) Narzißmus weiterhin festgehalten wird.

Der Überblick erweist nicht nur die Fragwürdigkeit des Begriffs 'Narzißmus', sondern auch, daß in den Konzepten von Balint und Kohut die Kernbedeutung von Beziehungslosigkeit in den Hintergrund tritt und ganz andere Phänomene an Relevanz gewinnen, die mit dieser Bedeutung wenig oder nichts gemein haben. Bei Balint handelt es sich um Phänomene des *Getragen-Seins in einem Halt bietenden Medium*, die in abgeleiteter Form auch in Sicherheit vermittelnden Weltverhältnissen, Beziehungen und Ideen nachweisbar sind. Bei Kohut sind es Phänomene von *Anerkennung*, die ebenfalls einen Bezug zu *Halt und Sicherheit* haben. In beiden Fällen spielen die frühkindliche Beziehung und die dort gemachten Erfahrungen eine entscheidende Rolle. Beide Bereiche müßten von 'Narzißmus' eindeutig getrennt und mit einem anderen Namen versehen werden. Der Mythos, dem der Begriff seine Entstehung verdankt, verweist auf eine Verfehlung. Narzissos verliebt sich – mit verhängnisvollen Folgen – in sein Spiegelbild. Nicht einer Vernachlässigung (christlicher) Nächstenliebe ist dieses Verhängnis zuzuschreiben, die es in der Antike nicht gab, auch nicht einer konstitutionellen 'narzißtischen' oder Trieb-Anlage, sondern der im Mythos thematisierten Selbstbezogenheit, die Beziehung zu anderen und Beachtung anderer ausschließt.

Folgende Ausführungen lassen erkennen, daß die von Balint und Kohut behandelten Phänomene einen größeren Zusammenhang angehören, den ich mit dem Begriff Aufgehobenheit beschreibe.

7. Verschiedene Bereiche von Aufgehobenheit

7.1 Getragen-Sein. Versorgtheit. Vertrauen. Anerkennung

Aufgehobenheit als Begriff umfaßt vier Bereiche, die alle zum Aufgehoben-Sein gehören. Im konkreten Leben sind sie kaum zu unterscheiden: man fühlt sich aufgehoben, wenn man aufgenommen und versorgt wird, wenn man anderen oder dem aufnehmenden Element vertraut und wenn man anerkannt ist. Mannigfaltige Gefühle und Gestimmtheiten dieser vier Bereiche beziehen sich auf Aufgehoben-Sein. In meiner Arbeit 'Narzißmus und Primärbeziehung' (Knapp G 1988) findet sich dazu eine ausführliche Beschreibung. Hier müssen einige Hinweise genügen.

Getragen-Sein. Aufgenommen-Sein

Der Mensch wird am Anfang seines Lebens Säugling genannt, da seine einzige Aktivität in Nahrungsaufnahme zu bestehen scheint. Er könnte mit gleichem Recht aber auch als *Tragling* bezeichnet werden: Getragen-Werden ist ebenfalls ein charakteristisches Merkmal dieser Phase. In der Sicht von Aufgehobenheit kommt ontologisch gesehen dem Tragen und Halten sogar Priorität zu, da der Seinsstatus in diesem Stadium bedingungslose Angewiesenheit auf einen anderen beinhaltet und folglich eine Notwendigkeit besteht, daß das Kind *in seinem Sein* getragen und gehalten wird. Seitens der Mutter hat das sichere Halten und Tragen mannigfache Voraussetzungen. Die Einstellung der Mutter hängt von der Verfassung ihres Selbst ab, und somit von Erfahrungen, die sie selber in diesem Bereich gemacht hat. Sie ist ihrerseits auf ein soziales Umfeld angewiesen, das ihr Halt und Sicherheit bietet. (Kap 12.3.2 Schwangerschaftsdepression)

Da Nahrungsaufnahme und damit verbundene Lustgefühle beim kleinen Kind eine große Rolle spielen, hat die orale Inkorporation in der Psychoanalyse einen zentralen Stellenwert erhalten. Nahrungsaufnahme deutete Freud als eine Vorform sexueller Triebbefriedigung. Diese Art Einverleibung wurde auf psychische Eigenschaften ausgedehnt, was zum Begriff der *Introjektion* und schließlich zu dem der *Identifikation* Anlaß gab. Trotz dieser eigenartigen 'psychischen' Modifikation eines 'Triebes' übersah man infolge der Fixierung auf orale Sexualität den Aufnahmemodus in seiner ganzen Bedeutung. Alle Vorgänge des In-Sich-Aufnehmens sind 'psychisch' im Sinne der Verstehensstruktur und daher haben sie vielfältige 'symbolische' Bedeutungen.

Aufgenommen-Sein beinhaltet den Aspekt einer innigen Verbindung, wenn nicht Einheit mit dem Aufgenommenen. Bei intensivem Musikhören ist kaum unterscheidbar, ob die Musik im Subjekt oder der Mensch in die Musik versunken ist. Der Begriff 'Ohrenschmaus' nimmt Bezug auf die damit verbundene Befriedigung. Vergleichbares gibt es bei der Nahrungsaufnahme. Im frühkindlichen Erleben (Primäres Verstehen) bedeutet diese auch Sicherheit, Schutz, Wärme und Befriedigung, zugleich Abwesenheit von Bedrohung, Kälte, Dunkelheit und Angst.

Aufgenommen-Sein oder -Werden bei und in einem anderen ist ein Pendant zum In-Sich-Aufnehmen. Hier geht es um das Eingehen in ein anderes, in dem man sich aufgehoben fühlt. Dies tritt dann ein, wenn das wie immer geartete andere Element bergende, schützende, tragende und zuverlässige Qualitäten bietet. Das aufnehmende Element darf jedoch das Eigen-Sein des Aufgenommenen nicht völlig aufheben. Die Gefahrenmomente, die hier drohen, kommen in den Symbolen des Verschlingens und Aufgefressenwerdens zum Ausdruck, die Gegenstand zahlreicher Mythen sind. Alle Aufnahme bei oder in einem anderen bedeutet auch Gefahr im Sinn von Verlust des Eigenlebens.

Hingabe und zeitweises Aufgeben von Individualität ist eine Voraussetzung für befriedigende Beziehungen und produktive Tätigkeiten. Die hier bestehenden Gefahren sind bekannt: eine Arbeit kann jemanden 'auffressen', man kann einem anderen verfallen und dabei seine Persönlichkeit verlieren. Ein Modus von Sich-Aufgeben in einem anderen Element ist auch das Sich-Fallen-Lassen (to fall in love). Viele Menschen können dies nicht, weil sie den Verlust ihres Selbst fürchten. Schlafstörungen beruhen u.a. auch auf dieser Angst, denn beim Einschlafen ist ein Aufgeben des kontrollierenden Tages-Selbst erforderlich und eine vertrauensvolle Hingabe in eine andere Dimension. Den Schlaf hat Freud lediglich als (narzißtisches) Regressionsphänomen interpretiert. Seiner Auffassung nach ziehen sich die Menschen dabei in den Zustand des Primären Narzißmus zurück, das Ich gibt die 'Besetzungen' der Außenwelt auf, die es im Wachen unterhalten hat und nimmt alle 'Objekt'Libido zurück. Balint greift das Thema des Schlafs im Zusammenhang seiner Kritik des Primären Narzißmus auf und interpretiert ihn in Analogie zur frühen Form einer 'Objektbeziehung':

Rückzug und Allein-Sein, die als Narzißmus gedeutet werden, zeigen jedoch bei näherer Betrachtung, daß der Schläfer nur versucht, die Last seiner Alltagsbeziehungen abzuwerfen und eine primitivere, befriedigendere Form der Beziehung zu Objekten aufzunehmen, deren Interessen mit den seinigen identisch sind. Beispiele solcher Objekte sind: ein bequemes Bett, das Kissen, das Zimmer, Bücher, Blumen, Spielsachen, die Übergangsobjekte (Winnicott 1953) usw. Natürlich sind das alles Repräsentanzen oder Symbole innerer Objekte, die ihrerseits aus frühen Umweltberührungen stammen, von sättigenden Stillmahlzeiten, warmen, weichen Hüllen, vom Erlebnis, von der Mutter sicher gehalten und liebkost, gewiegt und in den Schlaf gesungen zu werden usw. Die angeführten Bedeutungen zeigen, daß der Schläfer zu dieser Welt regrediert und nicht zu einem primären Narzißmus, in welchem es keine beziehungshaltige Umwelt gibt (Balint M 1970 S 63).

7.2 Versorgtheit

Nahrungsaufnahme geht einher mit Kommunikation und daher sind zahlreiche Beziehungsphänome mit Essen verbunden. Beim Kleinkind spielt die Beziehung bei der 'Fütterung' eine besondere Rolle, da mit Nahrungsaufnahme andere, 'psychische' Qualitäten vermittelt werden. Spitz verweist in diesem Zusammenhang auf individuelle Geheimsprachen, mit denen sich Mutter und Kind überhaupt, besonders aber während dieser Art Versorgung verständigen. *Beruhigung und Trost* stehen dabei mit an erster Stelle aber auch, wie im nächsten Abschnitt gezeigt, *Vertrauen* und *Zuversicht*. Der Tonfall der Sprache vermittelt diese Qualitäten auch dann, wenn das Kind die Wortsprache nicht versteht. Beim Erwachsenen ist Beruhigung nach befriedigender Nahrungsaufnahme ebenso nachweisbar.

Die leibliche Anwesenheit der versorgenden Person hat in frühen Phasen große Bedeutung, da das Kind auf die sinnlich-spürbare Nähe eines anderen sehr angewiesen ist. Während es in der Zeit unmittelbar nach der Geburt wenig beobachtbare Anzeichen für eine Wahrnehmung der individuellen Mutter gibt, ändert sich dies nach relativ kurzer Zeit; das Kind reagiert auf deren spezifische Eigenschaften. Winnicot hat mit der nicht sehr glücklichen Unterscheidung einer 'triebhaften' Mutter von einer 'Umweltmutter' die Halt gebende Funktion von *Anwesenheit* umschrieben und auch die der jeweiligen Altersstufe erträgliche Abwesenheit in ein Verhältnis zur Zeit gebracht. Wird der Zeitraum von Erträglichkeit wiederholt und kontinuierlich überschritten (Das kumulative Trauma,

Khan MR 1963), indem die Mutter nicht rechtzeitig zurückkehrt, gerät das Kind in "undenkbare Angst".

> Traumatisierung bedeutet, daß das Kind einen Bruch in der Kontinuität des Lebens erlebt hat, so daß jetzt primitive Abwehrmechanismen aufgebaut werden, mit denen es sich gegen eine Wiederholung der 'undenkbaren Angst' oder der akuten Verwirrung wehrt, die zur Desintegration der beginnenden Ich-Strukturierung gehört. (Winnicott DW 1973 S 113)

Anwesenheit erhält hier die Qualität unbedingter Notwendigkeit, obwohl es sich um keine Triebbefriedigung und auch nicht um eine quantitative, stoffliche 'Zufuhr' handelt. Auch das Erkennen eines Objekts steht hier nicht in Frage, sondern das *Dasein* eines vertrauten anderen, das Sicherheit und Halt verbürgt. Entscheidend dabei ist die Qualität der Anwesenheit, nicht allein das Vorhandensein. Die Mutter kann zwar körperlich anwesend sein, nichtsdestoweniger aber für das Kind in Form 'geistiger' Abwesenheit nicht 'da' sein. In den vielfältigen Formen mitmenschlicher Beziehungsformen gibt es solche, bei denen jemand sich in meßbarer Nähe eines Anderen aufhält, aber nicht für ihn 'da' ist, da er keine Kenntnis von ihm nimmt oder sich ihm gegenüber feindselig verhält. Er ist zwar 'stofflich-körperlich' vorhanden, nicht aber im dem Sinn, daß er für den anderen in affirmativ emotionaler Weise da ist. Umgekehrt kann jemand für einen anderen in großer Nähe und Verbundenheit 'da' sein, obwohl er sich auf einem anderen Kontinent befindet. Auch in der frühen Beziehung kommt es auf das Wie der Anwesenheit der Mutter an. Sie kann trotz leiblicher Anwesenheit für das Kind nicht 'da' sein, etwa infolge von Überforderung, Problembelastung oder durch anderweitige Interessen, die sie in Beschlag nehmen. Den Modus von Anwesenheit nimmt das Kind mit primären Verstehensformen wahr und reagiert darauf. Eine beobachtbare Reaktion auf unzuverlässige oder unadäquate Form von Anwesenheit ist z.B. die Kontrolle, das übermäßige Anklammern an andere und die altersungemäße Forderung nach ständiger Anwesenheit eines anderen.

7.3 Vertrauen

Der Begriff *Urvertrauen* ruft Assoziationen eines ursprünglichen Zustandes von grenzenlosem Vertrauen und Vertrauenswürdigkeit hervor. Eine nähere Bestimmung, um welches Vertrauen es sich handelt, um welchen Zustand und worauf sich das Vertrauen bezieht, fehlt. Erikson (Erikson EH 1971) bezeichnet die erste seiner acht epigenetischen Phasen menschlichen Lebens mit "Urvertrauen gegen Urmißtrauen". Er postuliert damit eine Polarität, die das ganze Leben über weiterbesteht. Den Ursprung von Vertrauen verlegt Erikson in die 'orale Phase'. Zur Erklärung zieht er jedoch Gesichtspunkte von Konstanz, Kontinuität und Identität heran. Das Erleben dieser Qualitäten soll dem Kind ein "rudimentäres Gefühl von Ich-Identität" vermitteln. (Kap 7.1 Selbstgefühl und Identität). Hinsichtlich des Urmißtrauens findet sich bei Erikson außer spärlichen Hinweisen auf die orale Versorgung keine ausführliche Beschreibung.

In einer wenig beachteten Arbeit von Benedek (Benedek T 1938) hat die Autorin dem Phänomen besondere Beachtung gewidmet und Vertrauensbildung im Zusammenhang mit der Versorgung des Kindes beschrieben. Sie geht in ihrer Arbeit von der Voraussetzung einer Beziehung aus, die sie nach Balint 'Primäre Liebe' nennt. Dem Entstehen von Vertrauen (trust) und Zuversicht (confidence) in der Beziehung wird ein entscheidender Stellenwert eingeräumt. Benedek schließt aus ihren Beobachtungen, daß der Säugling Erfahrungen macht, die nicht die unmittelbare Befriedigung (Brust oder Flasche) – das 'orale Objekt' – betreffen, sondern Vertrauen und Zuversicht, daß die 'Mutter' – die er kognitiv noch nicht erkennt – für die Befriedigung seiner Gesamtbedürfnisse sorgt, bevor es zu einem angstmachenden und unerträglichen Mangelzustand kommt. Im Unterschied zu Erikson geht es hier nicht um die (kognitive) Wahrnehmung einer gleichbleibenden (identischen) Befriedigung, sondern um die emotionale Wahrnehmung von Zuverlässigkeit. Benedek macht diesen Unterschied in einer Gegenüberstellung normaler und gestörter Säuglinge plausibel. Normale Säuglinge sind in der Lage, Veränderungen in ihrer Umwelt, zeitliche Verschiebungen der Befriedigung usf. ohne große Angst und Abwehr hinzunehmen, da sie – wie Benedek meint- eine vertrauensvolle Beziehung zu ihrer Mutter aufgebaut haben. Sie sind dann gerade nicht auf eine stereotype Versorgung fixiert, sondern können Veränderungen ertragen. Die gestörten Kinder dagegen bestehen darauf, daß die Versorgung in gleichbleibender Weise erfolgt und daß Gegenstände ihrer Umgebung nicht verändert werden dürfen.

> ... das Kind, das voller Zuversicht (confidence) warten kann, wendet sich an die Mutter, der es vertraut, daß sie für Befriedigung und Abhilfe sorgen wird. Das Kind aber, das sich nicht selbst der Mutter anvertrauen kann ist allein gelassen; es nimmt keine libidinöse Beziehung zur Mutter auf, sondern wendet sich an die materiellen Objekte seiner Umwelt. (Benedek T 1938 S 209)

'Vertrauen' kann die unbelebte Umwelt nur bieten, wenn sie gleich bleibt und sich nicht verändert. Veränderungen machen Angst, die Konstanz der Verhältnisse muß kontrolliert werden. Der konditionierte Reflex – Angstvermeidung durch zwanghafte Kontrolle der Umwelt – ist ein Muster von Angstbewältigung Erwachsener, das sicher nicht unabhängig von frühen Erfahrungen im Bereich von Vertrauen entstanden ist. Das auch von anderen Autoren beschriebene Verhältnis von Vertrauensdefizit in der Primärbeziehung zu zwanghaften Erlebens- und Verhaltensweisen hat merkwürdigerweise wenig Beachtung gefunden, denn der Kern zwanghaften Verhaltens besteht in der Tendenz zum Gleichbleibenden, da Veränderung gefürchtet wird. (Kap 8.4 Polarität Veränderung-Offenheit)

Kohut hat Benedeks Untersuchungsergebnisse kritisiert, da sie einen 'sozialpsychologischen' Ansatz zur Voraussetzung hätten. Mit seiner 'empathisch-introspektiven' Methode kommt er zum Ergebnis, daß Kinder Vertrauen nicht entwickeln müßten, es sei ihnen angeboren. Benedeks Auffassung sei "nicht exakt, weil sie die entscheidende Tatsache außer acht läßt, daß das Vertrauen des Babys angeboren ist, daß es von Anfang an da war. Das Baby *entwickelt* nicht Vertrauen, es *stellt es wieder her*" (Kohut H 1979 S 110)

Die Kontroverse dokumentiert die psychoanalytische Einstellung, die den inneren (in der psychoanalytischen Behandlung wiederholten Prozessen) Verhältnissen den Vorrang vor der äußeren Beobachtung einräumt und damit Gefahr läuft, die realen Verhältnisse zu vernachlässigen. Kohuts Behauptung, Vertrauen sei angeboren, richtet sich in erster Linie gegen die Triebpsychologie, die kindliches Erleben konstitutionell von destruktiver Aggression und paranoiden Ängsten – was Vertrauen von vornherein ausschließt – beherrscht sieht, und ist insoweit verständlich. Kohut schenkt aber der Sphäre der gegenseitigen Beziehung – infolge seines Postulats eines *normalen* infantilen 'Narzißmus' – wenig Beachtung und verliert damit auch die Bedingungen für Entwicklung von Vertrauen aus den Augen.

Vertrauen-Können ist als Potential beim Menschen sicher angeboren. Es muß aber, wie andere Potentiale auch, realisiert werden und dies geschieht allein in einer menschlichen Beziehung, in der Erfahrungen von Vertrauen und Zuversicht gemacht werden. Inwieweit Menschen später Vertrauen haben können oder auf die andere Seite der Polarität, der des Mißtrauens geraten, wird von diesen Erfahrungen abhängen. *Paranoide Ängste* zeichnen sich durch übermäßiges Mißtrauen aus: den Weltverhältnissen wird nicht getraut, den anderen wird Böses und Beeinträchtigendes zugeschrieben und im Selbstverhältnis fehlt das Selbstvertrauen.

Einen besonderen Stellenwert hat Vertrauen im Bereich der Anerkennung. Sich darauf verlassen können, daß ein anderer das eigene Sein anerkennt und das Mißtrauen, daß das nicht der Fall sein könnte, nimmt einen breiten Raum menschlicher Beziehungsformen ein. Im Selbstverhältnis sind Selbstvertrauen und Selbstsicherheit Grundvoraussetzungen für *Leben*. In welchem Zusammenhang diese Fähigkeiten mit den Erfahrungen in der frühen Beziehung stehen, werde ich im anschließenden Abschnitt behandeln.

7.4 Anerkennung

Anerkennung im Verhältnis zu anderen ist weder selbstverständlich noch garantiert. Das weite Feld nichtanerkennender Verhaltensweisen und Beziehungsformen belegen dies ebenso wie destruktive Gewalt und Ausbeutung. Die frühe Beziehung ist von diesem Bereich nicht ausgenommen. Nichtanerkennung steht hier aber in Bezug zur Angewiesenheit auf einen anderen, womit die Beziehung ein spezifisches Ungleichgewicht erhält. Gegenüber Erwachsenen befindet sich das Kind prinzipiell in einer unterlegenen Position. Extremen Ausdruck findet dies in der Verfügungsgewalt Erwachsener über Sein und Nicht-Sein des Kindes in Form der Kindstötung. Sie wurde in vielen Kulturen praktiziert, wobei die der jeweiligen Gesellschaft zur Verfügung stehenden Ressourcen den Ausschlag gaben. Es durften nicht mehr Kinder am Leben bleiben als ernährt werden konnten. Aber auch die Ausstattung des Kindes, z.B. sein Geschlecht, gab Anlaß zu selektiven Entscheidungen über Leben und Tod.

Nichtanerkennung des Seins des Kindes in Form der Kindstötung wird in moralischer Sicht als 'inhuman' beurteilt und in zivilisierten Gesellschaften unter Strafe gestellt. Dabei gibt es weit 'inhumanere' Formen von Nichtanerkennung. Dazu gehören die keineswegs seltenen Fälle von Kindsmißbrauch und Kindsmißhandlung. Aber auch unter 'normalen' Verhältnissen können Kinder auf sublime Weise abgelehnt werden, oft auf grausame Weise und in Formen, die von der Strafgesetzgebung nie erfaßt werden. Es sind die unerwünschten Kinder, die allein durch ihr Dasein – noch jenseits individueller Eigenschaften – den Zielen, Wünschen, und Vorstellungen ihrer Eltern im Wege stehen. Kinder bringen durch ihr 'pures' Dasein eine drastische Veränderung der bisherigen Lebensumstände der Mutter und des sozialen Umfelds mit sich, da sie infolge ihrer Angewiesenheit permanent Ansprüche auf Versorgung stellen. Daraus resultieren Anforderungen, denen nicht alle Menschen in wünschenswerter Weise gewachsen sind.

Spitz hat in seinen Untersuchungen wiederkehrende ablehnende Beziehungsformen und ihre Folgen in frühen Phasen beschrieben. Er führt die totale Ablehnung des Kindes seitens der Mutter an, die sich weniger auf das Kind richtet als auf den Tatbestand, überhaupt ein Kind zu haben. Prototypisch neigen dazu minderjährige Mütter, die den Anforderungen, die mit einem Kind auf sie zukommen, nicht gerecht werden können. Von dieser "totalen mütterlichen Ablehnung" unterscheidet Spitz andere, die sich gegen das individuelle Sein des Kindes richten, wobei "eine große Vielfalt der Möglichkeiten und Varianten mütterlicher Feindseligkeit" nachweisbar wäre (Spitz R 1985 S 225). Die Feindseligkeit muß sich nicht unmittelbar zeigen und den Müttern auch nicht bewußt sein. Sie wird aber vom Kind wahrgenommen, das darauf vor allem in Form von Erkrankungen reagiert.

Sublime Formen von Nichtanerkennung wurden auch in der, an der Kommunikationstheorie orientierten Schizophrenieforschung beschrieben.

> Die Kommunikation zwischen Mutter und Kind verläuft danach auf zwei Ebenen, von denen die eine die direkte verbale Mitteilung ist, während auf der anderen indirekte (unbewußte) Botschaften durch Körpersprache, Mimik, Tonfall etc. vermittelt werden. Die Botschaften der beiden Ebenen können erheblich voneinander abweichen, sie können sich sogar gegenseitig ausschließen. Das Kind wird durch diese Doppeldeutigkeit in eine aussichtslose Lage gebracht, in eine 'Beziehungsfalle', denn jede seiner Reaktionen geht zu seinen Ungunsten aus. Geht es auf die erste Botschaft ein, z.B. zur Mutter auf den Schoß zu kommen, muß es die zweite verleugnen, die u.U. das Gegenteil besagt, nämlich daß die Mutter das nicht will. Geht es auf die zweite Botschaft ein und folgt nicht der Aufforderung, dann wird es als lieblos oder ungehorsam gescholten. Das Kind kann diese Doppeldeutigkeit nicht durchschauen und ist durch seine Angewiesenheit an die Mutter gebunden und gezwungen, sie zu 'lieben'.
> (Bateson G et al. 1969)

Vollkommene und bedingungslose Anerkennung gibt es sicher nicht, denn einerseits muß jedes Menschenkind die 'realen' Verhältnisse kennenlernen und dies geschieht durch Erfahrung 'optimaler Frustration' seiner Bedürfnisse. Andererseits schließt die ungleichgewichtige Beziehung Gegenseitigkeit keineswegs aus; sie scheint sogar für Anerkennung von ausschlaggebender Bedeutung zu sein. Die Mutter gewährt die Versorgung normalerweise nicht selbstlos, auch sie findet auf verschiedene Weise Befriedigung und Anerkennung. Eine mit Willen und moralischem Zwang herbeigeführte Selbstlosigkeit führt dagegen zu Opferhaltung und zu Märtyrerrollen, die ebenfalls in der Schizophrenieforschung als pathologische und pathogene Muster beschrieben wurden. Spitz hat die *gegenseitige befriedigende Beziehungsform* als ein eigenartiges Geben und Nehmen beschrieben, wobei beide Seiten auf ihre Kosten kommen.

> Vielleicht könnte man sagen, daß mit Objektbeziehungen, die Mutter und Kind befriedigen, Beziehungen gemeint sind, in denen ein Wechselspiel von Kräften in der Weise wirkt, daß sie sich ergänzen und so nicht nur beiden Partnern Befriedigung bieten, sondern daß der Umstand, daß einem der Partner Befriedigung zuteil wird, für den anderen ebenfalls eine Befriedigung bedeutet. Es wird dem aufmerksamen Leser nicht entgangen sein, daß diese letzte Aussage ebenso gut geeignet wäre, um eine Liebesbeziehung zu beschreiben ...
> (Spitz R 1985 S 218)

Diese Beschreibung kann als eine Art lebensimmanente Norm für adäquate Beziehungsverhältnisse gelesen werden. Die meisten Mütter folgen dieser Norm, ohne daß sie ihnen eigens bekannt ist oder als moralische Norm verordnet wird. Abweichungen von dieser Beziehungsform ziehen nicht nur bereits in der Kindheit auftretende Schäden nach sich, sondern führen auch zu Spätfolgen, die sich erst im Erwachsenenalter bemerkbar machen. Spitz verweist in diesem Zusammenhang auf das Destruktionspotential, das von extremen Abweichungen und Versagungen in der frühen Phase herrührt (Spitz R 1985).

Ein Überblick der vier Bereiche läßt leicht erkennen, daß die jeweiligen Begriffe weitgehend austauschbar sind. Aufgehobenheit kommt im Tragen und Halten ebenso zustande wie durch Versorgung; Erfahrungen von Zuverlässigkeit, Vertrauen und Anerkennung ermöglichen Gefühle von Aufgehoben-Sein. Diese Zusammengehörigkeit beinhaltet der Oberbegriff *Aufgehobenheit*.

Die Dimension von Aufgehobenheit ist ein humanspezifisches Wesensmerkmal und daher in allen Lebensphasen nachweisbar. In der frühen Mutter-Kind Beziehung erweist sie sich als ebenso relevant wie beim alten Menschen. Im Erwachsenenleben wird der Angewiesenheit auf Aufgehobenheit zwar anders begegnet als in der Kindheit, sie bleibt aber über den gesamten Lebenszyklus hinweg bestehen.

7.5 Struktureller Mangel im Bereich von Aufgehobenheit. Vernichtungsangst

Wie bereits erwähnt, kann die der Aufgehobenheit entspechende Gestimmtheit für Aufgehoben-Sein vorübergehend durch äußere Verhältnisse (Verlust, Trennung, Verletzung) beeinträchtigt werden. Es gibt aber auch einen strukturellen Mangel in der Weise defizienter Selbststrukturen. Sich-bei-sich-Selbst-Aufgehoben-Fühlen, Sich-Selbst-Versorgt-Fühlen, Sich-Selbst-Vertrauen und Sich-Selbst-Anerkennen sind Voraussetzungen zu Stimmungsbereitschaften. Sie kommen durch 'Verinnerlichung' vor allem der in der Primärbeziehung gemachten Erfahrungen zustande. Wer über diese emotionalen Bereitschaften nicht verfügt, wird Gelegenheiten und Situationen, die Aufgehobenheit im weitesten Sinn bieten, nicht wahrnehmen können. Diese emotionalen Bereitschaften können nicht durch rationales Denken oder Erkenntnisprozesse ersetzt werden. Man kann weder Selbstsicherheit, Selbstvertrauen, noch Selbstachtung intellektuell bewirken.

Besonders deutlich kommt der strukturelle Mangel in schweren Neurosen und (endogenen) Psychosen zum Vorschein. Angst spielt hier eine entscheidende Rolle, da der extreme Ausfall von Lebensmöglichkeiten *Vernichtungsangst* provoziert. Reale Einschätzung und Korrekturmöglichkeiten werden außer Kraft gesetzt; phantasierte oder wahnhafte Bedrohung ist die Folge. Vernichtungsangst tritt in Zuständen auf, bei denen sich die immer erforderliche Gestimmtheit von Aufgehobenheit in extremer Weise entzieht. Im ersten Bereich sind es profunde Ungeborgenheit, Verlassenheit, Ausgestoßen-Sein, existentielle Verzweiflung, die diese Art Angst begleiten; im zweiten ist es die Angst vor Vernichtung der Existenzgrundlage; im dritten sind es Hoffnungslosigkeit und Ausweglosigkeit und im vierten extreme Entwertung, Mißbrauch und Verachtung seitens der anderen.

Typische Bilder und Erlebensweisen für Vernichtungsangst sind das endlose Fallen, das Fallen ins Bodenlose, der Absturz in einen Abgrund und der Verlust des Bodens, auf dem man steht. In all dem gibt es keinen greifbaren Inhalt, nur das endlose Fallen als Entzug von Halt und Sicherheit. Vernichtung bedeutet hier Vernichtung des Leben-Könnens, das Nicht-Mehr-Sein-Können. Vernichtungsangst bezieht sich daher auf *Leben* und nicht auf Tod und muß somit von Todesangst unterschieden werden.

Vernichtungsangst unterscheidet sich von bisher behandelten Angstformen. Angst wurde in ein Verhältnis zu Angewiesenheit gebracht, wobei es sich um Angewiesenheit auf Nahrung, Unterkunft, Schutz und Sicherheit handelte. Der Bereich des Selbstverhältnisses machte dabei zwar bereits eine Ausnahme, da es dort um die Kompetenz der Lebensbewältigung ging, und die dazu gehörige Angst als *Lebensangst* beschrieben wurde. Hier bezieht sich die Angst jedoch *auf den Mangel oder auf den Entzug von Aufgehobenheit*; es ist die Angst vor *namenloser Vernichtung*, da sich hierfür keine greifbaren Ursachen finden lassen. Vernichtungsangst steht in einem Verhältnis zur Verfassung des Selbst, d.h. zu jenen Selbststrukturen, die Sicherheit, Halt und Vertrauen garantieren. Da kein Mensch über einen unangreifbaren Sicherheitsstatus verfügt, sind alle Menschen auch für diese Art Angst anfällig.

In reiner Form tritt Vernichtungsangst selten auf, sie verbindet sich in unterschiedlichem Ausmaß mit Ängsten, die einen konkreten Inhalt haben. Alle bekannten Angstformen wie Angst vor Alleinsein, Trennungsangst, Angst vor Verachtung und Entwertung, Angst vor Liebesverlust mobilisieren Vernichtungsangst, wenn eine labile Verfassung des Selbst oder extreme Versagungen dazu Anlaß geben. Die drei Ängste der Endogenen Depression lassen das Phänomen von Vernichtungsangst besonders deutlich erkennen: Angst vor Vernichtung der Existenz, vor Vernichtung durch unheilbare Krankheit und vor Vernichtung durch nicht wieder gutzumachende Schuld.

8. Der Begriff des Selbst

Bei der Frage nach Angst und Depression geht es nicht um ein 'Ich' irgendeiner Theorie, das dort immer abstrakt bleibt, sondern um das konkrete 'Ich', das 'lebendige' Ich. Humanes *Leben* gibt es nur als ein jeweiliges konkretes 'Ich' und allein bei diesem Ich tritt Angst und Depression auf. Für die Erfassung des konkreten 'Ich' wird im folgenden der Begriff *Selbst* verwendet. Er bedeutet nichts anderes als der Begriff *Leben*, bezieht sich aber auf das *individuelle* Sein. In dem Satz 'Ich lebe' liegt dabei die Betonung auf dem 'Ich'. Der Begriff *Selbst* gerät in die Gefahr der Verdinglichung, wenn das *Selbst* als gegenständlich und statisch gedacht wird. Er muß daher immer *verbal* verstanden werden, im Sinne von *sein oder leben*. Gleiches gilt auch für den Begriff *Selbstverhältnis*, das ein Sich-zu-sich-Selbst-Verhalten meint, womit ebenfalls die verdinglichte Bedeutung entfällt.

In der gesprochenen Sprache tritt der Begriff 'Ich' immer in Verbindung mit einem Verb auf: 'Ich handle', 'Ich tue etwas', 'Ich will', 'Ich leide', usf. Dies alles verweist auf das *Sein* des 'Ich', das sich in verschiedener Weise zeigt und auch theoretisch sehr unterschiedlich begriffen wird.

Den Begriff *Selbst* werde ich unter vier Aspekten behandeln, die alle für das Thema Angst und Depression von Bedeutung sind:

- Das Selbstgefühl im Zusammenhang mit 'Identität'
- Die Verfassung des Selbst
- Die Konstitution des Selbst
- Das kreatürliche Selbst

8.1 Selbstgefühl und 'Identität'

Selbstgefühl bedeutet Gefühl des Lebendig- und Wirklich-Seins (*Affirmative Gestimmtheit*). *Selbstbewußtsein, Selbstwertgefühl, Identität* stehen zwar in einem Bezug zum Selbstgefühl, müssen aber von diesem unterschieden werden. *Selbstbewußtsein* bedeutet in der Philosophie *erkennender* Bezug zum Selbst. Psychologisch gesehen bezieht sich Selbstbewußtsein auf Überzeugungen, etwas zu sein, zu können oder darzustellen. *Selbstsicherheit, Selbstvertrauen* und *Selbstwertgefühl* sind emotionale Bestimmungen des Selbst, in defizienter Weise ist es das *Minderwertigkeitsgefühl*.

Selbstgefühl jedoch bezieht sich in meinem Konzept allein auf das gefühlte Lebendig-Sein (des Selbst), vor allen näheren oder inhaltlichen Bestimmungen.

Identität ist ein beliebtes Schlagwort, aber ein vager Begriff. Da dieser Begriff im Umkreis der Phänomene von Selbstgefühl vielfältige Verwendung findet, gehe ich ausführlicher darauf ein.

Der Überblick über die verschiedenen Bedeutungen von 'Identität' weist eine verwirrende Vielfalt auf.

- Identität in der Bedeutung von *Beständigkeit*.
    a. Im dinglichen Bereich meint Identität, daß eine Sache mit sich selbst gleich ist und bleibt. Der Satz der Identität: A = A schließt jede Veränderung aus.
    b. Im Lebensbereich bedeutet 'Identität' auch Beständigkeit eines Kernbereichs, der jedoch in Verbindung mit Veränderungen der gleiche bleibt. Ein Baum etwa verändert sich in den verschiedenen Stufen seines Werdens und ist trotzdem immer Baum.
    c. Letztere Bedeutung findet auch im menschlichen Bereich Anwendung. In diesem Fall spricht man von 'Ich-Identität' und meint damit ebenfalls einen Kernbereich, der durch räumliche, zeitliche oder sonstige Veränderungen unberührt bleibt.
- 'Identität' in der Bedeutung von *Individualität*. Mit Individualität werden besondere und unverwechselbare Merkmale eines Menschen bezeichnet, die seine 'persönliche' Identität ausmachen.
- 'Identität' in der Bedeutung einer *inhaltlichen* Bestimmung. Begriffe wie beispielsweise 'gesellschaftliche', 'soziale' oder 'nationale' Identität haben einen jeweils verschiedenen Inhalt. Sie beziehen sie sich auf gesellschaftliche Normvorstellungen, wie man sich in einer gegebenen Gesellschaft zu verhalten hat oder auf Rollendefinitionen wie etwa die soziale 'Identität' einer Hausfrau, eines Studenten oder eines Managers. Die nationale Identität beinhaltet Vorstellungen, die sich auf eine Nation und seine jeweilige Staatsform beziehen. Zwischen 'sozialer', 'nationaler' und 'persönlicher' Identität können Widersprüche auftreten.

Die aus dem Überblick ersichtliche Vielfalt an Bedeutungen läßt den Mangel einer eindeutigen Begriffsbestimmung erkennen. Angenommen es gäbe eine, bliebe immer noch die Frage, um was es sich bei den mit 'Identität' bezeichneten Phänomenen im menschlichen Bereich handelt.

Begriffe wie *'Identitätskrise'* oder *'Identitätsgefühl'* verweisen auf diese Problematik.

Unter *Identitätskrise* versteht man einen Zustand von Orientierungslosigkeit und Verwirrung, verbunden mit Mißbefindlichkeit, ohne daß ersichtlich wird, um welche der zahlreichen Bedeutungen von Identität es dabei geht. Ist es die Beständigkeit, die dabei in Frage gestellt wird oder ist es die individuelle Identität, die soziale Rolle oder die nationale Identität? Oder bringt noch etwas anderes die Menschen in einer 'Identitätskrise ' aus dem Gleichgewicht? Identitätskrisen betreffen vor allem bestimmte Lebensabschnitte, wie Pubertät, Lebensmitte und Alter. Welche Probleme stehen hier mit 'Identität' in Zusammenhang?

Der Begriff *Identitätsgefühl* wird meist in Verbindung mit 'Aufrechterhaltung' von 'Identität' verwendet. Eine Variante dieser Bezeichnung ist der 'Verlust' der 'Identität', was ähnliches meint wie Verlust des *'seelischen Gleichgewichtes'*. Da es sich hierbei um weitere Bedeutungen von 'Identität' handelt und um Phänomene, die für die Untersuchung relevant sind, ziehe ich zur Darstellung und Diskussion eine aufschlußreiche Untersuchung des Soziologen Goffman über *Identitätsprobleme* heran. (Goffman E 1963)

Die Problematik wird aus dem Tatbestand ersichtlich, daß 'Identität' durch lebensgeschichtliche Ereignisse, durch gesellschaftliche Wertungen und durch körperliche Verletzungen in ihrem 'Bestand' gefährdet werden kann. Ein Beispiel dafür sind bleibende Folgeschäden nach einem Unfall oder nach einer Krankheit. Menschen sind z.B. nach Verlust von Gliedmaßen, Gesichtsentstellung, Blindheit usf. in einem zentralen Bereich nicht mehr die, die sie vorher waren. Goffman zitiert hierzu die Selbstaussage einer durch einen Unfall entstellten Frau.

> Als ich schließlich aufstand ... und gelernt hatte, wieder zu gehen, nahm ich eines Tages einen Handspiegel und ging zu einem großen Spiegel, um mich von allen Seiten anzusehen, und ich ging allein. Ich wollte nicht, daß irgend jemand... wüßte, wie ich mich fühlte, als ich mich zum ersten Mal sah. Aber es gab keinen Lärm, keinen Aufschrei; ich heulte nicht vor Wut, als ich mich sah. Ich fühlte mich bloß betäubt. Diese Person da im Spiegel konnte ich nicht sein. Innerlich fühlte ich mich wie eine gesunde, gewöhnliche, glückliche Person – oh, nicht wie die da im Spiegel ... Immer wieder vergaß ich, was ich im Spiegel gesehen hatte. Es konnte nicht in das Innerste meines Wesens eindringen und ein integrierter Teil von mir werden. Ich fühlte mich, als hätte es mit mir nichts zu tun; es war nur eine Verkleidung. Aber es war nicht die Art Verkleidung, die von der Person, die sie trägt, freiwillig angelegt wird in der Absicht andere Menschen hinsichtlich ihrer Identität zu verwirren. Meine Verkleidung wurde

mir ohne meine Einwilligung oder mein Wissen angelegt ... Ich sah einen Fremden, eine kleine, erbarmungswürdige scheußliche Gestalt und ein Gesicht, das schmerzlich und rot wurde vor Scham, als ich es anstarrte. Es war nur eine Verkleidung, aber die war an mir, lebenslänglich. (Goffman E 1967 S 17)

Das Sich-Nicht-Wiedererkennen und die Weigerung, die Veränderung anzunehmen beruhen auf einer Diskrepanz zwischen dem bislang bestehenden Selbstbild und einem neuem, das sich real zwingend an die Stelle des alten gesetzt hat. Goffman geht auf die Frage, wie dieser merkwürdige Vorgang anthropologisch zu begreifen ist, nicht ein. Er setzt die Diskrepanz als bekannt voraus und beschäftigt sich allein mit den aus ihr folgenden Problemen. So stellt er diese Diskrepanz nicht nur bei Behinderten und Entstellten fest, sondern ebenso bei Menschen, die durch konstitutionelle, auch rassische Merkmale 'entstellt' oder durch ihr Verhalten gesellschaftlicher Ablehnung ausgesetzt sind. Das entscheidende Thema seiner Untersuchung betrifft das Verhältnis zwischen der gesellschaftlichen Gruppe der 'Normalen' (Gesunden, Unauffälligen) und der Gruppe der nicht 'Normalen' (Geschädigten, Kranken, Sozial Auffälligen), die er aufgrund ihrer physischen, psychischen oder anderweitigen Defekte *Stigmatisierte* nennt. Ihr Stigma ist für alle sichtbar wie ein ihnen eingebranntes Zeichen. Die 'Normalen' zeichnen sich demgegenüber durch eine unbeschädigte 'Identität' aus, sie fallen aus der ungeschriebenen gesellschaftlichen Norm hinsichtlich Körpergestalt, Aussehen, Gesundheit, Verhaltensweisen usf. nicht heraus. Diesem Ideal einer 'normalen' Identität wollen die meisten Menschen soweit wie möglich entsprechen, um sich in ihrem sozialen Umfeld integriert und akzeptiert zu fühlen. Goffman nennt sie *virtuelle* Identität, da er meint, sie würde sich nie ganz mit der *realen*, d.h. der jeweils tatsächlich bestehenden dekken. Während sich im 'Normalbereich' die Differenz zwischen virtueller und realer Identität in Grenzen hält oder zumindest nicht auffällt, trifft dies bei den Stigmatisierten nicht zu. Hier ist die Kluft zu groß, als daß sie übersehen werden könnte und sie führt auch zu schwer erträglichen Befindlichkeiten, z.B. dem Gefühl einer *'beschämenden Andersartigkeit'*. Um der Unerträglichkeit zu entgehen, entwickelt die Gruppe der Stigmatisierten vielfältige Abwehr- und Anpassungsstrategien, die Goffman als *Identitätsmanagement* bezeichnet. Deren Analyse und Beschreibung bildet den Schwerpunkt seiner Untersuchung. Als Randerscheinung zeigen sich allerdings Probleme, die durch die Wahl seines Themas, vor allem aber durch die Ungeklärtheit des Begriffes 'Identität' entstehen. Eines dieser Probleme betrifft die 'Aufrechterhaltung von Identität' oder das 'Identitätsgefühl'.

Goffman kommt zu dem bemerkenswerten Ergebnis, daß beide Gruppen hinsichtlich der *Aufrechterhaltung ihrer Identität* eine gemeinsame Basis haben, obwohl die jeweiligen Lebenssituationen erheblich voneinander abweichen. Diese Gemeinsamkeit dient wiederum als Voraussetzung dafür, daß eine Gruppe die andere in ihrem Verhalten verstehen kann. Die 'Normalen' begreifen die 'beschämende Andersartigkeit' der Stigmatisierten, weil auch sie den *'Verlust von Identität'* fürchten, was sich in Abwehr-Reaktionen gegen Beschädigungen wie etwa Blindheit, Entstellung durch Verletzung, angeborene Mißbildungen und soziale Behinderungen zeigt. Alle Reaktionen, ob sie nun in Fürsorglichkeit, Mitleid, aufdringlicher Verständnisbereitschaft bestehen oder in Verachtung, Diskriminierung, Ausgrenzung, sind nur möglich, weil die 'Normalen' nicht nur die Beeinträchtigung, sondern vor allem auch das Problem der 'Aufrechterhaltung des Identitätsgefühls' verstanden haben. Immer muß die Angst verdrängt werden, in eine ähnliche Lage zu geraten und dies wird durch Nihilisierungsstrategien erreicht. Im einen Fall ist es die Beschwichtigung, die das Stigma als unbedeutend oder als reparabel erscheinen läßt, im anderen ist es Ausgrenzung, Diskriminierung und Dämonisierung, durch die die Konfrontation mit Beeinträchtigung abgewehrt wird. Die Reaktionen beweisen die Anfälligkeit für Möglichkeiten "beschämender Andersartigkeit", der alle Menschen ausgesetzt sind. Anhand einer karikierenden Darstellung der 'Identität' eines durchschnittlichen Nordamerikaners macht Goffman auf die Diskrepanz zwischen virtueller und realer 'Identität' aufmerksam.

> Zum Beispiel gibt es in einem gewichtigen Sinn nur *ein* vollständig ungeniertes und akzeptables männliches Wesen in Amerika: ein junger, verheirateter, weißer, städtischer, nordstaatlicher, heterosexueller, protestantischer Vater mit Collegeausbildung, voll beschäftigt, von gutem Aussehen, normal in Gewicht und Größe und mit Erfolgen im Sport. (Goffman E 1967 S 158)

Es ist unvermeidlich, daß ein Durchschnittsmensch hinter solchen Zielvorstellungen zurückbleibt, somit in die Zone der beschämenden Andersartigkeit und somit in die Gefahr gerät, sich gegenüber diesem Idealbild unvollkommen, minderwertig und wertlos zu erleben. Auch er wird Strategien gegen die gefürchtete Beschämung einsetzen.

Goffman beschäftigt sich in seiner Untersuchung vornehmlich mit 'Identitätsproblemen' der Stigmatisierten, wo sie offenkundig und verstehbar auftreten. Der Begriff 'Identitätsgefühl' erhält eine zentrale Bedeutung, da mit ihm bekannte Phänomene überzeugend erfaßt werden. Goffmans anschauliche Darstellung der Problematik täuscht jedoch über den Tatbestand hinweg, daß eine noch so zutreffende Beschreibung sozialer Verhältnisse nicht zu einem profunden Verständnis von Identität und Identitätsgefühl führt. Die verschiedenen Bedeutungen von Identität werden im folgenden mit den Begriffen *Selbstkonzept, Selbstgefühl* erörtert, und mit den bereits erwähnten vier emotionalen Bereichen von Aufgehobenheit in Bezug gesetzt.

Primäre Manifestation des Selbst ist das *Selbstgefühl*, das allen Erlebens- und Verhaltensweisen zugrunde liegt und daher nicht eigens in Erscheinung tritt. Es hängt von Voraussetzungen ab, deren Ausbleiben seinen Entzug provozieren. Mit der Dimension von Aufgehobenheit habe ich bereits einen wesentlichen Bereich dieser Voraussetzungen beschrieben. Die mit *Affirmativer Gestimmtheit* verbundenen Halt und Sicherheit gebenden Momente können im Lauf des Lebens ihre Funktion verlieren, womit auch das Selbstgefühl in Mitleidenschaft gezogen wird. Ebenfalls eine Halt gebende Funktion besitzt das *Selbstkonzept*. Ich verstehe darunter einen Vorstellungskomplex, den Menschen zu ihrer Lebensführung benötigen, da sie von Natur aus nicht mit einer derartigen Zielvorgabe ausgestattet sind. Das Konzept beinhaltet Vorstellungen, die man von sich selbst hat, Einschätzungen psychischer und physischer Möglichkeiten und Zustände, Normen, wie man zu sein hat, Ziele, die man im Leben verfolgt, usf. Viele dieser Vorstellungen und Bewertungen sind von der jeweiligen Gesellschaft vorgegeben und insofern handelt es sich beim Selbstkonzept um 'gesellschaftliche' Identität. Das Selbstkonzept baut sich jedoch bereits lange vor der Übernahme gesellschaftlicher Leitbilder durch die Identifikation mit Eltern und Erziehern in der lang andauernden Entwicklung vom Kind zum Erwachsenen auf. Vorstellungen der Eltern und anderer Personen des sozialen Umfelds sind zwar auch von gesellschaftlichen Leitbildern bestimmt, enthalten jedoch daneben noch andere und eben auch 'persönliche' Anteile. Beim Übergang vom Jugendlichen zum Erwachsenen muß das Selbstkonzept, das bislang weitgehend vom sozialen Umfeld (Eltern, Schule, Gruppen, Institutionen) bestimmt war, eigens übernommen werden; es wird, entwicklungsbedingt, in der Pubertät und Adoleszenz oft zum Problem. Zum Erwachsenendasein gehört die eigene Übernahme des Selbstkonzepts, das erst dann zur 'persönlichen' Identität wird. Probleme in diesem Bereich gibt es u.a. mit der Annahme der kreatürlichen (leiblichen) Ausstattung, die in der Geschlechtszugehörigkeit einen besonderen und exemplarischen Ausdruck findet. Die Frage, ob jemand seine Ausstattung (als Mann oder Frau), die damit verbundenen Anforderungen und gesellschaftlichen Rollenvorstellungen akzeptiert oder nicht, gehört zum Problemkreis des Selbstkonzepts. Im Lauf des *Lebens* wird es zwangsläufig immer wieder in Frage gestellt, wozu allein die zeitliche Veränderung des *Lebens* Anlaß gibt. Gravierende Einschnitte wie Verletzungen, Verluste und Trennungen provozieren auch eine Infragestellung des Selbstkonzepts und können zu 'Identitätskrisen' führen, weil damit eine Revision der bisher maßgebenden Orientierung erforderlich wird. Hierbei handelt es sich nicht um belanglose Randerscheinungen, sondern um *Krisen des Lebens*, da immer die Halt und Orientierung bietenden Funktionen des Selbstkonzepts tangiert werden: das 'seelische Gleichgewicht' gerät ins Wanken. Wiederkehrende Krankheitsbilder wie Pubertätspsychose, Krisen der Lebensmitte, Klimakterische Depression (Kap 12.3.3) und Involutionsdepression sind unübersehbare Zeichen dieser 'Identitätskrisen'.

Die leibliche Ausstattung ist ein exemplarisches Beispiel für die Diskrepanz zwischen gesellschaftlichen Vorgaben und den persönlichen Anteilen des Selbstkonzepts. Gesellschaftliche Leitbilder bewerten körperliche Ausstattung, Besitzverhältnisse, Geschlechtsdifferenzen und Lebensalter. So bestimmen z.B. heute Idealbilder von Jugend, Schönheit und Reichtum 'Identität'. Angesichts dieser Leitbilder geraten Menschen, die diesen Leitbildern nicht entsprechen, in die Zone gesellschaftlicher Abwertung, vor allem auch in die Gefahr der Selbstentwertung. Sie haben dann auch ein 'Stigma', das auf Differenzen zu gesellschaftlichen Vorgaben beruht. Analog gilt das auch für Divergenzen, die durch Leitbilder von Leistung und Gesundheit entstehen oder durch sich gegenseitig ausschließende Rollenvorstellungen. Ein besonderes Problem ist in unserer Zeit durch die gesellschaftliche Forderung nach *Flexibilität* entstanden. Diese Normvorstellung einer unbegrenzten Wandlungsfähigkeit und Mobilität provoziert den Widerspruch zu Grundbedürfnissen und menschlicher Begrenztheit, was sich häufig in Erkrankungen, auch depressiver Art manifestiert.

Es geht hier nicht um Gesellschaftskritik, sondern um den anthropologischen Sachverhalt, daß Menschen ein Konzept für ihr *Leben* benötigen. Dieses Konzept kann aus verschiedenen Gründen in Frage gestellt werden und somit zu einer spezifischen *Unerträglichkeit* Anlaß geben: die *Affirmative Gestimmtheit* entzieht sich und das Selbstgefühl wird beeinträchtigt.

Probleme bei der Integration in eine 'normale' Gesellschaft zeigen, daß Menschen in ihrem Sein auch dann anerkannt sein wollen, wenn sie gesellschaftlichen Vorgaben nicht entsprechen. Sie entwickeln dann unter Umständen Strategien, um diese Anerkennung trotz der Diskrepanz zwischen ihrem eigenen Selbstkonzept (der 'realen persönlichen Identität') und den gesellschaftlichen Leitbildern (der 'virtuellen Identität') zu erreichen. Entscheidender Aspekt ist hier die *Angst vor Nichtanerkennung und die damit verbundene Unerträglichkeit*, die Anlaß zu diesen Strategien (das Identitätsmanagement) gibt. Alle psychische und physische Beschädigung und Beeinträchtigung, aber auch die Nichteinhaltung gesellschaftlicher Normen, geht einher mit der Möglichkeit von Nichtanerkennung, der Nichtanerkennung durch die anderen und der eigenen im Selbstverhältnis.

Das Selbstkonzept hat insofern eine Halt bietende Funktion, als humanes Leben kein naturgegebenes Ziel, keine vorgegebenen Verhaltensschemata und somit auch keinen vorgegebenen 'Sinn' hat. *Leben* kann nur deshalb sinnlos sein, weil Menschen ihrem *Leben* einen Sinn geben müssen. Mit dem, was man *ist*, darstellt, von sich hält, was man will, wie man Welt und andere versteht usf. ist gleichzeitig eine Sinn-Interpretation von *Leben* verbunden. Dies ist auch dann der Fall, wenn Menschen nicht eigens über einen 'Sinn' nachdenken: Mit ihrem jeweiligen Lebenskonzept ist die Sinnfrage schon immer beantwortet. Das Selbstkonzept stellt insofern auch eine Grundlage von *Leben* dar.

Empirische Beobachtungen zeigen, daß Menschen gegenüber Beeinträchtigungen des Selbstgefühls sehr unterschiedlich reagieren. Manche kommen schon bei geringfügigen Anlässen in die Zone des Entzugs, andere können auch schwere Beeinträchtigungen ohne allzu große Angst oder Depression ertragen. Eine Aufklärung der Gründe dieser individuellen Verschiedenartigkeit macht die Anfälligkeit für Angst und Depression verständlicher. Zur Erfassung dieser Phänomene verwende ich den Begriff der *Verfassung des Selbst* und meine damit dessen emotionale Ausstattung oder Bildung, die ich im Folgenden näher beschreiben werde.

8.2 Die Verfassung des Selbst

Gefühle von Aufgehobenheit, Versorgtheit, Vertrauen und Anerkennung sind nicht selbstverständlich. Nur derjenige, der diese Gefühle 'kennt', 'weiß', daß es diese emotionale Möglichkeiten gibt; er kann sich aufgehoben fühlen. Wer sie nicht 'kennt', kann sich auch dann nicht aufgehoben fühlen, wenn ihm die entsprechenden Bedingungen geboten werden. Das 'Kennenlernen' von *Aufgehoben-Sein* geschieht nicht durch kognitive Information, sondern allein durch emotionale Erfahrung in Beziehungen. Erfahrungen dieser Art stellen sich, geeignete Bedingungen vorausgesetzt, ohne Willen und Anstrengung von selbst ein. Entsprechendes gilt für die anderen drei Bereiche. Auch hier bilden emotionale Erfahrungen von Versorgtheit die Basis dafür, daß man über die 'Fähigkeit' des *Versorgt-Seins* – des Sich-Versorgt-Fühlens – verfügt, was wiederum bedeutet, daß man das selbstverständliche Gefühl der sicheren, existentiellen Versorgung grundsätzlich besitzt. Im Bereich des Vertrauens sind es Erfahrungen von Zuverlässigkeit, Beständigkeit in der Befriedigung elementarer Bedürfnisse und im letzten Bereich solche von Anerkennung, die ebenfalls entscheidende Elemente für die 'Fähigkeit' zum eigenen *Anerkannt-Sein* darstellen.

Werden diese Erfahrungen in ausreichendem Ausmaß gemacht, bilden sich innerhalb der Verfassung des Selbst Strukturen, die das *Selbstverhältnis* betreffen: Sich-bei-sich-Selbst-Aufgehoben-Fühlen, ebenso Sich-Selbst-Versorgt-Fühlen, Sich-auf-sich-Selbst-Verlassen- und Sich-Selbst-Anerkennen-Können. Je mehr jemand über solche Möglichkeiten verfügt, um so weniger ist er abhängig von entsprechenden äußeren Umständen oder von Hilfestellungen anderer. Er kann Beeinträchtigungen besser und länger standhalten als andere, die über diese Möglichkeit nicht verfügen.

Nicht vertraute, unbekannte Gegenden oder Verhältnisse machen Angst, weil man sich nicht aufgehoben fühlt, sie erscheinen unheimlich, ebenso wie absolute Dunkelheit. Wer sich bei sich selbst aufgehoben fühlt, wird diese Unheimlichkeit zumindest eine Zeitlang ertragen können, ohne in übermäßige Angst zu geraten. In existentiellen Notsituationen werden diejenigen eher Angst haben, die die Sicherheit des Sich-Versorgt-Fühlens zu wenig oder nicht besitzen. Die emotionale Überzeugung, daß Existenzmittel ausreichen oder rechtzeitig beschafft werden können, ist dann ebenso beeinträchtigt wie das Vertrauen auf sich selbst. Selbstsicherheit und Selbstvertrauen ermöglichen in vielen Situationen Bewältigung von Angst. Ebenso sind Selbstachtung und Selbstanerkennung entscheidende Voraussetzungen für die Bewältigung von Depression.

8.3 Die Konstitution des Selbst

Menschen kommen nicht mit einem ausgebildeten Selbst zur Welt. Für die genannten vier emotionalen Qualitäten gibt es sicher genetisch verankerte, (naturgegebene) Anlagen, die ich im Begriff des *potentiellen Selbst* zusammenfasse. Sie alle entwickeln sich ausschließlich in einem sozialen Umfeld. Mitmenschliche Beziehungen stellen deshalb eine unabdingbare Notwendigkeit für das beginnende Leben und für den gesamten Entwicklungszeitraum dar. Sie sind mit den genannten vier Bereichen eng verknüpft, denn alle sozialen Verhältnisse müssen ein Mindestmaß an Aufgehobenheit, Versorgtheit, Vertrauen und Anerkennung bieten, jenseits kultureller und gesellschaftlicher Unterschiede.

Konstitution des Selbst unterscheidet sich von *Entwicklung* eines 'Ich', deren Schwerpunkt in der Bildungsgeschichte der *kognitiven* Fähigkeiten liegt. Bei der *Konstitution* des Selbst handelt es sich um eine *emotionale Bildungsgeschichte* von Selbst-Strukturen, die über 'Fähigkeiten' von Selbstsicherheit, Selbstvertrauen und Selbstachtung entscheiden.

Von den allgemeinen Beeinträchtigungsmöglichkeiten menschlichen *Lebens* ist die Konstitution des Selbst nicht ausgeschlossen. Äußere Umstände wie ökonomisch begründeter Mangel an Versorgung, aber auch unzureichende Betreuung kann diese mehr oder weniger negativ beeinflussen. In allen vier Bereichen gibt es spezifische Schädigungen, die sich bereits in der Kindheit, jedenfalls aber im Erleben und Verhalten der Erwachsenen bemerkbar machen. Menschen verfügen dann nicht, oder nur eingeschränkt über die genannten emotionalen 'Fähigkeiten'. Deutlich tritt dies in neurotischen oder psychotischen Symptomen in Erscheinung. So zeigen beispielsweise Menschen Angst, obwohl äußere Umstände dazu überhaupt keinen Anlaß bieten: Verarmungsangst ohne äußeren Anlaß, Mißtrauen (paranoide Angst) gegenüber zuverlässigen und wohlwollenden Menschen. Im Bereich von Anerkennung können Menschen Zuneigung, Beachtung, ja sogar Hochachtung, die ihnen entgegengebracht wird, nicht annehmen, weil ihnen die emotionale Voraussetzungen zur Selbstanerkennung fehlen.

Die ursprünglich umfassende Angewiesenheit der Kinder auf die Dimension von Aufgehobenheit relativiert sich durch die Entwicklung jener Aspekte des Selbst, den man im allgemeinen als funktionales 'Ich' bezeichnet. Dieses 'Ich' sollte sich aus der versorgenden 'Symbiose' (der Sphäre der vier Bereiche) herauslösen, den Weg von der passiven Versorgung zur eigenen finden, um schließlich Zentrum der eigenen

Seinsübernahme zu werden. Im allgemeinen wird dieser Aspekt als das 'Ich' der *Ichfunktionen* begriffen. Es ist das 'Erwachsenen-Ich', das begreifen, erkennen, selbständig und selbstverantwortlich handeln kann, ein 'Ich', das die Lebensbewältigung in der von der Gesellschaft vorgeschriebenen Form 'normal' leistet. In vielen Theorien wird dieses Ich als prinzipiell 'autonom' begriffen, wobei die Autonomie auf Fähigkeiten zu rationalem Erkennen und zu kontrolliertem Handeln zurückgeführt wird. Die hier immer wieder hervorgehobene Angewiesenheit auf emotionale Gegebenheiten wird dabei außer acht gelassen. Alle Funktionsfähigkeit eines 'Ich' einschließlich der kognitiven Potentiale ist von der Verfassung des Selbst abhängig, wodurch sich normative und moralische Vorstellungen von Autonomie als fragwürdig erweisen.

In einem vorangegangenen Abschnitt (Kap 3.5) wurde Angewiesenheit auf äußere Bedingungen (Nahrung, Unterkunft, Schutz usf.) zu Angst in Beziehung gesetzt und gezeigt, daß 'Autonomie' und damit absolute Angstfreiheit prinzipiell nicht erreicht werden kann. Diese Formulierung muß jetzt durch Angewiesenheit auf intakte Selbststrukturen ergänzt werden, die der 'inneren Dimension' zugehören und für die es ebenfalls keine Garantie ihres Zustandekommens und ihres Fortbestehens gibt. Halt und Sicherheit bietet auch das Selbstkonzept, das ebenfalls keinen unveränderlichen Bestand hat, sondern allein durch den zeitlichen Lebensverlauf immer wieder in Frage gestellt wird, ganz abgesehen von Ereignissen, die seine Revision erzwingen.

8.4 Das kreatürliche (leibliche) Selbst

Bei der traditionellen Aufteilung des Menschen wird die leibliche Dimension als 'Körper' begriffen und einem bewußten 'Ich' gegenübergestellt. Die sich daraus ergebenden Relationen betreffen zum einen kognitive Funktionen – 'ich' nehme meinen 'Körper' wahr, 'ich' erkenne ihn – und zum anderen die praktisch-steuernde Funktion – der 'Körper' macht das, was 'ich' will, er gehorcht meinen Befehlen, 'ich' beherrsche, kontrolliere, pflege ihn usf.

Zentraler Begriff der Konkreten Anthropologie ist das *Sein* oder das *Leben*, womit eine Aufteilung in Körper und Seele entfällt. Menschen leben leiblich und demnach gibt es weder ein körperloses Denken, noch einen bewußtlosen Leib. Alle Aussagen, die sich auf eine Relation zwischen Körper und Seele beziehen, müssen Begriffe verwenden, die meist nicht auf Reflexion und Begründung, sondern auf Gewohnheit und Tradition beruhen. Die unmittelbare Beobachtung konkreten *Lebens* zeigt keinen Grund für eine *substantielle* Trennung von Körper und Seele (Ich). Aussagen wie 'Ich beherrsche meinen Körper', 'ich trainiere ihn', 'ich pflege ihn', 'mein Körper läßt mich im Stich' usf. sind nur unter Voraussetzung der Begriffe 'Körper' und 'Ich' möglich. Diese Begriffe sind zur Beschreibung und Verständigung unerläßlich, ihnen kommt aber nicht der Rang erklärender Begriffe zu. In Situationen, in denen Menschen mit 'Leib und Seele' bei einer Sache sind, tritt weder ein 'Körper' noch eine 'Seele' in Erscheinung. Anders verhält es sich bei Schmerzen, Krankheiten und Verletzungen, wobei sich die leibliche Dimension in Form von Beeinträchtigung und Schmerzen meldet wie auch in gesunden Zuständen in Form 'körperlicher' Bedürfnisse nach Nahrung, Luft, Schlaf usf. Das ist ebenfalls kein Beweis für ein abgrenzbares bewußtes 'Ich', auch nicht für einen 'Körper', der sich auf diese Art bemerkbar macht. Bemerken oder Registrieren erfolgt im Selbstverhältnis. 'Ich *bin* hungrig', 'ich *brauche* frische Luft', 'ich *bin* müde' stellen nicht nur Aussagen dar, die eine Trennung vermissen lassen, sondern auch die unmittelbare Beobachtung weist keinen Unterschied zwischen 'Körper' und 'Ich' auf. Hunger heißt, daß *Leben* im Moment durch die Notwendigkeit von Nahrungsaufnahme bestimmt ist. Sobald sich die entsprechende Stimmung einstellt, werden im Weltverhältnis Nahrungsdinge wichtig. Allein durch Denken an Essen wird beim Hungrigen eine Speichelabsonderung ausgelöst. Zweifellos werden auch bereits im Magen Säfte sezerniert, die der Verdauung dienen. Dies kann aber nur in einer distanzierten und abstrakten Erfassung festgestellt werden, wozu eine *Umfunktionierung* des Beobachtungsstandpunktes erforderlich ist. Der konkrete Lebensvollzug muß dazu unterbrochen und in eine selbstreflexive Einstellung transformiert werden, damit Funktionen der inneren Organe 'gesehen' werden können. Ultraschallbefund und Magensonde zeigen zwar bestimmte Prozesse, aber nur durch Anwendung einer objektivierenden Methode. Der hungrige Mensch empfindet vielleicht Magenknurren, aber er hat kein Röntgenbild seiner Eingeweide vor Augen. Sobald ihm ein medizinischer Befund seines 'Körpers' gezeigt wird, befindet er sich nicht mehr im konkreten Lebensvollzug, sondern betrachtet sich selbst in der Weise des Arztes, der seinen Organismus untersucht. Niemals beschäftigt sich ein Hungriger mit seinen Verdauungsorganen, sondern immer nur mit Dingen, die für die Stillung seines Hungers in Frage kommen.

Bei einer organischen Verletzung macht sich der 'Körper' jedoch drastisch bemerkbar. Ein gebrochenes Bein gibt nicht allein Anlaß zu Schmerzen, man kann mitunter auch hervorstehende gebrochene Knochen sehen oder die ungewöhnliche Abwinkelung erkennen. Jetzt könnte ja die Trennung von 'Körper' und wahrnehmendem 'Ich' zu ihrem Recht kommen. Aber auch hier geschieht eine Verletzung, die den Menschen insgesamt und nicht nur einen Körperteil betrifft. Er ist in seinem konkreten Sein (Leben) verletzt worden und damit in seinen Möglichkeiten der Lebensbewältigung. Die ausgegrenzte Wahrnehmung des verletzten Körperteils ist nur in einer abstrakten Betrachtungsweise von anderen Wahrnehmungen zu trennen, selbst wenn unmittelbar nach der Verletzung sich diese momentan allein aufdrängen mag. Zwar sind die 'körperlichen' Schmerzen am Bein auf die organische Verletzung bezogen, sie sind aber letztlich nicht von jenen 'seelischen' Schmerzen zu trennen, die sich bei dem Gedanken an die Beeinträchtigung seines *Lebens* – z.B. einer Urlaubsunterbrechung oder gar Arbeitsunfähigkeit – einstellen.

Der Begriff des *Kreatürlichen Selbst* betrifft das *Verhältnis* zum eigenen Leib. Kreatürlich meint, daß der Leib natürlichen Wachstums- und Verfallsprozessen unterliegt, die gegenüber Wünschen, Denken, Vorstellungen einer Eigengesetzlichkeit folgen. Menschen können sich zwar vorstellen, ohne Nahrung zu leben und sie können dies auch faktisch versuchen. Es können Hungerrekorde aufgestellt werden; der Hungerstreik kann zur Verfolgung bestimmter Ziele eingesetzt werden, auch aus inneren Gründen gibt es einen Zwang zur Nahrungsverweigerung, wie bei der Magersucht. Letzten Endes muß aber den Anforderungen des kreatürlichen Selbst entsprochen werden, wenn Menschen überleben wollen. Das Vorfinden des 'Leibes' und die damit verbundene Eigengesetzlichkeit, das Entsprechen von Anforderungen, von denen das Überleben abhängt, all dies ist aber nur aufgrund des Selbstverhältnisses möglich. Es gibt demnach kein *unmittelbares (natürliches) leibliches Leben*, es ist immer 'vermittelt' durch den *Auseinanderfall des Verstehens im Selbstverhältnis*, was wiederum bedeutet, daß alles leibliche Geschehen immer interpretiert ist. Es ist darüber hinaus auch immer Bestandteil der Lebensbewältigung.

Drei verschiedene Existenzformen veranschaulichen das spezifisch Menschliche des leiblichen Seins. Die erste beinhaltet die Idee eines *körperlosen Lebens*, etwa in der Weise einer vom Körper getrennt existierenden Seele, die im Lauf der Menschheitsgeschichte in Philosophie und

Theologie immer wieder auftritt: das körperlose Leben – was immer man sich darunter vorstellen mag – bestünde jedenfalls in einer Seinsweise, bei der es weder Seinsübernahme (Lebensbewältigung) noch ein Verhältnis zum Leib gäbe. Die zweite spiegelt die Idee eines körperlichen Lebens wider, bei dem die Struktur von Verstehen und Seinsübernahme entfällt. Deren Stelle nähme eine immanente naturgegebene und damit problemlose Regelung der Lebensabläufe ein. Diese Existenzform scheint in außermenschlichen Lebensformen verwirklicht zu sein, beim Menschen gibt es sie nicht. Die dritte Idee wäre eine (körperliche) Daseinsweise, die zwar mit Strukturen von Seinsübernahme und Verstehen ausgestattet ist; sie befände sich aber in einem von Totalausfall dieser Strukturen bestimmten Zustand. Real gibt es diese Existenzform zeitweise in vorübergehender Bewußtlosigkeit und andauernd in Komazuständen. Im letzteren Fall spricht man von *vegetativen* Lebensprozessen als Restbestand; ein *bewußtes* Leben sei da nicht mehr möglich. An diese Vorstellung schließen sich dann ethische Überlegungen an, ab welchem Zeitpunkt man von einer Beendigung *menschlichen* Lebens ausgehen müsse und an welchen Organen dies festzumachen sei, da die heutigen Möglichkeiten der Intensivmedizin eine nahezu unbegrenzte Verlängerung dieser Art Leben gestatten. Die Vorstellung eines *vegetativen* Lebens, die dem Aristotelischen Stufenschema (Kap Einleitung – Konkrete Anthropologie) entstammt, stellt nicht nur eine Abstraktion, sondern auch eine Verkennung konkreten *Lebens* dar. Denn das *Leben* des sich im Koma Befindlichen ist eine extrem defiziente Daseinsform, die nur unter der Voraussetzung möglich ist, daß andere für die ausgefallene eigene Seinsübernahme dieses Menschen aufkommen. Ohne diese Übernahme würde er nur sehr kurze Zeit überleben. Technische Möglichkeiten einer Intensivstation können den Sachverhalt verdecken, daß der Ersatz körperlicher Prozesse zwar durch Maschinen erfolgt, diese letztlich aber immer Menschen bedienen. Sie sind es auch, die dem Bewußtlosen Nahrung zuführen, seine Ausscheidungsfunktionen sicherstellen, für Sauerstoff sorgen und damit die Struktur der Seinsübernahme demonstrieren.

Im Bereich von Wachstums- und Verfallsprozessen tritt das Selbstverhältnis in Form von Widersprüchen zwischen Vorstellungen, Wünschen, Phantasien von leiblichen Zuständen und dem realen leiblichen *Sein* deutlich in Erscheinung. Menschen können sich hierbei vieles vorstellen und wünschen, beispielsweise, daß der 'Körper' niemals erkranke, den Altersprozessen enthoben sei und immer leistungsfähig bliebe. Menschen sind imstande, sich selbst unter Druck zu setzen und das Ausmaß ihrer 'körperlichen' Leistungsfähigkeit zu überschätzen. Sie vermögen sich besonderen Anstrengungen auszusetzen, um bestimmte Ziele zu erreichen. Allen diesen Vorstellungen und Wünschen werden durch die Verfassung des kreatürlichen Selbst Grenzen gesetzt. Daraus folgen Überforderungskonstellationen, die in extremen Formen zu 'Nervenzusammenbrüchen' oder weitgehendem Ausfall von Funktionsfähigkeit führen. Ein wesentlicher Aspekt der *Begrenztheit* menschlichen Lebens tritt auf diese Weise in Erscheinung, der aber ohne das von Verstehen bestimmte kreatürliche Selbstverhältnis nicht denkbar wäre. Die Offenheit (Unbegrenztheit) der Verstehensstruktur und die auf verschiedene Weise zutage tretende Begrenzung entsprechen dem typisch menschlichen Widerspruch zwischen gedachten und erträumten Vorstellungen und deren immer nur begrenzten oder gar unmöglichen Verwirklichung.

Leibliche Vorgänge (Wachstumsprozesse und Generationsvorgänge) verlaufen zwar – isoliert betrachtet – eigengesetzlich, unabhängig von Willen und Vorstellung. Sie müssen aber gleichwohl immer in das *Leben* integriert werden. Auch dies ist nur möglich aufgrund von Verstehensprozessen. Eigengesetzlichkeit und unumgängliche Integration sind beim Menschen immer miteinander verbunden und daher sind Begriffe, die die Eigengesetzlichkeit isoliert betrachten, fragwürdig. Sie vernachlässigen den unleugbaren Tatbestand, daß alle natürlich-leiblichen Vorgänge Bestandteile der Lebensbewältigung sind. Allein aus diesem Grund können Diskrepanzen zwischen 'körperlicher' und 'seelischer' Reife entstehen, die auffällig in der Pubertät auftreten, im allgemeinen aber den gesamten Lebensverlauf betreffen. Diese Differenz kommt besonders deutlich im Bereich von Schwangerschaft zum Vorschein, wenn körperliches Wachstum und Geschlechtsreife eine solche zwar ermöglichen, der psychische Reifezustand aber dazu in einem Mißverhältnis steht. In Krisen der Lebensmitte tritt diese Diskrepanz zwar weniger auffällig, grundsätzlich aber in gleicher Weise in Erscheinung, wenn unübersehbare leibliche Zeichen das fortgeschrittene Lebensalter signalisieren. Der letzte Lebensabschnitt, dem kein weiterer folgt, ist mit der Anforderung verbunden, den nun offen zu Tage tretenden leiblichen Verfall und das sich damit ankündigende Ende des *Lebens* in die Lebensbewältigung und in das Selbstkonzept zu integrieren. Unbewältigte Konfliktsituationen und Krisen gerade in diesen Lebensabschnitten zeigen, daß eine Integration keineswegs immer in befriedigender Weise gelingt.

Selbsttäuschung, Ausweich- und Abwehrmanöver sind Modi des Selbstverhältnisses, die sich auf diese Diskrepanzen beziehen. Wenn sich jemand durch falsche Altersangabe jünger macht als er ist, sich jugendlicher kleidet als es seinem Alter entspricht, sich Schönheitsoperationen unterzieht usf., so sind das Verhaltensweisen, die allein aus den genannten Gründen verständlich werden. Die Fluchtstrategien stoßen jedoch trotz aller Gegenmaßnahmen auf Grenzen. Dem leiblich bedingten Verfall, der Leistungsminderung und den damit einhergehenden Einschränkungen kann letztlich nicht ausgewichen werden.

Das Selbstverhältnis ist mehr oder weniger 'bewußt'. Bewußtsein heißt hier, über einen Einblick in die eigenen Grenzen zu verfügen und dementsprechend zu handeln. Fehlt dieser Einblick, tritt eine eigenartige Modifikation des Selbstverhältnisses ein, das kreatürliche Selbst gewinnt die Oberhand und schreibt dann auf seine Weise den Gang des *Lebens* vor. Menschen können sich zwar aufgrund ihres offenen Spielraums lange Zeit unter Druck setzen, ohne daß dies auffällige Konsequenzen nach sich zieht. Früher oder später stößt die Überforderung jedoch an Grenzen, die sich dann in verschiedenen Erkrankungen, oder eben auch in einer Depression zeigen.

Ein Akzeptieren der Grenzen, die den Menschen durch die leibliche Verfassung seines *Lebens* gesetzt sind, und der damit verbundene Verzicht ist allein durch schmerzliche Trauerprozesse möglich. (Kap 10.1)

Im alltäglichen Bereich dokumentiert die 'Körpersprache' auf ihre Weise die Einheitlichkeit von Leib und Seele. Der 'Körper' bringt dabei nicht etwas 'Seelisches' zum *Ausdruck*. Er dient auch nicht als *Ausdrucksmedium*, sondern er ist das, was er zeigt. Gefühle, Affekte, Leidenschaften sind auch leiblich, die geballte Faust ist der Zorn, das Außer-sich-Geraten der panischen Bewegungsgestalt ist die Angst, und das In-die-Luft-Springen ist Freude. Wer die 'Körpersprache' mit ihren sublimen Nuancen versteht, kann in der 'Seele' des anderen 'wie in einem Buch lesen', heißt es. Er sieht dabei u.U. auch Dinge, die dem Betreffenden gar nicht bekannt sind, die aber nichtsdestoweniger in dieser Sprache zu Wort kommen. Sein 'Leib' gibt dann mehr zu verstehen als ihm 'bewußt' ist. Sein kreatürliches Selbst meldet sich auf diese Weise.

'Körpersprache' offenbart auch das Mißlingen von Seinsübernahme. Symptome der pathologischen Depression betreffen zwar in erster Linie Erlebensweisen wie Angst, Kummer, Bedrückung, äußern sich aber auch in Gehemmtheit der leiblichen Gestalt. Die schwere Depression wird in der Psychiatrie mitunter als 'Jammerdepression' beschrieben, wobei die Bezeichnung sich hier auf Klagen der Erkrankten bezieht. Den Ausdruck

'Jammergestalt', die sich auf die leiblichen Erscheinungsform bezieht, verwendet Binswanger in seiner Abhandlung "Melancholie und Manie".

> 'Ich sah die "Jammergestalt" und den tief melancholischen Blick dieser Frau zeitlebens so deutlich vor mir, daß ich aufs höchste erstaunt war, bei meinen Nachforschungen festzustellen, daß ich bei ihrem Hiersein nicht mehr als 10 Jahre alt war. Daß ich von dieser Gestalt, diesem Schicksal so tief beeindruckt sein konnte, hat seinen Grund darin, daß wir schon als Kinder viel mit unseren Kranken zusammen waren und von ihrem Schicksal aus den Reden der Erwachsenen manches erfuhren'. (Binswanger L 1960 S 24)

Binswanger nimmt diese Beobachtung erstaunlicherweise nicht als Anlaß zu einer Reflexion. Erstaunlich deshalb, weil dies von seinem phänomenologischen Ansatz, den er zeitlebens vertreten hatte, naheliegend gewesen wäre. Im Gegenteil, er entwertet seine Beobachtung mit dem Hinweis, diese sei eine 'bekannte Tatsache der praktischen Menschenkunde' und geht sofort zu seinen Ausführungen über das Transzendentale Bewußtsein bei Husserl über. Die Konstitution des (transzendentalen) Bewußtseins und seiner 'Verfehlung' der Konstitution der realen Welt wäre danach der (ontologische) Grund für die Depression (und Manie). Dies sei die wissenschaftliche Erklärung der Geisteskrankheiten auf der Bewußtseinsseite, mit der die naturwissenschaftliche auf der Körperseite ergänzt werden könnte. Es ist bemerkenswert, daß ein namhafter Vertreter der Phänomenologie in der Psychiatrie in seinem Spätwerk explizit zu der traditionellen Aufteilung des Menschen zurückkehrt, der er vorher immer entgegen getreten war.

Der als 'Melencholia I' bezeichnete Kupferstich Dürers von 1514 zeigt eine geflügelte weibliche Gestalt, deren Habitus zwar nicht an die 'Jammergestalt' erinnert, aber an körperlich sichtbare Zeichen von Depression. Dürers Stich hat Generationen von Kunsthistorikern zu Interpretationen veranlaßt, wofür die besondere Darstellungsform und der hohe Rang des Kunstwerks neben dessen Rätselhaftigkeit Anlaß gewesen sein mag. Der Kunsthistoriker E. Panofsky hat mit seiner über Fachkreise hinaus berühmt gewordenen Interpretation den historischen Kontext unter Anwendung der ikonographischen Methode aufgearbeitet und gezeigt, daß Dürers Kupferstich in eine Tradition der allegorischen Darstellung der vier antiken Temperamente einzuordnen ist, ebenso in die der Darstellungen von Saturn, der in der Astrologie der Melancholie zugerechnet wurde. Auch die personifizierten Darstellungen der Geometrie als Wissenschaft sollen bei der Verfassung des Werkes Pate gestanden haben. In einer Zusammenfassung seiner äußerst sorgfältig ermittelten Ergebnisse kommt Panofsky unter dem Titel "Der neue Sinn der Melencolia I" zu folgendem Ergebnis.

> Typengeschichtlich gefaßt wäre der Grundgedanke des Dürerstichs als eine der Melancholie verfallene 'Geometria' oder umgekehrt eine Melancholie mit einem Hang zur Geometrie. Doch diese anschauliche Vereinigung zweier Gestalten, von denen die eine das allegorisierte Ideal einer schöpferischen Geisteskraft, die andere die schreckenerregende Vorstellung eines zerstörerischen Seelenzustandes verkörpert, bedeutet weit mehr als eine bloße Verschmelzung zweier Typen, sie stiftet einen völlig neuen Sinn. (Klibansky R et al. 1992 S 449)

Der neue Sinn, der dadurch zustande kommt, daß Dürer "als erster die allegorische Gestalt der Melancholie auf die Ebene des Symbols gehoben hat" bestehe darin, daß hier eine "spezifisch menschliche Tragik" zur Darstellung gelange. Die Tragik bestünde in einem Widerspruch: auf der einen Seite die freie Kunst (Wissenschaft) der Geometrie, die durch ihr Streben nach einer sicheren und perfekten Erfassung von Weltzusammenhängen charakterisiert ist, auf der anderen Seite die Erfahrung, daß dieses Streben niemals das gewünschte Ziel erreicht, da die Begrenztheit des Menschen dies verhindert.

Die Melancholie ist bei Dürer nicht mehr die allegorische Bildwiedergabe eines (krankhaften) Temperaments, das sich vornehmlich durch Untätigkeit (acedia), Trägheit, durch Nichts-Tun und andere negative Qualitäten auszeichnet, sondern sie zeigt *die Erfahrung menschlicher Grenzen angesichts nicht erreichbarer Ideale.*

Die Darstellung dieses 'geistigen' Inhalts erfolgt im Medium der leiblichen Gestalt. Sie zeigt die offenbar überhistorischen Kennzeichen von Depression: das Niedergedrückte in der zusammengesunkenen Gestalt, den düsteren Blick, die Vergeblichkeit des Zwangsgrübelns, die Zeichen von Gehemmtheit der Aktivität und Bewegung. Dies alles steht aber nicht isoliert, sondern ist in einen Zusammenhang gebracht, auf den die zahlreichen Gegenstände im Bild, sicher auch die Landschaft im Hintergrund, und vor allem die Flügel und der Siegeskranz verweisen. Panofsky zitiert an dieser Stelle Ludwig Bartning: "Ein Genius, der Schwingen hat und sie nicht entfaltet, der den Schlüssel hat und doch nicht auftut, der den Kranz um die Stirn trägt und doch nicht in Siegesfreude leuchtet." (S 453)

II. Teil: Die Depressive Disposition

9. Die Disposition zur Depression

9.1 Begriffsbestimmung von 'depressiv'

Im heutigen Sprachgebrauch ist depressiv gleichbedeutend mit traurig, bekümmert, niedergeschlagen, antriebslos, pessimistisch gestimmt, ein eher vager Begriff, der auch auf kulturelle und wirtschaftliche Bereiche übertragen wird. Depressiv wird im folgenden als eine Art Oberbegriff verwendet für traurige, bekümmerte, niedergeschlagene *Erlebensweisen*, die sich in antriebslosem, verlangsamtem *Verhalten* bemerkbar machen und meist von gedrückten *Stimmungen* begleitet werden. Depressiv in diesem Sinn ist eine normale Erscheinung alltäglichen Lebens, die in verschiedenen Graden auftritt, üblicherweise aber vorübergehenden Charakter hat.

Von dieser ersten Bedeutung muß eine zweite unterschieden werden, die sich dadurch auszeichnet, daß die genannten depressiven Symptome intensiviert auftreten und anhalten. Es kommt dann zwar zu Stimmungsschwankungen, die depressive Stimmung behält aber, was Intensität und Dauer betrifft, die Oberhand. Erleben und Verhalten sind tiefgreifender betroffen als in der ersten Form. Ist hier diese zweite Form von Depression gemeint, ergibt sich dies entweder aus dem Zusammenhang oder es wird die Bezeichnung 'pathologisch' beigefügt. Dieser Begriff ist zwar fragwürdig, da es keine eindeutige Definition von 'normal' gibt und damit auch keine von Pathologie; er wird hier allein zum Zweck einer formalen Abgrenzung verwendet. Die zahlreichen medizinischen Begriffe für pathologische Depression – neurotische, reaktive, larvierte, endogene, psychotische – werden im Kapitel über pathologische Depression eigens behandelt.

Eine dritte Bedeutung betrifft einen *typologischen Aspekt*. Sie unterscheidet sich von den beiden anderen, da der beschriebene Typus nicht in jedem Fall und nicht in erster Linie 'depressive' Symptome im üblichen Sinn zeigen muß. Der als depressive *Disposition* bezeichnete Typus umfaßt ein Syndrom spezifischer Erlebens- und Verhaltensweisen, das unter bestimmten Bedingungen eine Voraussetzung für pathologische Depression sein kann. Gleichzeitig wird das dispositionelle Syndrom von einer unterschwelligen, vagen Symptomatik begleitet, die sich vor allem in

Mißbefindlichkeit, somatischer Dysfunktion, latenter gedrückter Stimmung und permanenter Ermüdbarkeit manifestiert. Die Bezeichnung *'der Depressive'*, die manchmal zur Darstellung des Typus verwendet wird, ist insofern mißverständlich, als es sich um keinen an Depression erkrankten Menschen handelt. Es sind damit immer zur Depression neigende Menschen – Mann oder Frau – gemeint, die aus dem 'Normalbereich' nicht herausfallen.

9.2 Der typologische Aspekt

Es gibt bestimmte Sichtweisen, Lebensstile und gleichbleibende Muster der Lebensbewältigung, die meist als *Charakter* bezeichnet werden. In der Antike gab es neben dem cholerischen, phlegmatischen und sanguinischen Temperament das *melancholische*, das ebenso wie die anderen als konstitutionelle Eigenschaft galt. *Melancholisch* steht für eine prinzipielle Neigung zu Erlebens- und Verhaltensweisen, die man heute depressiv nennt. Zahlreiche Typologien unseres Jahrhunderts teilen sich mit der Temperamentslehre die Vorstellung einer konstitutionellen Basis. Kretschmer diente der Körperbau, C. G. Jung die Psyche als Ausgangspunkt. Bei dem Dilthey-Schüler Spranger waren es bestimmte Lebensstile, bei Jaspers Weltanschauungen. Typologien veralten schnell; viele sind nicht einmal mehr dem Namen nach bekannt. Grund dafür ist die mehr oder weniger große Willkür bei der Auswahl der Ausgangsbasis für die jeweilige Typologie.

Typologien finden heute wenig Beachtung, weil sie kulturell bedingte Unterschiede und vor allem historisch-gesellschaftliche Veränderungen zu wenig oder überhaupt nicht berücksichtigen. Von ihrem Ansatz her gehen sie von der Annahme gleichbleibender Ausstattungen aus. Folgende Ausführungen haben zwar auch die Ausarbeitung eines Typus zum Ziel, er unterscheidet sich jedoch wesentlich von dem anderer Typologien.

Die Basis für den hier ins Auge gefaßten Typus bilden nicht konstitutionelle Ausstattungen, Charakterzüge oder körperliche Merkmale, sondern allgemein antreffbare Erlebens- und Verhaltensweisen. Aus der Sicht der Konkreten Anthropologie stehen sie in Zusammenhang mit Strukturen des *Lebens*. Historische und kulturelle Abwandlungen derselben sind zwar möglich, die Strukturen selbst werden aber davon nicht tangiert. In der Gegenwart sind kulturelle Unterschiede des Erlebens, z.B. von Freude und Trauer als Reaktionen auf freudige oder traurige Anlässe zwar nachweisbar, an den Grundgegebenheiten von Freude und Trauer und an ihren Anlässen ändert sich deswegen jedoch nichts. Für eine Betrachtung der Vergangenheit wird der Nachweis derartiger Unterschiede im Verhältnis zu gleichbleibenden Strukturen immer vom jeweiligen Menschenbild der Forschung abhängen. Es ist denkbar, daß manche der beschriebenen Phänomenbereiche in früherer Zeit bei einfachen Produktionsweisen und wenig differenzierten Gesellschaften manifest nicht in Erscheinung traten, was nicht ausschließt, daß Potentiale für derartige Phänomene vorhanden waren. So sind beispielsweise die Höhlenmalereien ein Beweis dafür, daß Potentiale für typisch menschliche Möglichkeiten bereits zu einer Zeit realisiert wurden, als sich die ökonomischen Verhältnisse im Vergleich zu heute auf einem denkbar niedrigen Stand befanden.

Ein weiterer wichtiger Unterschied zu anderen Typologien betrifft die Veränderungsmöglichkeit. Der Begriff Charakter beinhaltet das unveränderlich Angelegte und Gleichbleibende. Mit dem Charakterbegriff ist die Disposition insofern vergleichbar, als auch hier gleichbleibende Muster der Lebensbewältigung eine Rolle spielen. Die Depressive Disposition ist jedoch ein Ergebnis des Zusammenwirkens naturgegebener Anlagen mit ihrer Entwicklung in der Ontogenese. Das bedeutet, daß Prägung und Ausbildung dieser Anlagen in der Bildungsgeschichte des Selbst zustande kamen. Aufgrund der Struktur der *Zeitlichkeit* können Menschen ein Verhältnis zu ihrer Vergangenheit haben und somit auch zu ihrer Lebensgeschichte. Dies ermöglicht Revisionen und somit ein neues Verhältnis zur Gegenwart und zur Zukunft. Eine Veränderung der Depressiven Disposition ist möglich, sie stellt daher kein unabänderliches Schicksal dar, wie dies beim Charakterbegriff der Fall ist. Alle seit jeher bestehenden Formen von Psychotherapie beruhen auf dieser Möglichkeit, ganz abgesehen von Korrekturmöglichkeiten, die das *Leben* selbst mit seinen Wechselfällen bietet.

Die Psychoanalyse hat zur Charaktertypologie einen Beitrag geleistet, wobei die Triebentwicklung als Basis diente. Freud postulierte Stufen der sexuellen *Entwicklung* und meinte, die sexuelle Triebenergie würde zunächst die Mundregion zum ausführenden Organ nehmen, später die Ausscheidungszone und erst in der nächsten Phase die Genitalorgane. So gibt es nach Freud eine orale, anale und phallische Entwicklungsphase. Eine Fixierung etwa auf die anale Phase – sozusagen ein Stillstand der Entwicklung – hätte demnach zur Folge, daß bestimmte Einstellungen im späteren Verhalten der Erwachsenen vorherrschen: im *analen Charakter* die Trias Geiz, Sparsamkeit, Rechthaberei. Im *oralen Charakter* Verwöhnungstendenzen, Passivität u.a. Der Psychoanalytiker Schultz-Hencke entwarf einen modifizierten Ansatz, indem er Freuds Triebkonzept in Frage stellte und das Schwergewicht auf typisch menschliche 'Antriebe' verlagerte, auf das Streben nach Besitz, nach Macht und nach Liebe. In der Kindheit werden diese Antriebe im sozialen Umfeld eingeübt, dabei gefördert oder unterdrückt und in eine jeweils spezifische Form gebracht. Schultz-Hencke unterschied in Anlehnung an Neurosenbezeichnungen vier Formen: *schizoid, depressiv, zwanghaft, hysterisch.* (Riemann F 1975)

9.3 Der Begriff der Disposition

Disposition meint, daß Stimmungslagen, Beziehungsstrukturen, Vorlieben und Abneigungen, bevorzugte und unterdrückte Erlebens- und Verhaltensweisen sich zu einem gleichbleibenden Muster vereinigen, das die Art der Lebensbewältigung nachhaltig und weitgehend unbeeinflußbar bestimmt. In Begriffen der Konkreten Anthropologie ausgedrückt: die Disposition erschließt die drei Verhältnisse, das zur Welt, zu den andern und zu sich selbst in ähnlicher Weise wie eine Stimmung: durch Reflexion nicht einholbar und deswegen meist völlig unbeeinflußbar. Mit der Disposition wird darüber entschieden, wie und was man denkt, sieht, wie und was man erlebt und wie man sich verhält, aber auch, was man nicht sieht und nicht erlebt. Logisches Denken schließt diese Festlegung nicht aus, sie entscheidet jedoch über den Einsatz von Logik und vor allem über den Inhalt des Gedachten.

Es gibt sicher mehrere Dispositionen dieser Art, die depressive beeindruckt durch ihre relative Geschlossenheit und durch ihre wiederkehrende Erscheinungsform bei vielen Menschen besonders. Sie entsteht durch das Zusammenwirken verschiedenster Faktoren, wie Liebe und Haß; Beziehungsstrukturen wie die von Verbundenheit und Trennung; Strukturen, die Ordnung, Schuld, Freiheit und Notwendigkeit, aber auch Gefühle und Stimmungen wie Trauer und Freude betreffen.

9.4 Das Phänomen der Polarität

Menschliche Möglichkeiten treten in Form einer eigenartigen *Polarität* auf. Die Pole sind nicht voneinander ableitbar, schließen sich gegenseitig nicht aus und stehen auch nicht in Widerspruch zueinander. Es gibt zwischen ihnen keine Vermittlung im Sinn eines Ausgleichs oder einer Aufhebung zugunsten einer dritten Neukombination. Ein Pol kann ohne Berücksichtigung des anderen nicht zureichend begriffen werden. Das folgende Schema zeigt einige dieser Möglichkeiten.

EINHEIT	VEREINZELUNG
VERBUNDENHEIT	TRENNUNG
NÄHE	DISTANZ
HARMONIE, FRIEDEN	UNFRIEDEN, STREIT
GRENZENLOSIGKEIT	ABGRENZUNG
HINGABE	SELBSTBEZOGENHEIT
FREIHEIT	NOTWENDIGKEIT
SPONTANEITÄT	ZWANG
OFFENHEIT	FESTGELEGTHEIT
LOSLASSEN	FESTHALTEN
UNORDNUNG, CHAOS	ORDNUNG, NORM, GESETZ
LIEBE	HASS
FREUDE	TRAUER
UNSCHULD	SCHULD
ALTRUISMUS	EGOISMUS

Leben spielt sich immer im Zwischenfeld der Pole ab, und der jeweilige Schwerpunkt ist für die Lebensbewältigung von großer Bedeutung.

In Beziehungen zu anderen ist je nach Situation entweder der eine oder der andere Pol gefordert. Mitmenschliche Nähe ist in manchen Konstellationen unersetzlich und ein Mangel, sowohl an Fähigkeit dazu als auch an Einsatz, hat oft schwerwiegende nachteilige Folgen. Ebenso kann Nähe aber in vielen Fällen völlig unangebracht sein, und mangelnde Distanz zieht dann die gleichen Folgen nach sich. Dispositionell gibt es Schwerpunkte mit Fähigkeit zu Nähe oder Distanz. Sie bestimmen von vornherein den Umgang mit diesem Bereich.

Manchen Menschen fallen Trennungen nicht sonderlich schwer, sie geben bestehende Verbindungen ohne große Probleme auf und gehen neue ein. Man kann allerdings annehmen, daß dann die Verbundenheit nicht allzu tief war. Andere dagegen leiden unter Trennungen und bleiben oft auch dann an dem Verlorenen hängen, wenn die Trennung bereits erfolgt und unabänderlich geworden ist, was wiederum auf eine zu große Verbundenheit schließen läßt.

Vollkommenheit und Begrenztheit sind ein weiteres Beispiel für Polarität. Aufgrund der Verstehensstruktur und Offenheit können Menschen Ideale und Leitbilder haben, die alle – gleich welchen Inhalts – durch Tendenzen zur Vollkommenheit (Perfektion) ausgezeichnet sind. Es gibt Ideale selbstloser Liebe, Ideale lückenloser Befolgung von Gesetzen, Ideale absoluter Wahrheit. Im *Leben* steht Idealen immer deren begrenzte Realisierung gegenüber, und daraus entsteht das Problem möglicher und unmöglicher Verwirklichung. Bei absoluten Idealforderungen werden Grenzen nicht beachtet. Je 'reiner' und je 'höher' Ideale angesetzt, und je weniger Grenzen bekannt und anerkannt sind, um so größer wird die Wahrscheinlichkeit von Lebensbeeinträchtigung.

Das Phänomen Schuld hat für menschliches Leben große Bedeutung. In Schuld geraten, Schuld übernehmen und von Schuld befreit sein, sind Lebensphänomene. Schuld ist zum einen im Möglichkeitscharakter des Lebens begründet; Menschen haben immer mehr Möglichkeiten, als sie leben können. Zum anderen ist es die Offenheit des Lebens, die unerreichbare oder nicht völlig erreichbare Zielvorstellungen vorgibt, was wiederum Schuldphänomene zur Folge hat. Schließlich können Menschen Verpflichtungen anderen gegenüber eingehen und diesen nachkommen, aber auch andere benachteiligen und übervorteilen. Manche nehmen es mit der Erfüllung von Ansprüchen und Forderungen sehr genau und geraten dadurch leicht in Schuld, andere nehmen es in dieser Hinsicht nicht so genau, sie zeigen wenig Gewissensangst und wenig Schuldgefühle. Die Polaritäten von Schuld, Schuldbereitschaft und Nichtbeachtung von Schuld, ebenso die von Gewissenhaftigkeit und Ungebundenheit sind dafür kennzeichnend.

Das *Gesetz der Polarität* beinhaltet die Forderung nach einem Gleichgewicht. Vernachlässigung des einen Pols bewirkt ein Schwergewicht des anderen und umgekehrt. Dadurch entstehen spezifische Einseitigkeiten der Lebensbewältigung. Die Depressive Disposition ist ein Syndrom derartiger, sich gegenseitig bedingender und verstärkender Einseitigkeiten.

Am Beispiel der Polarität von Verbundenheit und Trennung läßt sich diese Konstellation mit ihren nachteiligen Folgen für die Lebensbewältigung erläutern. Überwiegt die Seite der Verbundenheit, d.h. zeigen Menschen wenig Bereitschaft zur Trennung, so hat dies ein Festhalten an Beziehungen, an Besitz, an Berufspositionen usf. zur Folge. Sie bleiben an Menschen und Dingen hängen, können diese nicht aufgeben und trauern ihnen übermäßig lang nach. Da Trennungen im Leben unvermeidlich sind, bleibt niemand davon verschont. Besteht in der Polarität kein Gleichgewicht, d.h. keine Fähigkeit, sich sowohl auf Verbundenheit einzulassen als auch notwendige Trennungen hinzunehmen, entsteht eine Einseitigkeit, die eine befriedigende Lebensbewältigung ausschließt. Auch bei bestehenden Beziehungen ist das Gleichgewicht der beiden Pole von Bedeutung. Fehlt die Bereitschaft zur Trennung, erhält die Tendenz zur Verbundenheit ein zu starkes Gewicht, indem an Beziehungen auch dann festgehalten wird, wenn diese sich als nachteilig erweisen oder gar Mißbrauch einschließen. Das komplexe Muster der Disposition wird erst dann voll verständlich, wenn das Zusammenwirken der Einseitigkeiten und deren gegenseitige Verstärkung erkannt wird. Festhalten an Verlorenem verstellt neue Möglichkeiten, es begünstigt ein Verharren in gedrückter Stimmung. Falls Lust und Freude ausschließlich auf der Seite von Verbundenheit, Harmonie und Verständnis gesucht wird, fallen Lustmöglichkeiten an der eigenen Seinsübernahme und damit am eigenen Können und an produktiven selbstbewirkten Veränderungen aus, da diese immer Konfrontation und Veränderung voraussetzen. In einer gehobenen Stimmung fällt es leichter, Verluste und Trennungen zu bewältigen und auf neue Möglichkeiten zu hoffen, als in einer gedrückten.

Das Krankheitsbild der *bipolaren Depression* ist für Einseitigkeit ein beeindruckendes Beispiel. Lebensbeeinträchtigung tritt hier in extremer Form auf: Antriebslosigkeit, Unbeweglichkeit, Unlebendigkeit, Darniederliegen aller vitalen Funktionen, Stimmung der totalen Ausweglosigkeit und Selbstanklage auf der Seite der Depression, volle Lebendigkeit, Beweglichkeit, überschäumende Lebenskraft und Lebenslust, grenzenloser Optimismus und Überschätzung der eigenen Möglichkeiten auf der anderen Seite der Manie. Die Einseitigkeit dieser extremen und nicht mehr lebbaren Formen tritt aber nicht gleichzeitig, sondern immer in einem Wechsel von einem Pol zum anderen auf. Es ist erstaunlich, wie wenig Beachtung dieses Spiegelbild menschlicher Existenz in Philosophie und Wissenschaft gefunden hat. Für die naturwissenschaftlich orientierte Psychiatrie bedeutet das *manisch-depressive Irresein* (MDI) sinnloser Wahn, der durch ererbte Defekte des Nervensystems verursacht wird. Die von der Phänomenologie beeinflussten *daseinsanalytischen* Richtungen in der Psychiatrie beschrieben Depression und Manie immerhin als *abgewandelte Formen* menschlichen Lebens. Sie blieben aber bei der Beschreibung stehen. Aus *situationsanalytischer* Sicht wurde der Zusammenhang von Depression und Manie mit der jeweiligen Lebenssituation thematisiert und der *'prämorbide' Charakter* der später an Depression Erkrankten untersucht. Tellenbachs Beschreibung eines *Typus melancholicus* muß als Vorstoß in ein bislang unbekanntes Gebiet der Psychiatrie gewertet werden. In Tellenbachs Ansatz fehlt jedoch eine anthropologische Reflexion und damit die Basis für eine umfassende Interpretation. Lebensbewältigung als Problem (und damit die Struktur der Seinsübernahme) wird nicht thematisiert und auch nicht der doch so offensichtliche Tatbestand, daß Depression und Manie großartige Einseitigkeiten von *Leben* und Lebensbewältigung darstellen.

10. Depressive Disposition und Lebensbewältigung I

Die Symptomatik depressiver Menschen hat in religiösen und moralischen Betrachtungen Anlaß zu Schuldzuweisungen gegeben. Im alltäglichen Umgang mit Depressiven trifft man in abgemilderter Form noch heute auf diese Einstellung. Hier wird zwar Depression nicht als 'Schuld', als 'Sünde', als moralische Verfehlung, als Verletzung der 'Ordnungen des Daseins', gewertet; aber Vorwürfe wie: sie seien an ihrem Elend selbst schuld, sie könnten doch anders leben, wenn sie nur wollten oder sie müßten nur einer geregelten Arbeit nachgehen, sind nicht selten. Alle Beurteilungen verweisen – in gewisser Weise zutreffend – auf einen Mangel. Der Mangel beruht aber in erster Linie nicht auf einem schwachen oder unvernünftig gesteuerten Willen, sondern auf polaren Einseitigkeiten, deren Prägung in der Bildungsgeschichte des Selbst stattgefunden hat. Dem Depressiven ist diese Herkunft unbekannt und daher erweist sich eine vernunft- und willensbestimmte Änderung seines Erlebens und Verhaltens als nur sehr bedingt möglich.

Kennzeichnend für die Depressive Disposition sind die im folgenden beschriebenen Polaritäten. Mit dieser Auswahl ist keineswegs deren gesamter Umfang erfaßt, nur einige markante Möglichkeiten werden heraus gegriffen, die das Zustandekommen der *Depressiven Disposition* verdeutlichen sollen. Die Reflexion auf typische Formen der Lebensbewältigung macht aber nicht nur 'pathologische' Abwandlungen begreifbar, sie zeigt auch Bedingungen von 'Normalität'.

10.1 Ordnung und Regellosigkeit

Phänomene von Ordnung und Gesetzmäßigkeit gibt es sowohl in der Natur als auch beim Menschen. Natürliche Phänomene, die sich in der Regelmäßigkeit der Planetenbewegungen, im Wechsel der Jahreszeiten, in den naturgesetzlich bestimmten Bewegungen und Verhältnissen zeigen, sind vorgegeben und unabänderlich. Seit jeher gehört die Beachtung natürlicher Gesetzmäßigkeiten zur Lebensbewältigung. Menschliche Ordnungen hingegen sind weder vorgegeben noch unabänderlich. Menschen müssen beiden Gesetzmäßigkeiten Rechnung tragen, was aber ausnahmslos innerhalb des Spielraums der Polaritäten geschieht.

Aus anthropologischer Sicht ist menschliches Sein nicht festgelegt. Ontologisch gesehen ist es ungeregelt, d.h. nicht mit natürlichen Schemata oder vorgegebenen Verhaltensmustern ausgestattet. Diese *Offenheit* hat zur Folge, daß menschliches Leben allemal einer Regelung bedarf, die verschiedene Aspekte betrifft:
- Sie erfolgt in einem Spielraum.
- Sie unterliegt kulturellen und historischen Wandlungen.
- Sie erfaßt nie absolut und lückenlos das gesamte *Leben*.
- Sie erfolgt im Verhältnis von Polaritäten.

Für das Thema ist der letzte, die Pole Ordnung und Regellosigkeit betreffende Aspekt relevant. Entscheidend dabei ist das Ausmaß oder die Intensität der Regelung, die jeweils größer oder kleiner ausfällt. Alle Regelung steht in einem prinzipiellen Widerspruch zu der nicht vollständig erfaßbaren Komplexität und unaufhörlichen Veränderung des *Lebens*. Eine absolute und für immer bestehende Regelung kann es nicht geben. Gleichzeitig ist *Leben* ohne jegliche Regelung nicht lebbar. Dem Gesetz der Polarität zufolge müssen sich alle mit *Leben* verträgliche Regelungen in einem Gleichgewicht der beiden Pole befinden. Im Folgenden geht es um die Beschreibung lebensbeeinträchtigender Ungleichgewichte der Depressiven Disposition, der auch allgemeine Hinweise für das Verhältnis der beiden Pole entnommen werden können.

Ordnung und Regellosigkeit sind aufeinander bezogen. Alle Regelung ist offen für Korrektur, Lockerung und Aufhebung, da es keine absolute und endgültige Regelung gibt. Lebenspraktisch gesehen führt jede übermäßige Tendenz zu Ordnung zu Unlebendigkeit, Einengung und Erstarrung, übermäßige Tendenz zu Regellosigkeit dagegen zu Unordnung, Haltlosigkeit und chaotischen Zuständen. In beiden Grenzfällen wird *Leben* beeinträchtigt oder kommt zum Erliegen.

Ordnungsprinzipien in Gestalt von Normen, Gesetzen, Geboten und Verboten finden sich vor allem im Verhältnis der Menschen zueinander. Gesellschaftliche Verhältnisse sind immer in irgendeiner Form geregelt und ohne Regelung hätten Gesellschaften keinen Bestand. Die Fragwürdigkeit von Normen, die Unmöglichkeit lückenloser Regelung durch Gesetze und das immer bestehende abweichende Verhalten verweisen jedoch auf den anderen Pol. Normen und Gesetze gesellschaftlicher Verhältnisse und politischer Formen haben Philosophie und Wissenschaft ausführlich beschäftigt. Bereits Platon und Aristoteles verfaßten dazu Schriften, auf die noch heute zurückgegriffen wird. Ein anderer Bereich, in dem

Ordnungen ebenfalls eine wichtige Rolle spielen, steht dagegen nicht im Mittelpunkt wissenschaftlicher Abhandlungen: das Alltagsleben.

Jeder Tag hat eine festgelegte Anzahl von Stunden, und daher müssen alle anfallenden Tätigkeiten in ein adäquates Verhältnis zu der zur Verfügung stehenden Zeit gebracht werden. *Tageseinteilung und Planung* sind somit unumgänglich. Davon betroffen ist nicht allein der Zeitaufwand für bestimmte Tätigkeiten, auch die Zeiten für Vereinbarungen usf. müssen geplant und eingehalten werden, ebenso Ruhezeiten. Einteilung des Alltags stellt eine Bewältigungsaufgabe besonderer Art dar, da es sich – zumindest in hochentwickelten Gesellschaften – um ein komplexes Feld handelt, und es verwundert nicht, daß hierbei Probleme auftreten. Tageseinteilung kann mißlingen, auch die Einhaltung der Planung; Unpünktlichkeit, Vergeßlichkeit, mangelnde Einschätzung von Zeitaufwand usf. beweisen es. Auch hier ergeben sich polare Möglichkeiten, die von strikter Planung und rigider Ordnung auf der einen Seite und Regellosigkeit und chaotischem Verhalten auf der anderen Seite gekennzeichnet sind.

Depressive verfügen über zu wenig Spielraum innerhalb dieser Polaritäten. Sie neigen zu einer übermäßigen Tendenz zu Ordnung und Regelung. Überwiegen von Ordnung veranschaulicht beispielsweise der Zustand einer Wohnung. Die Wohnung ist dann nicht nur blitzblank, man findet auch keine Spur von Unordnung oder Nachlässigkeit. Herstellung und Aufrechterhaltung eines derart perfekten Zustandes erfordert großen Zeit- und Kräfteaufwand, und es stehen nicht immer Dienstboten zur Verfügung. Dieser Aufwand gerät leicht in ein Mißverhältnis zu anderen Aufgaben des *Lebens*, die auch noch erledigt werden müssen. Gleiches gilt für alle Tätigkeiten. Auch Berufsarbeit kann extrem gewissenhaft ausgeführt werden, eben sehr 'ordentlich', mit denselben Folgen hinsichtlich Zeit- und Kraftaufwand. Auch hier fordert der übergroße Einsatz auf einem Gebiet seinen Preis, indem anderes ins Hintertreffen gerät. Es geht hier um eine besondere Form von Ökonomie, um die von Lebenszeit und Lebenskraft. Beides steht jeden Tag nur in begrenztem Ausmaß zur Verfügung, was eine adäquate Regelung erfordert. Haushalten mit Zeit und Kraft steht innerhalb der Rangordnung der Lebensbewältigung mit an erster Stelle.

Es ist erstaunlich, welch konkretes Anschauungsmaterial zum Vorschein gelangt, sobald man einen Blick dafür gewinnt. Menschen haben vor nicht allzu langer Zeit durch äußeren Zwang und die Notwendigkeit, zu überleben, im Verhältnis zu heute sehr viel mehr arbeiten müssen. Die

Art Mehraufwand, die beim depressiven Typus beobachtet werden kann, sieht anders aus. Er wird durch einen inneren Zwang veranlaßt, von dem der Betroffene nichts weiß. Für ihn gilt, daß immer alles in Ordnung sein, seinen Platz haben, und alles gewissenhaft und ordentlich ausgeführt werden muß. Die Arbeit muß jeden Tag zu Ende gebracht werden, nichts darf liegen bleiben. Unordnung und Ungenauigkeit sind ihm bereits als Vorstellung verhaßt. Überbetontes Ordnungsbewußtsein kann sich ebenso in übermäßigem Verantwortungsgefühl gegenüber anderen, gegenüber Angelegenheiten eines Betriebes oder einer Institution manifestieren. Depressive fühlen sich für alles verantwortlich, auch für Dinge, die sie überhaupt nicht berühren müßten. Es fällt ihnen schwer, zuzusehen, wenn Dinge nicht 'richtig', d.h .in ihren Augen nicht ordnungsgemäß verlaufen, oder Aufgaben ihren Vorstellungen entsprechend nicht sorgfältig genug ausgeführt werden; sie meinen, das sei eine Einstellung, die sich von selbst versteht.

Arbeit ist sinnvoller Lebensinhalt, wenn sie als befriedigende Tätigkeit erlebt wird. Arbeit, Pflicht, Leistung geraten aber unter einer rigiden Ordnungsforderung zu einem abstrakten Prinzip. Bei der Neigung des Depressiven zu *ordentlicher, gewissenhafter Leistung* fehlt ein Bezug zu Befriedigung oder Ziel. Dies wirkt sich dann besonders nachteilig aus, wenn die mit Überforderung erkaufte Einsatzbereitschaft und Leistungsorientierung nicht anerkannt wird. Sowohl im Beruf als auch im sozialen Umfeld gelten seine Qualitäten oft als selbstverständlich und werden dementsprechend weder gesehen noch gebührend honoriert. Hinzu kommt, daß Depressive häufig ihr Licht unter den Scheffel stellen und nicht über effektive Mittel zur Selbstdarstellung und zur Durchsetzung ihrer Belange verfügen.

10.2 Altruismus und Egoismus

Im mitmenschlichen Bereich trifft man auf den Gegensatz von Selbst-Interesse und den Interessen der anderen. Egoismus und Altruismus sind geläufige Begriffe, die sich auf diesen Gegensatz beziehen. Demnach denkt der Egoist zuerst an sich selbst, andere und deren Belange sind ihm weniger wichtig oder nur insofern, als sie den eigenen Interessen dienen. Der Altruist denkt zuerst an die anderen und an deren Bedürfnisse. Er selbst kommt, wenn überhaupt, erst an zweiter oder dritter Stelle in Betracht. Zahlreiche Gebote und Regeln, die sich auf die offenbar in der menschlichen Natur verwurzelten Neigung beziehen, zuerst an das geliebte Ego zu denken, belegen dies. Das Gebot der christlichen Nächstenliebe gehört dazu. Freud sagt, es sei undurchführbar, denn weder seien alle Menschen liebenswert, noch sei eine solche Inflation von Liebe mit den begrenzten menschlichen Möglichkeiten vereinbar. Der auf eine pessimistische Einschätzung des Menschen festgelegte Schopenhauer wird nicht müde, den Egoismus in all seinen zahlreichen Verkleidungen aufzudecken und dessen ganzes Ausmaß zu beschreiben. Er bezeichnet den Egoismus als

> 'Haupt- und Grundtriebfeder im Menschen'. Alles für mich, und nichts für die Anderen ist sein Wahlspruch. Der Egoismus ist kolossal, er überragt die Welt. Denn wenn jedem einzelnen die Wahl gegeben würde zwischen seiner eigenen und der übrigen Welt Vernichtung; so brauche ich nicht zu sagen, wohin sie bei den allermeisten ausschlagen würde. (Schopenhauer A 1962 S 728)

Im Verhältnis zu der auch heute noch weitverbreiteten Auffassung eines konstitutionell egoistischen Menschen scheint der Depressive eine diametral gegenläufige Position einzunehmen. Sein Schwerpunkt liegt auf der anderen Seite, beim anderen, sein Wahlspruch könnte lauten: Alles für den anderen, nichts für mich. Es sieht so aus, als sei der Depressive der geborene Altruist. Zieht man jedoch andere Polaritäten wie beispielsweise die von Einheit – Vereinzelung und die von Verbundenheit – Trennung und nicht zuletzt den problematischen Umgang mit Aggression in Betracht, so ist dies nur ein Aspekt. Depressiven fallen Trennungen schwer und sie legen großen Wert auf Verbundenheit mit anderen. Ebenso steht es mit der Vereinzelung, dem unabwendbaren Allein-Sein-Müssen, das alle Individuation notwendigerweise mit sich bringt. Bezieht man diese mit in die Betrachtung ein, so ergibt sich allerdings eine 'egoistische' Motivation, denn mit altruistischen Verhaltensweisen wird Verbundenheit hergestellt und Trennung vermieden. Überdies verträgt sich große Verbundenheit und Angst vor dem Allein-Sein nicht mit Disharmonie, Auseinandersetzung und Streit (Aggression). Der Altruismus des Depressiven stellt sich demnach als nicht frei von 'egoistischen' Tendenzen dar. Dies darf jedoch nicht als Ausdruck einer angeborenen Charaktereigenschaft interpretiert werden, sondern als Folge von Einseitigkeiten im Bereich der genannten Polaritäten.

Depressive sind eher zu wenig 'egoistisch', sie können ihre eigenen Bedürfnisse und Belange nicht oder nur ungenügend äußern. Wenn man etwas fordert, den Eigenwillen und damit das eigene Selbst ins Spiel bringt, so wird das nicht immer auf eine harmonische Entsprechung beim anderen treffen. Dieser wird ebenfalls seinen Eigenwillen zeigen und zu verstehen geben, daß er etwas anderes will. Das erfährt man aber erst, wenn man Forderungen stellt. Unter Umständen werden sie auch akzeptiert oder es gibt zumindest keinen großen Widerspruch, wenn nicht gar Möglichkeiten zur Kooperation. Der Depressive vermeidet jedoch von vornherein eine Auseinandersetzung, die er durch seinen Eigenwillen und seine Bedürfnisse in Gang brächte. Er kommt nicht auf die Idee, selbst etwas für sich zu fordern. Er kennt das Gefühl des 'Ich will, weil ich will', die Grundlage des eigenen Wollens nicht oder zu wenig und falls er in diese Zone gerät, plagt ihn sein schlechtes Gewissen. Eine Auseinandersetzung, eine Konfrontation mit den Wünschen, Interessen der anderen unterbleibt, was zur Folge hat, daß andere das Geschehen bestimmen und seine eigenen Belange keine Berücksichtigung finden. Gleiches gilt für den Bereich der Eigenmacht, dem Gefühl, selbst etwas bewirken, in die Wege leiten, etwas produzieren zu können. Auch hier verfügt der Depressive nicht oder nur begrenzt über diese Möglichkeiten, aus demselben Grund wie im Bereich des eigenen Wollens. War es dort der Gegenwille der anderen, so ist es hier die Andersartigkeit der Dinge, die den Depressiven schon im Vorfeld davor zurückschrecken läßt, Verhältnisse zu verändern und umzugestalten. Es ist die Angst vor Disharmonie, den Differenzen und der Diskrepanz zwischen Selbst und der Welt. Trennung vom anderen, Distanzierung, Anderswollen, Andersmeinen, Andershandeln als der Andere bedeutet Bruch mit Einheit, Übereinstimmung, Harmonie und Sympathie. Die Gegendimension von Auseinandersetzung und Streit fürchtet der Depressive wie Gift, er will und kann nicht streiten, böse sein, kämpfen, was wiederum heißt, er kann sich nicht durchsetzen. Seine Belange, Interessen und Wünsche geraten ins Hintertreffen.

Die Einschätzung anderer wird häufig von der eigenen Einschätzung geleitet. Es wird davon ausgegangen, daß der andere so denkt und handelt wie man selbst. Depressive sind oft bescheiden, zurückhaltend und hilfsbereit und sie übertragen diese Eigenschaften auf andere, was sich oft als folgenschwerer Irrtum erweist. Es gibt, wie Schopenhauer richtig erkannte, begründete Vermutungen, daß viele Menschen dazu neigen, in erster Linie ihren Vorteil im Auge haben und alle erdenklichen Strategien einsetzen, dies zu erreichen. Sie stellen Forderungen oder nehmen etwas für sich in Anspruch, ohne darüber groß nachzudenken oder gar ein schlechtes Gewissen zu haben. Diese Möglichkeit übersieht der Depressive, was zu dem bekannten Sachverhalt führt, daß Menschen von anderen ausgenützt werden, ohne daß Macht- oder sonstige äußere Verhältnisse dazu Anlaß geben. Es muß nicht unbedingt grober Egoismus oder Rücksichtslosigkeit der anderen sein, der Depressive konstelliert oft selbst die Situation mit seinen Angeboten und seiner naiven Einschätzung der anderen. Auch die Zurückweisung von Forderungen, eine wichtige Fähigkeit zur Selbstbehauptung, kann beim Depressiven fehlen oder nur eingeschränkt zur Verfügung stehen. Sie könnte, gemäß dem Erleben des Depressiven, Distanz oder Aggression heraufbeschwören, eigene oder die der anderen. Jedes Nein zum Willen der andern setzt die Bereitschaft voraus, seinen eigenen Standpunkt und seine eigenen Belange zu verteidigen und sie gegen andere abzugrenzen. Depressive können nicht Nein sagen, sie sagen immer Ja, auch dann, wenn sich dies für sie nachteilig auswirkt.

10.3 Schuld, Schuldgefühl, Gewissen

Ein weiteres Kennzeichen der *Depressiven Disposition* ist die übermäßige Bereitschaft zu Schuld und Schuldgefühlen. Diese Neigung entspringt einer generellen Einstellung, bei der – ähnlich einer Stimmung – der Lebensablauf unter dem Vorzeichen einer potentiellen oder tatsächlichen Verschuldung steht. Eine Einstellung, die sich in wiederkehrenden Erlebens- und Verhaltensweisen nachweisen läßt.

Depressive fühlen sich für Dinge schuldig, mit denen sie gar nichts oder nur entfernt etwas zu tun haben und sie klagen sich wegen Verfehlungen an, die kaum der Rede wert sind. Unberechtigte Vorwürfe, Schuldzuweisungen, Forderungen und Ansprüche anderer werden ohne Prüfung auf Rechtmäßigkeit akzeptiert und nicht zurückgewiesen. Übermäßige Schuldbereitschaft beweisen jene grotesken Fälle, wobei Menschen sich für Fehler anderer schuldig fühlen.

Depressive kommen von ihrer 'Schuld' nicht los, bleiben an ihr hängen, selbst die Zeit bringt keine Veränderung. Sie fühlen sich auch für längst erledigte Dinge schuldig. Ihre Selbstanklage bleibt ungemindert fortbestehen, so als hätten sich die Verfehlungen erst eben ereignet. Entlastung von Schuld scheint nicht möglich zu sein. Schuldbereitschaft manifestiert sich auch in der Schuldvermeidung. Depressive fürchten Schuldgefühle und vermeiden daher Situationen, von denen sie annehmen, sie könnten durch sie in Schuld geraten. Schuldvermeidung erstreckt sich auf alle Bereiche möglicher Verschuldung. Werden dennoch Verpflichtungen eingegangen, besteht die Tendenz, sie so schnell wie möglich wieder aufzulösen. Schuld wird in all dem ohne einen adäquaten Bezug zum Anlaß erlebt. Depressive fühlen sich schuldig ohne nach dem Grund zu fragen. Sie verfügen über keine zuverlässige Einschätzung und kein verläßliches Kriterium von Schuld.

Alles Erleben von Schuld stellt ein Belastungsmoment dar, ganz abgesehen von den Folgen, die durch unangemessene Schuldübernahme entstehen. Dieser eher offensichtlichen Belastung steht jedoch eine andere, tiefgreifendere zur Seite, die auf Schuldvermeidung beruht. Jede Handlung geht unvermeidlich mit dem Risiko einher, in Schuld zu geraten. Diese Gefahr vermeidet der Depressive oft in erheblichem Ausmaß, mit dem Ergebnis, daß viele erfolgversprechende Gelegenheiten nicht wahrgenommen werden.

Schuldbereitschaft erinnert an die bereits erwähnte übermäßige Tendenz zur Ordnung. Dort stand sie in einem polaren Verhältnis zu Regellosigkeit. Gibt es auch eine Polarität von Schuld – Schuldlosigkeit? Phänomenologisch nachweisbar ist eine unterschiedliche Einstellung zu Schuld. Man findet Menschen, mit sehr geringer Neigung zu Schuldgefühlen und wenig Bereitschaft, sich auf Verpflichtungen einzulassen. Der Hochstapler, der gewissenlose Spekulant, der Heiratsschwindler, sind Beispiele, bei denen Schuldbewußtsein zu fehlen scheint. Viele Menschen nehmen es in dieser Hinsicht nicht so genau, neigen nicht zu Schuldgefühlen, bekommen nicht so leicht ein schlechtes Gewissen. Formal gesehen steht der Bereitschaft zum Schuldig-Sein eine zum Nicht-Schuldig-Sein gegenüber. Das bedeutet nicht Abwehr von Schuld oder eine simple Negation, sondern es handelt sich um eine prinzipielle Einstellung.

Im *Leben* ist es unmöglich, allen Forderungen, Ansprüchen oder Normen, die sich aus einer konkreten Situation ergeben, gerecht zu werden. Bei Goethe findet sich der Ausspruch: *Der Handelnde ist immer gewissenlos. Es hat niemand Gewissen als der Betrachtende.* Goethe meint, der Handelnde sei gewissenlos, weil im Handlungsvollzug keine Rücksicht auf eine strikte Beachtung aller Umstände genommen werden könne, sonst käme die Handlung nicht zustande. Ein auf Perfektion Festgelegter grübelt und handelt nicht. Der Handelnde, den Goethe meint, 'weiß' darum, daß man immer in Schuld geraten kann, wenn man handelt, denn alles *Leben* besteht aus einer nicht endenden Kette von Handlungen. Er überprüft seine Handlung nicht im spontanen Vollzug, sondern in der tatenlosen Distanz, was wiederum künftige Handlungen beeinflussen wird. Das aber tun nur Menschen, die Gewissen haben, die Schuldbereitschaft kennen und anerkennen. Sie wissen allerdings gleichzeitig, daß mit allem Handeln unausweichlich 'Schuld' entsteht.

Depressiven Menschen ist diese Zone und das Akzeptieren von unvermeidlicher 'Schuld' weitgehend unbekannt. Ihre Schuldbereitschaft versperrt den Weg zu einem Spielraum im Umgang mit Schuld und damit auch zu einer unvoreingenommenen Betrachtung deren möglichen Ausmaßes. Auf der anderen Seite der Polarität, der geringen Bereitschaft zu Schuld scheinen sich dagegen nicht wenige Menschen zu befinden. Sie zeigen das gerade nicht, was der Depressive im Übermaß hat. Freud sagt in einer Bemerkung zu Kant:

> In Anlehnung an einen bekannten Ausspruch Kant's, der das Gewissen mit dem gestirnten Himmel zusammenbringt, könnte ein Frommer wohl versucht sein, diese beiden als die Meisterstücke der Schöpfung zu verehren. Die Gestirne sind gewiß großartig, aber was das Gewissen betrifft, so hat Gott hierin ungleichmäßige und nachlässige Arbeit geleistet, denn eine große Überzahl der Menschen hat davon nur ein bescheidenes Maß oder kaum soviel, als noch der Rede wert ist, mitbekommen. (Freud S 1933 S 112)

Hier interessiert allein die erhöhte Schuldbereitschaft der Depressiven.

Freud hat mit seinem *Konzept des Über-Ich* zum Verständnis der Entstehung übermäßiger Schuldbereitschaft einen wichtigen Beitrag geleistet. Die in der Fachliteratur immer wieder thematisierte Fehlbarkeit des Gewissens wurde dadurch in ein neues Licht gerückt. Nach Freud ist das menschliche Kind in seiner lang andauernden Entwicklung nicht nur von der Versorgung durch die Eltern oder anderen abhängig, sondern auch von den Vorbildern, die sie ihnen bieten. Kinder verfügen über keine naturgegebene Verhaltensregelung und müssen sich deshalb die Regelung ihres Verhaltens durch Vorgaben und durch Identifikation mit ihren Versorgern aneignen. Der als 'Sozialisation' bezeichnete Vorgang ist nicht unberührt von Zwang und Macht und daher keineswegs unproblematisch. Abweichung und Nichtbefolgung der Gebote und Verbote der Erzieherinstanz wird mit Strafe oder Strafandrohung geahndet, wodurch Angst vor Nichterfüllung von Normen entsteht. Zunächst ist sie äußerlich, richtet sich auf die als mächtig erlebten Personen. Im Verlauf der Entwicklung werden die Regelungen aber schrittweise durch Identifizierung verinnerlicht. Die Angst vor der äußeren Instanz verwandelt sich in die vor einer inneren. Freud nennt sie das *Über-Ich* und meint, diese Instanz sei genauso strafend und angstmachend wie die, von der sie herrührt. Angst vor dem Über-Ich äußert sich dann nach Freud als Gewissensangst oder als Schuldgefühl. Im Selbstverhältnis fühlt man sich gegenüber dem Über-Ich ebenso schuldig wie gegenüber den Autoritäten der Vergangenheit. Durch dessen weit zurückliegende Entstehung bleibt die Herkunft des Über-Ichs weitgehend unbekannt, seine Anweisungen werden als innere Stimme – als Gewissen – erlebt. Gewissen kann sich aber auch als globale unbewußte Bereitschaft, 'gewissenhaft' zu sein, äußern.

Freuds Konzept liefert einen Hinweis auf das Zustandekommen übermäßiger Schuldbereitschaft, die in der weit zurückliegenden Kindheit in der Interaktion mit den Erziehern ihren Ursprung hat. Art und Weise der Übernahme von Regeln in der Kindheit herausgestellt zu haben, ist Freuds bleibendes Verdienst. Diese Übernahme reicht allerdings noch viel weiter als Freud vermutete, nämlich bis in die frühe Kindheit und betrifft nicht nur die Regelung von Sexualität und Aggression. Von den Interaktionen in der frühen Beziehung wird der gesamte Bildungsprozeß des Selbst bestimmt und damit die Regelung aller Verhaltensweisen. Freuds Theorie beinhaltet auch, daß Regelsysteme im Hinblick auf das Gelingen von Lebensbewältigung unadäquat sein können. So erweisen sich verinnerlichte Normen bei Neurosen und Psychosen als krankmachend und lebensbeeinträchtigend.

Schuld und Gewissen werden bei Freud – ähnlich wie bei Nietzsche – genetisch interpretiert. Freud sieht die Entstehung von Schuld in der Individualgenese, Nietzsche in der kollektiven Entwicklung der Menschheit. (Nietzsche F 1956) Beide stellen die anthropologische Frage nach der Herkunft von Schuld und Gewissen nicht. Als geniale Beobachter menschlichen Erlebens geben sie aber gleichwohl Hinweise auf ein Verständnis dieser Phänomene. Freud macht auf die Fragwürdigkeit gesellschaftlicher Normen und ihrer Regulierung in Gestalt des Gewissens aufmerksam; Nietzsche auf die Grausamkeit, mit der Menschen gegen sich selbst vorgehen. Gegenüber Freuds Auffassung einer individuellen Verinnerlichung äußerer Gewalt beschreibt Nietzsche den gleichen Prozeß kollektiv-historisch. Er interpretiert diesen Tatbestand durch die in früheren Zeiten geübten Praktiken von Folter und Hinrichtung bei Übertretung von Normen und meint, diese seien, durch den Zivilisationsprozeß bedingt, verinnerlicht worden und hätten so ihre Spuren im Gedächtnis hinterlassen. Menschen kämen dadurch in die Lage, mit sich selbst gleichermaßen so umzugehen wie einst die strafende Obrigkeit mit Gesetzesübertretern.

Freud wurde bei seinen Behandlungen mit dem Phänomen der Selbstdestruktion auch in Form des *'Wiederholungszwangs'* konfrontiert, wobei

Kräfte als Widerstand gegen Heilung auftraten und somit gegen eine befriedigende Lebensbewältigung. Diese beeindruckende Möglichkeit von selbstzerstörerischen Kräften veranlaßte ihn zu einer grundlegenden Revision seines Triebkonzeptes, in dem bislang das Lustprinzip als zentrale Regulationsinstanz galt. In seiner späten Arbeit 'Jenseits des Lustprinzips' bekennt sich Freud zum Konzept eines eigenständigen Destruktionstriebs, der nun als Ursache äußerer und innerer Zerstörungstendenzen angesehen wird.

> Verhinderte Aggression scheint eine schwere Schädigung zu bedeuten; es sieht wirklich so aus, als müßten wir anderes und andere zerstören, um uns nicht selbst zu zerstören, um uns vor der Tendenz zur Selbstdestruktion zu bewahren. Gewiß eine traurige Eröffnung für den Ethiker! (Freud S 1933 S112)

Wie kann Selbstdestruktion begriffen werden, ohne auf das spekulative Konzept eines Todes- oder Destruktionstriebes oder auf metaphysische Konstruktionen eines Willens zur Macht zurückzugreifen? Dieser weitreichenden Frage kann hier nur im Zusammenhang mit der Depressiven Disposition nachgegangen werden. Ihre Beschreibung ermöglicht immerhin einen gewissen Einblick in die konkreten anthropologischen Verhältnisse von Selbstdestruktion.

Die gängige psychoanalytische Erklärung für Selbstdestruktion beruht zu einem überwiegenden Teil auf dem Triebkonzept: gehemmte oder verdrängte aggressive Energie, die sich mangels äußerer Abfuhr nach innen wendet. In der psychoanalytischen Praxis mag diese Auffassung zum Verständnis der weitverzweigten Symptomatik eine Orientierung bieten und als pauschales Erklärungsmodell dienen, für eine anthropologische Betrachtung ist sie nicht nur ungenügend, sie verstellt auch Fragen zu diesem, für menschliches Leben und Zusammenleben ungemein wichtigen Bereich.

Ein herausragender Befund der Depressiven Disposition betrifft das Überwiegen der altruistischen Seite und der dazu in Entsprechung stehende Ausfall 'aggressiven' Erlebens und Verhaltens. Damit geht die Vernachlässigung der 'egoistischen' Seite einher. Werden nur die Belange der anderen und deren Erwartungen gesehen und berücksichtigt, so müssen zwangsläufig eigene Bedürfnisse in den Hintergrund treten. Diese Konstellation hat den Ausfall wichtiger Bereiche zur Folge, der in vielen Konzepten als Frustration oder verdrängte Aggression begriffen wird. Konkret bedeutet dies

- Ausfall von genuiner und unmittelbarer Befriedigung in Beziehungen und im Bereich ausgeübter Tätigkeiten. Befriedigung kann, wenn überhaupt, nur auf Umwegen erreicht werden.
- Ausfall von Konfrontation, Abgrenzung und Distanzierung im mitmenschlichen Umfeld bedingt Ressentiment, Neid und Rachegefühle, die wiederum auch unter dem Druck von Schuldgefühlen nicht unmittelbar erlebt und ausgelebt werden. Sie machen sich nur auf vielfältigen und oft kaum mehr erkennbaren Umwegen bemerkbar.
- Ausfall von Selbstbestätigung und Selbstachtung.

Letzterer Aspekt betrifft die Selbstentwertung, der in der *Depressiven Disposition* eine erstrangige Rolle zufällt. Ständige Überforderung, Ausfall an unmittelbarer Befriedigung, Enttäuschung über Mißerfolge, durch mangelnde Selbstdarstellung und Selbstbehauptung bedingte fortlaufende Kränkungen untergraben das ohnehin auf schwachen Füßen stehende Selbstgefühl. Damit ist der Boden für Selbstanklage und Selbstverurteilung vorbereitet, die destruktive Tendenzen gegen das eigene Selbst mobilisieren. Das Selbst wird nicht nur angeklagt, an all diesen Fehlschlägen schuld zu sein, sondern es wird auch dementsprechend behandelt, mitunter in grausamer Weise, wofür wieder die in der Kindheit gemachten Erfahrungen als Vorbild dienen. Vom Gesetz der Polarität her gesehen ist die Aggression im Selbstverhältnis eine Folge der Mißerfolge und des Nichtgelingens der Lebensbewältigung, deren letzte Gründe dem Betreffenden unbekannt sind. Es handelt sich demnach nicht um einen angeborenen Trieb, der pauschal Zerstörung und Tod zum Triebziel hat, auch nicht um verinnerlichte kollektive Erfahrungen, sondern um mißglückte und nicht gelebte Formen des *Lebens*, die auf selbstdestruktive Weise ihren Ausdruck finden.

Von diesen bekannteren Formen der Selbstdestruktion muß eine weitere unterschieden werden, bei der nicht (umgrenzbare) Mißerfolge und mangelnde Befriedigung im Mittelpunkt stehen, sondern das eigene Dasein Ziel und Inhalt der Selbstverurteilung ist. Es macht einen großen Unterschied, ob jemand sich aufgrund von Minderwertigkeiten schuldig fühlt oder ob sich die Schuld auf den Tatbestand seines Seins überhaupt richtet. Verbindet sich eine derart fundamentale Selbstabwertung mit anderen Aspekten der Depressiven Disposition, dann entsteht die Tendenz zur Auslöschung des eigenen Selbst. Es handelt sich dabei auch nicht um eine Aggression nach 'innen', die mangels eines äußeren Feindes nun einen inneren suchen muß, sondern Ziel der Vernichtung ist das als nichtig erlebte eigene Dasein.

10.4 Selbstdestruktion und das Recht auf Leben

Ein wichtiger Aspekt des Selbstverhältnisses ist die Selbsteinschätzung und die damit zusammenhängende Bewertung des eigenen Selbst. Auch hier gibt es unterschiedliche Einstellungen. Manche finden sich attraktiv, intelligent, rundum in Ordnung und gut, andere sehen sich eher auf der Gegenseite, häßlich, dumm, minderwertig. Selbstbilder sind immer auch abhängig von herrschenden gesellschaftlichen Leitvorstellungen und Idealen, die vorgeben, wie man zu sein hat. Entscheidend für Selbsteinschätzung sind jedoch Erfahrungen in der Kindheit. Es sind die Augen der anderen, die jene in Grundzügen festlegen.

Aus den zahllosen Möglichkeiten, die zur Selbsteinschätzung beitragen, greife ich eine Konstellation heraus, die in der *Depressiven Disposition* sehr häufig vertreten ist. Es gibt Menschen, die in ihrem Erscheinungsbild und Verhaltensstil den Eindruck machen, als müßten sie sich für ihr Dasein, für ihre Anwesenheit entschuldigen oder gar ihre Existenz eigens rechtfertigen. Sie fühlen sich nicht in erster Linie schuldig, weil sie etwa ein Gebot oder ein Verbot mißachtet haben, sondern sie scheinen sich aufgrund ihres bloßen Daseins schuldig zu fühlen. Das für andere selbstverständliche und nicht weiter befragte *Recht auf Leben* scheinen sie sich nicht zugestehen zu können; sie verhalten und erleben sich so, als hätten sie ihr *Leben zu Unrecht* erhalten.

Anthropologisch gesehen handelt es sich um ein merkwürdiges Phänomen. In vielen politischen und soziologischen Theorien wird der Standpunkt vertreten, jeder Mensch habe das Recht zu leben. Das Recht auf Leben ist heute in den meisten Staatsverfassungen verankert und geschützt. Dabei wird allerdings vorausgesetzt, daß jeder dieses Recht für sich in Anspruch nehmen kann und daß er in der emotionalen Überzeugung lebt, dieses Recht zu besitzen. Das Gesetz deckt den Bereich äußerer Angriffe ab, kann aber nicht den Fall berücksichtigen, daß jemand sich selbst das Recht auf Leben abspricht.

Der Beginn menschlichen Lebens ist davon gekennzeichnet, daß der jeweilige Neuankömmling ins *Leben* eintritt, ohne die Möglichkeit, über dieses sein *Leben* in irgendeiner Weise zu verfügen. Keiner wird gefragt, ob er sein *Leben* haben will oder nicht. Selbst wenn dies der Fall wäre, niemand könnte zu diesem Zeitpunkt wissen, welchen Verlauf dieses *Leben* nehmen würde und das wäre eine Voraussetzung für die Entscheidung. Dostojewski greift in seinem Roman 'Die Brüder Karamasoff' diese Thematik auf und läßt einen der Brüder sagen, er gäbe seine Eintrittskarte (ins Leben) angesichts einer Welt zurück, in der Kinder gequält und zu Tode gehetzt werden. Das aber konnte er erst sagen, nachdem er die Verhältnisse kennengelernt hatte. Es bleibt ihm nur die Möglichkeit, seinem *Leben* selbst ein Ende zu setzen, denn zurückgeben kann er 'die Eintrittskarte' nicht.

Menschen werden geboren, sie bringen sich nicht selbst auf die Welt. Sie werden in die jeweiligen historisch-gesellschaftlich-familiären Verhältnisse hineingeboren, die sie zu diesem Zeitpunkt weder kennen noch in irgendeiner Form beeinflussen können. Nichtsdestoweniger müssen sie als Erwachsene ihr *Leben* mit diesen Eintrittsbedingungen übernehmen.

Grundbedingung für das *Leben* des Neuankömmlings ist ein Mindestmaß an Anerkennung. Mit Anerkennung meine ich hier den Tatbestand, daß das *Sein* des neuen Menschen von anderen anerkannt wird, nicht irgendwelche Ausstattungen. Diese Form von Anerkennung ist keineswegs selbstverständlich, wofür die Menschheitsgeschichte ausreichend Belege liefert. Wie bereits mehrfach erörtert, gibt es für menschliches Leben keine naturgegebene Regelung. Menschen müssen ihre Regeln selbst aufstellen und dies gilt auch für den Bereich der 'Geburtenregelung'. Vergleichbares findet sich im übrigen Lebensbereich nicht. In der Natur, soweit der Mensch nicht eingreift, wird Nachkommenüberschuß durch Selbstregulation in Grenzen gehalten, was beim Menschen fehlt. Solange es genug Platz auf der Erde gab, war das globale Problem einer Bevölkerungsexplosion nicht vorhanden. Aber auch in früheren Zeiten mußte jede Gemeinschaft darauf achten, daß die ihnen zur Verfügung stehenden Ressourcen in einem ausgewogenen Verhältnis zur Zahl der Nachkommen stand. Jeder Neugeborene nimmt den bereits Lebenden einen Teil ihrer Lebensmöglichkeiten weg, wenn nicht durch Tod der Alten oder der Vergrößerung der Nahrungsproduktion ein Ausgleich zustande kommt.

Hinsichtlich der Geburtssituation finden wir keineswegs immer den wünschenswerten Fall vor, daß der Neuankömmling sehnlichst erwartet und schließlich freudig begrüßt wird. Oft genug gibt es auch heute noch materielle Umstände, die dies einschränken oder ins Gegenteil verkehren. Die ökonomischen Gründe für die Ablehnung fallen aber verschwindend gering ins Gewicht gegenüber der großen Zahl anderer Motive. Als Beispiel erwähne ich nur das Geschlecht des Kindes, das eine andauernde Ablehnung zur Folge haben kann, wenn es nicht den vorgefaßten Wünschen der Eltern entspricht. Gleiches gilt für vieles andere, beispielsweise den Fall eines unerwünschten Kindes.

Menschenkinder können im Bereich der Nichtanerkennung erfahrungsgemäß viel verkraften, nicht immer mit gutem Ausgang. Trotz vorliegender materieller Versorgung ist es möglich, daß Anerkennung ausbleibt. Die Anerkennung, um die es hier geht, besteht letzten Endes darin, daß dem Kind eine von seinen Eltern und ihren Vorstellungen getrennte eigene Existenz zugebilligt wird. Der selbstverständlich scheinenden Forderung wird schon im Normalbereich nur begrenzt entsprochen, in extremen Verhältnissen unter Umständen überhaupt nicht. Man trifft in diesen Randzonen eher auf das Gegenteil, nämlich auf eine Art Aberkennung des Seins des Kindes. So berichtet eine Patientin aus ihrer Kindheit, wie ihre Mutter auf die Frage, wo sie herkomme, antwortete: "Wir haben dich im Abfallkübel gefunden und wenn du dich nicht benimmst, dann stecken wir dich da wieder hinein". Nichtanerkennung wirkt sich verhängnisvoll aus, da es keine Zeugen, kaum Anklagen, und selten Verbündete gibt. Kinder sind durch ihre Angewiesenheit ihren Betreuern ausgeliefert. Die Auswegslosigkeit ihrer Situation ist ein wichtiges Moment, denn auch diese wird erlebt und verstanden und sie wird im späteren Erleben des Erwachsenen ebenso eine verhängnisvolle Rolle spielen wie in der Kindheit.

Kinder können die Ablehnung nicht durchschauen und dies um so weniger, je kleiner sie sind. Sie interpretieren sie mit altersentsprechenden Möglichkeiten und erleben sie so, als wäre ihr Dasein der Grund für die Ablehnung. Wenn ich sage, das Kind kann diese Verhältnisse nicht durchschauen, so heißt das nicht, daß der Erwachsene es später könnte. Auch ihm sind die einstigen Verhältnisse unbekannt, aus denen sich das Gefühl, kein Recht auf Leben zu haben, herausgebildet hat.

Es gibt viele Beziehungskonstellationen der Kindheit, die von offensichtlicher Ablehnung gar nicht gekennzeichnet sein müssen, aber doch zu diesem Ergebnis führen. Depressive Mütter, auch Väter, klammern sich nicht selten an ihre Kinder, weil die Beziehung zu ihnen, zumindest eine Zeitlang, Harmonie und Totalverstehen bedeutet. Diese stellen sich aufgrund ihrer Angewiesenheit auf solche Wünsche und Erwartungen ein. Ihr eigenes *Leben*, das Erleben von Eigenwille und die Erfahrungen von Eigenmacht bleiben dabei auf der Strecke, denn all dies würde Trennung, Konfrontation und Unfrieden in der Beziehung zu den Eltern heraufbeschwören und gerade das muß um der Anerkennung willen vermieden werden. Diese Konstellation bedeutet letztlich auch Nichtanerkennung des Seins, das seinen elementaren Ausdruck gerade in Erfahrungen von Eigenwillen und Eigenmacht findet. Aus diesen

Mangelsituationen resultiert schließlich das Gefühl, kein Recht auf ein eigenes Leben zu haben. Das wiederum ist eine wesentliche Quelle der vorher behandelten Schuldbereitschaft, die in allen drei Verhältnissen Verschuldungsmöglichkeiten wahrnimmt.

Das Gefühl, kein Recht auf eigenes Leben zu haben, dokumentiert eine grundlegende Entwertung des Selbst. Hier wird das eigene Leben als Schuld erlebt, was Anlaß zu verschiedensten Anklagen und Vorwürfen im Selbstverhältnis geben kann. Im Verhältnis zu anderen führt die Selbstentwertung zu Konstellationen, bei denen Depressive mißbraucht, gequält und erniedrigt werden, als müßte dies ihr Schicksal sein. Umgekehrt werden alle Situationen, die zu ihrem Vorteil gereichen, nicht wahrgenommen; es sind gleichsam blinde Flecken ihrer Lebenslandschaft. Manchmal sieht es so aus, als würden Gelegenheiten zu einem gelingenden und befriedigenden *Leben* absichtlich vermieden. Vor dem Hintergrund der Konkreten Anthropologie wird dieses merkwürdige Verhalten, daß Menschen gegen sich selbst arbeiten, begreifbar. Es ist die Verfassung des Selbst, dem diese Verhaltensweisen entstammen. Das Selbstverhältnis wird von einer unbewußten Totalabwertung beherrscht, womit nahezu sämtliche Möglichkeiten zu einem befriedigenden Dasein weitgehend von vornherein verstellt sind. Ein fiktives Selbstgespräch könnte lauten: Du bist nicht wert, daß es dir gut geht, das hast Du nicht verdient, vielmehr das Gegenteil ist für Dich angebracht, so wie Du bist, gehörst Du abgewertet, am besten ausgelöscht. Hier sprechen aber nicht zwei verschiedene Menschen, sondern nur einer, und das Gespräch ist dem Betroffenen selbst unbekannt.

11. Depressive Disposition und Lebensbewältigung II

Die *Depressive Disposition* ist idealtypisch konzipiert, d.h. sie kommt in 'reiner' Form im *Leben* nicht vor, sondern nur in individuellen Abwandlungen. Einzelne ihrer Aspekte können betont in Erscheinung treten, andere weniger oder überhaupt nicht; gesellschaftlich-historische Verhältnisse begünstigen manche der Aspekte, andere lassen sie in den Hintergrund treten; am typischen Bild ändert sich dadurch nichts. Der zentrale Gesichtspunkt, unter dem hier die *Depressive Disposition* beschrieben wird, ist die Lebensbewältigung.

Depressive Disposition bedeutet nicht Krankheit; die Grenze zu pathologischen Formen läßt sich nicht leicht bestimmen, da es ein breites Zwischenfeld gibt. Entscheidendes Kriterium ist der Grad von Beeinträchtigung und das Ausmaß an chronisch gedrückter Gestimmtheit. Besondere Bedeutung kommt der Disposition durch die dem *Leben* inhärente Struktur der Polarität zu, da die Verbindung polarer Einseitigkeiten das charakteristische Bild bestimmt. Es handelt sich dabei um keine 'monokausale' Determination, sondern um 'Ursachenbündel', wobei die einzelnen Faktoren sich gegenseitig verstärken.

Im Folgenden greife ich drei der genannten Polaritäten heraus, die für menschliches Leben im allgemeinen von herausragender Bedeutung sind. Es handelt sich um

- Dauer und Vergänglichkeit
- Vollkommenheit und Beschränkung
- Verbundenheit und Vereinzelung

Wie bereits gezeigt, schließen sich die Polaritäten (immer von der Lebensbewältigung her gesehen) gegenseitig nicht aus; sie stellen auch keinen Widerspruch dar, der in einem Ausgleich oder zugunsten eines Dritten aufgehoben werden könnte. Sie bedingen allerdings den gesamten Lebensverlauf hindurch eine 'Verarbeitung' der Lebensereignisse, die strukturell auf sie zurückzuführen sind. Ein Widerspruch zwischen den Polen entsteht erst, wenn an ihnen einseitig festgehalten wird und eine Seite allein oder vorwiegend die Lebensbewältigung leitet. Dieser Widerspruch kann nur vermieden oder, wenn bereits eingetreten, eliminiert werden, wenn die andere Seite 'gesehen' und in den Lebensprozeß integriert wird.

Die erste Polarität betrifft typische Wünsche nach bleibendem Bestand, immerwährender Dauer, Stillstand oder Rücklauf, denen das unerbittliche Zu-Ende-Gehen aller Dinge, der nicht aufzuhaltende Zeitverlauf und die mit ihm verbundenen Veränderungen gegenüberstehen. Einen besonderen Ausdruck findet die Polarität in leiblichen Wachstums- und Verfallsprozessen, die, unabhängig von Wunsch und Willen den zeitlich fortschreitenden Verlauf und damit Vergänglichkeit dokumentieren. Ebenso bedingt jede Lebensphase einen Abschied von der vorangegangenen. Das Akzeptieren dieser Tatbestände ist unlösbar mit Schmerz und Trauer verbunden.

Die zweite Polarität betrifft Ideale von Vollkommenheit, denen die Begrenztheit menschlicher Möglichkeiten gegenübersteht und bei der dritten geht es um Wünsche nach Aufhebung des individuellen Seins, Wünsche, die sich auf einen Zustand richten, in dem es keine Vereinzelung gibt. Aufhebung von Individualität bedeutet auch Enthobenheit von der eigenen Seinsübernahme und damit von der Last des *Lebens*.

Ich behaupte nicht, daß die erforderliche Verarbeitung der durch die Polaritäten gegebenen Anforderungen 'bewußt' geschieht. Wie man schon an der kindlichen Entwicklung beobachten kann, verlaufen die diesbezüglichen Anpassungsprozesse 'unbewußt', offenbar ohne Beteiligung rational faßbarer Auseinandersetzungen, was jedoch keineswegs ausschließt, daß diese Prozesse der Verstehensstruktur unterliegen. An die bereits abgehandelte Unterscheidung von verschiedenen Verstehensarten sei hier erinnert. Das gleiche gilt für die 'Verarbeitungsweise' von Trauerprozessen; auch sie verlaufen weitgehend 'unbewußt' und ziehen doch entscheidende Folgen für *Leben* und Lebensbewältigung nach sich. Das Ergebnis der Verarbeitung kann in der äußeren Beobachtung an Erlebens- und Verhaltensweisen abgelesen werden, die entweder ein Festhalten am Bestand (an der Vergangenheit), an Idealen von Vollkommenheit oder an Vorstellungen einer Aufhebung von Individualität erkennen lassen, womit sie in den Bereich von Einseitigkeit geraten; oder sie zeigen, daß Vergänglichkeit, Begrenztheit und Individuation akzeptiert wurde, was eine befriedigende Lebensbewältigung begünstigt.

In welchem Rahmen und zu welcher Lebenszeit die Verarbeitung auch immer erfolgt, mit ihr gehen Schmerz oder Leiden einher. Dies ist bedingt durch die Verstehensstruktur und die Offenheit des *Lebens*, die Vorstellungen von grenzenloser Dauer, Vollkommenheit und Aufhebung von Individuation ermöglichen und damit auch Versuche, ihre Verwirklichung zu erreichen. Da es sich hier um einen profunden

Schmerz handelt, sind Abwehr, Verdrängung oder andere Wege der Schmerzvermeidung verständlich, wie sie sich seit jeher in der Menschheitsgeschichte beobachten lassen.

Bei der Verarbeitung der durch die jeweiligen Pole bedingten Lebensforderungen lassen sich zwei Möglichkeiten unterscheiden. Die erste besteht in der schmerzlichen Konfrontation mit dem Verlust; der Schmerz wird zugelassen und erlebt. Dieser Vorgang ist als Trauerprozeß zu begreifen, in dem allmählich ein Anerkennen des Unumgänglichen geschieht. Trauer ist zwar mit Schmerz und Leiden verbunden, sie findet jedoch früher oder später, je nach Ausmaß des Verlustes, einmal ihr Ende. Die zweite Möglichkeit besteht in Schmerzvermeidung, für die zahllose Wege bereitliegen. Nicht-Wahr-Haben-Wollen oder -Können des schmerzlichen Tatbestandes steht dabei an erster Stelle. Dadurch wird Schmerz zwar vermindert oder eliminiert, nicht aber die zugrundeliegende Lebensforderung des Akzeptierens von Vergänglichkeit, Unvollkommenheit und Vereinzelung. Aus Schmerzvermeidung resultierende Konsequenzen sind vielfältiger Art, entscheidend ist, daß sich die nicht erfolgte Bewältigung auf Umwegen meldet, unter anderem in neurotischen, psychotischen Symptomen oder körperlichen Erkrankungen.

Zu den letzteren gehören auch drei depressive Formen des Leidens. Der Ausdruck Leiden in diesem Zusammenhang ist insofern irreführend, als es sich nicht um dasselbe Leiden der zuerst angeführten Möglichkeit in Verbindung mit Trauer handelt. Das hier gemeinte besteht ja gerade in der Schmerzvermeidung und man kann sich fragen, worin dann 'Leiden' bestehen soll. Es gibt zweifellos Leiden in Form des depressiven Syndroms, das außerordentlich bedrückend ausfallen kann. Entscheidend ist der Unterschied zur erst genannten Form, bei der sich das Leiden auf das Akzeptieren der Polarität bezieht, und der Schmerz sich auf einen konkreten Anlaß innerhalb dieses Rahmens richtet. Der Depressive leidet zwar auch an seinen Symptomen, er weiß aber nicht warum. Daher werden ganz andere 'Ursachen' für sein Leiden in Betracht gezogen. Da die 'wahren' Gründe unbekannt sind, findet das Leiden auch kein Ende, denn man kann nicht auf etwas verzichten oder etwas abtrauern, wovon man keine Kenntnis hat.

11.1 Depressives Leiden an der Vergänglichkeit

Bei jedem Verlust, jeder Trennung, bei allen Altersprozessen ist *Vergänglichkeit* im Spiel. Vorstellungen von ewiger Jugend, von Unsterblichkeit und immerwährender Dauer sind untrügliche Zeichen für den schmerzlichen Tatbestand der Endlichkeit. In seinem kleinen Essay 'Vergänglichkeit' hat Freud die Begegnung mit einem Poeten beschrieben, der sich an der Schönheit der Natur, des Menschen und seiner Schöpfungen nicht freuen konnte, weil ihm alles durch das 'Schicksal der Vergänglichkeit' entwertet schien. Der Umgang mit dieser schmerzlichen Erkenntnis – meint Freud – habe zwei unterschiedliche Reaktionen zur Folge. Die eine, wie beim Dichter, bestünde in dem 'schmerzlichen Weltüberdruß', einer pessimistischen Entwertung, die daran Anstoß nimmt, daß alles Schöne (Gute und Wahre) keinen Bestand hat. Die zweite Reaktion könne als Protest gegen Vergänglichkeit – als Verleugnung von Endlichkeit – angesehen werden: dem Schönen und Vollkommenen muß ewige Dauer zugesprochen werden. Durch 'immerwährenden Bestand' müsse es der Zeitlichkeit enthoben sein. Freud verweist darauf, daß die 'Ewigkeitsforderung' allzu deutlich ein 'Erfolg unseres Wunschdenkens' ist und somit keinen Anspruch auf 'Realitätswert' haben könne. Er plädiert daher nicht nur für die Annahme von Vergänglichkeit, er kann ihr sogar eine 'Wertsteigerung' beimessen, den 'Seltenheitswert in der Zeit'. Es sei nicht nötig, daß der Gedanke an Vergänglichkeit die Freude am Schönen trüben muß. Kurzlebigkeit sei kein Einwand, weder gegen menschliches *Leben*, noch gegen eine Blume, die nur eine Nacht blüht.

> Mag eine Zeit kommen, wenn die Bilder und Statuen, die wir heute bewundern, zerfallen sind, oder ein Menschengeschlecht nach uns, welches die Werke unserer Dichter und Denker nicht mehr versteht, oder selbst eine geologische Epoche, in der alles Lebende auf der Erde verstummt ist, der Wert all dieses Schönen und Vollkommenen wird nur durch seine Bedeutung für unser Empfindungsleben bestimmt, braucht dieses selbst nicht zu überdauern und ist darum von der absoluten Zeitdauer unabhängig. (Freud S 1916b S 359)

Seine Ausführungen konnten den Gesprächspartner nicht überzeugen, den Grund dafür sieht Freud in einer 'Auflehnung gegen die Trauer'.

> Die Trauer über den Verlust von etwas, das wir geliebt und bewundert haben, erscheint dem Laien so natürlich, daß er sie für selbstverständlich hält. Dem Psychologen aber ist die Trauer ein großes Rätsel, eines jener Phänomene, die man selbst nicht klärt, auf die man aber anderes Dunkle zurückführt. ... Warum diese Ablösung der Libido von ihren Objekten ein so schmerzhafter Vorgang sein sollte, das verstehen wir nicht ... wir sehen nur, daß sich die Libido an ihre

Objekte klammert und die verlorenen auch dann nicht aufgeben will, wenn der Ersatz bereit läge. (Freud S 1916b S 360)

Leiden an der Vergänglichkeit gehört zwar unabdingbar zum menschlichen Leben, steht aber immer in einem Verhältnis zu befriedigenden und lustvollen Möglichkeiten, die es im *Leben* trotz oder infolge seiner zeitlichen Begrenzung auch gibt. Mit dem Ausfall dieser Möglichkeiten rückt die Vergänglichkeit in den Vordergrund des Erlebens und wird zum ständigen Leidensanlaß.

Depressive neigen zur Dimension von Einheit, Verbundenheit und Nähe, zu Harmonie und Übereinstimmung, zu allen Formen von Liebe. Trennung von anderen Menschen, von liebgewordenen Dingen fällt ihnen schwer und die Intensität von Trennungsangst erreicht hier hohe Grade. Das *Leben* – in Gestalt des Gesetzes der Polarität – bietet wie zum Ausgleich für Verluste neue Möglichkeiten, die nach dem Trauerprozeß Lust und Freude am *Leben* wiederkehren lassen. Stehen diese Möglichkeiten nicht zur Verfügung, dann erhält der Bestand aller Dinge, und auch der von Beziehungen, ein Übergewicht. Das Leiden an der Vergänglichkeit ist dann der Preis, der für das Festhalten am Bestand bezahlt werden muß. Es findet kein Ende, weil die Konstellation der *Depressiven Disposition* dieses Leiden immer wieder reproduziert. Ein Festhalten an Beständigkeit, das sich auch im Hängen-Bleiben am Einst-Bestehenden und der geringen Trennungsbereitschaft äußert, hat zur Folge, daß die Pole von Nicht-Festgelegtheit, von Offenheit und Loslassen zu wenig ins Spiel kommen. Leben wird auf diese Weise unbeweglich; Aussichtslosigkeit ist die Folge.

11.2 Depressives Leiden an Unvollkommenheit

Ideale haben unabhängig von ihrem Inhalt die strukturelle Form von Vollkommenheit: Ideale eines friedlichen und harmonischen Zusammenlebens von Mann und Frau, in Familien, in der Gesellschaft und in der Völkergemeinschaft; das Ideal von Vernunft und das Ideal des Guten usf. sind weitere Beispiele. Leitbilder und Normen zeigen Tendenzen zur *Perfektion:* perfekte Ausführung von Tätigkeiten, Organisation und Planung, perfekte Beobachtung in Wissenschaft usf. Alle Versuche, absolut vollkommene Verhältnisse zu erreichen und aufrechtzuerhalten, sind angesichts menschlicher Begrenztheit letztlich zum Scheitern verurteilt.

Damit geht eine Enttäuschung einher, die um so größer ausfällt, je höher Ideale angesetzt sind.

Ideale sind als Leitbilder sicher unersetzlich und ohne Ideale können Menschen auch nicht befriedigend leben. Gefährlich und lebensfeindlich werden sie erst in Gestalt absoluter Forderungen, die den Ausfall jeglicher Korrektur und Infragestellung des Ideals und damit die Ausklammerung der Gegenseite der Polarität nach sich ziehen. Je strikter die Verwirklichung von Idealen angestrebt wird, um so lebensfeindlicher wird ihre jeweilige Form.

In der vorliegenden Betrachtung hat das Alltagsleben Vorrang. Auch hier treten Ideale und mit ihrer Verwirklichung zusammenhängende Diskrepanzen auf. Die Erfahrung von Vergeblichkeit im Streben nach Verwirklichung von Idealen ist im Rahmen der *Depressiven Disposition* der Grund andauernden Leidens, da die Seite der Begrenzung zu wenig Beachtung findet, und eine Korrektur des jeweiligen Ideals nicht möglich ist. Der Verzicht auf Idealforderungen und das Akzeptieren von Begrenztheit kann hier nicht geleistet werden. Analog zum Verhältnis zur Vergänglichkeit wird der Schmerz, der sich auf die Annahme von Unvollkommenheit bezieht, umgangen. Er wird durch die Vorstellung eigener Unfehlbarkeit und durch die Überzeugung, daß Perfektion zu erreichen sei, vermieden. Das Leiden entspringt dann nicht aus der schmerzlichen Konfrontation mit Unvollkommenheit im allgemeinen und eigener Fehlbarkeit, sondern einer ganz anderen Quelle: der ständigen Erfahrung von Vergeblichkeit bei der Verwirklichung von Idealen. Wie die beiden konkreten Beispiele zeigen, hat dies eine unterschwellige Belastung zur Folge.

> Ein Mann im mittleren Lebensalter kam wegen 'Depressionen' in Behandlung. Er konnte für seine Symptome – Antriebslosigkeit, Unruhe, leichte Erschöpfbarkeit, Schlaflosigkeit, vages kontinuierliches Mißbefinden – keinen Grund in seinem Leben finden. Die Symptomatik bestand schon seit jeher, der Anlaß einen Arzt aufzusuchen, war zwingend geworden, da sich die Symptomatik, durch sein höheres Lebensalter bedingt, verstärkt hatte. Äußerlich betrachtet brachte er alle Voraussetzungen für ein befriedigendes Leben mit. Eine Familie, ein schönes Haus und einen Beruf, der ihm ein problemloses Auskommen ermöglichte. Auf Fragen nach dem Verhältnis zu seiner Frau gab er an, daß es nie Streit, auch kein böses Wort gäbe. Einzige Ausnahme sei eine Unstimmigkeit in einer unbedeutenden Angelegenheit. Seine Frau sei nicht sehr ordnungsliebend und würde z.B. die Hausschlüssel nicht an dem dafür vorgesehenen Platz ablegen, sondern irgendwo im Haus liegen lassen, wo sie sie erst nach langem Suchen wiederfände. Er versuchte ihr klarzumachen, daß dies eine unvernünftige und zeitraubende Verfahrensweise sei und bat sie, in seinem Sinn zu handeln

und die Schlüssel an den dafür bestimmten Platz zu hängen. Seine Bemühungen, das Verhalten der Ehefrau zu ändern, hatten aber keinen Erfolg. Sie stimmte seinen Argumenten zwar zu, verlegte aber weiterhin die Schlüssel und mußte sie auch immer wieder suchen. Seinen Beschreibungen war zu entnehmen, daß er an dem sich wiederholenden Verlauf litt und vor allem an der Vergeblichkeit seiner Bemühungen, sie zu ändern. Dieses Leiden nahm er aber nicht wahr oder wollte es nicht wahrhaben. Hinweise darauf wurden mit Argumenten der Banalität und Unwichtigkeit heruntergespielt. Die Sache mit den Schlüsseln wäre in der Tat nicht so entscheidend gewesen, wenn sich die gleiche Struktur nicht auch in anderen Bereichen wiederholt hätte. So konnte er es auch nicht ertragen, daß seine Kinder allzu häufig vor dem Fernseher saßen und Filme – seiner Meinung nach – niederen Niveaus ansahen. Er ermahnte sie ständig, dies zu unterlassen oder einzuschränken und versuchte sie mit rationalen Argumenten von der Sinnwidrigkeit ihres Verhaltens zu überzeugen. Auch hier ohne Erfolg. Die Kinder wurden mitunter aggressiv und bezeichneten seine Kritik als dauernde 'Meckerei'. Ein bereits älteres Kind hielt ihm vor, daß er etwas 'Besseres' aus ihnen machen wolle. Er und seine Geschwister wollten dies aber nicht, sie wollten so sein wie die anderen. Im Betrieb, wo er arbeitete, gab es ebenfalls – in mehrfacher Hinsicht – Anlaß zu Diskrepanzen zwischen seinen Vorstellungen des Betriebsablaufs und den realen Verhältnissen, ohne daß er wie in den anderen Fällen daran etwas ändern konnte. Das Leiden an der Unvollkommenheit der Dinge plagte ihn auch nachts. Er mußte an Kriege denken, die in fernen Ländern stattfanden und sich die Not und das Elend der Menschen vorstellen. Analog zu den anderen Bereichen war auch hier zur Beurteilung und Einschätzung ein Vernunftideal maßgebend, nach dem es Kriege und ihre Folgen nicht geben dürfte, ein Ideal, das er für realisierbar hielt. (Eigener Patientenbericht)

Das Leiden, um das es sich hier handelt, ist nicht ohne weiteres erkennbar. Den Personen des näheren sozialen Umfelds sind derartige Einstellungen vertraut und sie finden daran nichts Ungewöhnliches. Die Struktur des Leiden ist den Depressiven selbst aber nicht bekannt. Sie betrachten ihre Einschätzung der Verhältnisse als völlig normal und sind eher davon überzeugt, daß sie anderen als Richtschnur dienen könnten. Das Leiden vollzieht sich jeden Tag und unaufhörlich, da die Situationen sich unabänderlich wiederholen und jedesmal zu dem gleichen Ergebnis führen. Ein *mikrotraumatischer Prozeß*, der eine vage Symptomatik nach sich zieht. Aus Mangel an äußeren Anlässen ist man versucht, anzunehmen, sie müsse somatisch begründet sein, etwa durch fortgeschrittenes Alter oder durch Dysfunktionen des Organismus.

Weitere Erlebensschwerpunkte verstärken diese Art Leiden. Erfolgreiche Bemühungen, Verhältnisse unter der Vorgabe berechtigter Ideale in den Grenzen des Möglichen zu ändern, setzen entschiedene Konfrontation voraus, einschließlich Disharmonie und Streit. In einer Auseinandersetzung kommt eine wie auch immer eingeschränkte Veränderung allein schon durch das Aufeinandertreffen unvereinbarer Meinungen zustande. Dies hat Disharmonie zur Folge, die ertragen werden muß. Konfrontation, Auseinandersetzung und Disharmonie sind aber wiederum mit dem Idealbild eines friedlichen und harmonischen Zusammenlebens unvereinbar.

An folgendem Beispiel läßt sich die individuelle Verschiedenheit und das gleichbleibende Muster der *Depressiven Disposition* im Bereich von Idealvorstellungen besonders gut ablesen.

> Ein Patient mit ähnlichen 'depressiven' Symptomen wie im vorherigen Fall war als Architekt auf die Renovierung von Altbauten spezialisiert und hatte dabei große Verdienste durch seinen überdurchschnittlichen Einsatz erworben. Das Aufmaß der Altbauten nahm er äußerst gewissenhaft vor, jeder Zentimeter wurde mehrmals überprüft. Den erheblichen Zeitaufwand dafür sah er als gerechtfertigt an mit der Begründung, damit würden unangenehme Folgen vermieden. Man käme in seinem Beruf leicht mit dem Gesetz in Konflikt und müßte daher sämtliche Vorschriften genauestens beachten. Seine Bauzeichnungen und Entwürfe waren Musterbeispiele präziser und detaillierter Ausführung. Dafür mußte er viel Zeit aufwenden. Verhandlungen mit Bauunternehmern und Handwerkern zogen sich in die Länge, da er alles genau und bis ins letzte abgesichert haben wollte. Die Handwerker schlugen ihm praktikablere und weniger aufwendige Lösungen vor und meinten, viele seiner Sicherheitsvorkehrungen seien überzogen und überflüssig. Er ließ sich dadurch aber keineswegs von seinen Idealvorstellungen abbringen. Der Preis für seine Verfahrensweise war hoch, denn er wurde mit seinen Arbeiten nie rechtzeitig fertig, kam ständig in Zeitdruck und in Konflikte mit den Bauherren, nicht zuletzt wegen der Kosten, die durch seine Arbeitsweise entstanden. Er geriet aber auch in Konflikt mit seinen eigenen Ansprüchen von absoluter Korrektheit und Gewissenhaftigkeit. Er litt kontinuierlich, ohne daß ihm der Grund seines Leiden bekannt war. Die Verhältnisse änderten sich nicht, da er sie selbst konstellierte, jedesmal denselben großen Aufwand betrieb und jedesmal in die gleichen Schwierigkeiten geriet. Sein Leiden fand einen kümmerlichen Ausgleich, indem er die allgemeinen Welt- und Menschenverhältnisse pessimistisch entwertete und hierin den Grund für seine Mißerfolge sah. Klagen über die zunehmende Verschlechterung der Welt und der Menschen hinsichtlich idealer Werte und dementsprechende Anklagen der Verhältnisse machten einen wesentlichen Anteil seines Lebensinhaltes aus. Er konnte sich damit als der bessere Mensch fühlen. (Eigener Patientenbericht)

Bei der Infragestellung seines Weltbildes und seiner Lebenspraktiken ergab sich der gleiche Befund wie im vorigen Bericht, nur fiel hier die Abwehr weitaus heftiger aus. Der Patient verteidigte beides mit einem enormen Aufwand an rationalen Argumenten. Hinsichtlich seines Weltbildes hatte er sich ein Arsenal an Informationswissen historischer, philosophischer und kulturgeschichtlicher Provenienz angeeignet und konnte mit vielen Beispielen seinen Pessimismus belegen.

Unerschütterliches Beharren auf einem Standpunkt wird oft als Rechthaberei und Arroganz ausgelegt. Der Grund für extrem einseitige, überzogene und zum Teil fanatisch verteidigte Einstellungen liegt jedoch in dem Halt bietenden Moment von Idealen, die in dem jeweiligen Sicherheitssystem eine maßgebende Rolle spielen. In beiden Fällen handelte es sich um begabte und hilfsbereite Menschen, die in ihrem Beruf Überdurchschnittliches leisteten, aus diesen Begabungen und Leistungen aber für ein befriedigendes Leben wenig Gewinn ziehen konnten. Im Gegenteil, sie mußten ihre Einstellung mit dem hohen Preis der depressiven Symptomatik bezahlen.

11.3 Depressives Leiden an der Individuation

Begreift man *Leben* als lebendiges Sein, als Lebensvollzug, so ist es immer individuiert. Individualität ist menschliches Schicksal, denn alle Menschen leben konkret als einzelne. Vereinzelung steht in einem Verhältnis zu Verbundenheit und Einheit mit anderen. Menschliches Leben spielt sich zwischen den beiden Polen ab.

Phänomenologisch ist die Polarität in den Wünschen und Phantasien der Menschen nach Aufhebung der Vereinzelung und Aufnahme in größere Einheiten nachweisbar, bei der Grenzen und Begrenzung des einzelnen aufgehoben sind. In Massenphänomenen verliert das Individuum – vorübergehend und partiell – den Seinstatus der Vereinzelung. Einheitstiftendes Element ist dabei nicht selten eine Leitfigur mit einer emotionalen Botschaft, die alle berührt und mit der sich alle identifizieren können. Aber auch Religionen, Heilslehren, Ideologien können diese Stelle einnehmen. In bescheidenerem Ausmaß zeigt sich die Polarität auch in der Verliebtheit, wobei ebenfalls die Grenzen der Individualität zugunsten einer Zweier-Einheit, zumindest zeitweilig, aufgehoben erscheinen. Ekstatische Zustände, mystisches Einheitserleben, durch Drogen herbeigeführte Rauschzustände zeichnen sich ebenfalls durch Entgrenzung aus. Ein eigenartiges Beispiel bietet auch Musik, die die Aufhebung der Grenzen von Individualität hervorrufen oder verstärken kann.

Die Intrauterinexistenz und frühe Mutter-Kind-Beziehung ist zunächst von Einheit oder großer Verbundenheit gekennzeichnet. Kindliches Erleben ist von dieser Einheit geprägt, Individualität gibt es da noch nicht. (Kap 6.3 und 6.6.1) Die naturgegebene Entwicklung erzwingt jedoch in zunehmender Weise die Individuierung. Der problematische Weg aus Einheit und Verbundenheit zur Individuation ist ein anschauliches Beispiel für die Polarität und die damit verbundenen Gefahren von Einseitigkeit. Zwischen diesen beiden Polen bewegt sich laufend die kindliche Entwicklung, um schließlich in einer relativ abgegrenzten Individualität zu enden. Die Polarität von Einheit und Vereinzelung bleibt aber weiterhin bestehen, da es sich um eine dem *Leben* inhärente Struktur handelt, die keineswegs auf Kindheitsverhältnisse beschränkt ist.

Der Wunsch nach befriedigenden Beziehungen zu anderen, nach Aufgehobenheit in Gruppen und Gemeinschaften trifft man überall an und ebenso die Angst, bestehende Verbindungen zu verlieren. In der *Depressiven Disposition* erreicht die Intensität dieser Wünsche einen hohen Grad, der auf eine spezifische Kompensation zurückzuführen ist. Durch das Festhalten an Beziehungen und durch die illusionäre Sehnsucht nach Aufhebung von Individuation wird der Schmerz der Vereinzelung umgangen. Das depressive Leiden ist in dem oft hohen Preis begründet, der für das Festhalten an unbefriedigenden, oder gar an nicht mehr existierenden Verbindungen bezahlt werden muß. Die damit einhergehenden Wünsche und Phantasien nach Wiederherstellung vergangener Verhältnisse provozieren ständige Enttäuschung. Sie verstellen überdies neue und andere Möglichkeiten. Hier handelt es sich ebenfalls um *mikrotraumatische* Versagungen, die weder im Verhalten noch im Erleben einen greifbaren Ausdruck finden müssen.

Deutlichsten Ausdruck findet die Polarität in Form der gefürchteten und schwer erträglichen Zustände von Allein-Sein, Verlassenheit und Einsamkeit. Folgender Bericht dokumentiert den oft bereits in der Kindheit auftretenden Zwiespalt zwischen naturgegebenen Wünschen nach Beziehung und Verbundenheit mit anderen und deren Nichterfüllung.

> Die wichtigste Erinnerung an ihre Kindheit betrifft ihre dauernde Einsamkeit. Ihre Mutter war eine kalte, abweisende, in der Ehe offensichtlich völlig unbefriedigte Frau, die ihren Mann leidenschaftlich haßte und zu ihm im Grund genommen auch keine sexuelle Beziehung unterhielt. Sie ging wieder zur Arbeit und ließ die Patientin allein, als diese noch nicht einmal ein Jahr alt war, und verstand es, durch ihre märtyrerhafte Haltung bei ihrer Tochter ein Gefühl der Schuld und Verpflichtung zu erzeugen. Als die Patientin 9 Jahre alt war, wurden die Eltern geschieden. Sie erinnert sich daran, wie sie von klein auf allein

war, ohne Freunde und Spielkameraden. Während der Schulzeit kam sie vom Unterricht nach Hause in eine leere Wohnung und mußte sich, bis die Mutter von der Arbeit zurückkam, mit sich selbst beschäftigen. Nie fühlte sie sich so wie andere Kinder von einer Familie umgeben. Stundenlang sei sie spazierengegangen, habe in erleuchtete Fenster geschaut und sich Familien vorgestellt, die da einträchtig um einen Kamin säßen. Sie schämte sich wegen ihres eigenen schäbigen, grauen und lieblosen Zuhauses und entwickelte Schuldgefühle, weil sie sich schämte. (Rangell L 1976 S 27)

Der entscheidende Unterschied der kindlichen Situation zu Erwachsenenverhältnissen besteht in der Angewiesenheit auf Seinsübernahme durch andere. Kinder können daher schwerwiegende Versagungen aus eigener Kraft nicht bewältigen. Insofern unterscheidet sich ihr Leiden von der depressiven Form der Erwachsenen. Der folgende Bericht zeigt eine typische Konstellation depressiven Leidens bei der sich die Unerträglichkeit des Allein-Seins mit anderen belastenden Faktoren verbindet.

Eine Frau mittleren Alters hatte bislang in aufopfernder Weise ihre Familie versorgt und ihren eigenen Belangen wenig Beachtung geschenkt. Der Vater hatte ihr, einer sehr begabten Frau, eine ihren Talenten entsprechende Ausbildung verweigert und so war die Betreuung der eigenen Familie ihr einziger Lebensinhalt geblieben. Als die Kinder erwachsen wurden und sich anschickten, das Elternhaus zu verlassen, nahm sie eine anspruchsvolle und gut bezahlte Tätigkeit auf, wobei der Wunsch nach Eigengestaltung ihres Lebens sicher ein Motiv war. Erforderliche Kenntnisse eignete sie sich in erstaunlich kurzer Zeit an. Ihre Familie widersetzte sich diesen Veränderungen, da die bislang perfekte Versorgung dadurch in Frage gestellt wurde. Es kam zu erheblichen Spannungen. Schließlich trennte sich der Ehemann von ihr und auch die Kinder wollten nicht mehr viel von ihr wissen. Die Trennung von der Familie traf sie unerwartet. Sie war zeit ihres Lebens gewohnt, in eine Gemeinschaft eingebunden zu sein und hatte mit der Möglichkeit, plötzlich allein dazustehen, nicht gerechnet und auch nicht damit, daß sie für eine Konfrontation mit Vereinzelung nicht die besten Voraussetzungen besaß. Eine schwere Krankheit kam hinzu und ihre Arbeitsfähigkeit ließ nach. Sie versuchte nun unter der Maßgabe einer rigiden und perfekten inneren Norm mit äußerster Anstrengung weiterhin ihre Aufgaben zu erfüllen mit dem Ergebnis, daß sie eines Tage im Betrieb zusammenbrach. Ohne Verdienst, ohne finanziellen Rückhalt, ohne Mann und Kinder, verfiel sie in eine schwere Depression, die mehrere Klinikaufenthalte erforderlich machte. Die Verarbeitung der Schicksalsschläge stieß auf große Schwierigkeiten, da ihr mangelndes Selbstvertrauen und ihre geringe Selbstachtung mit der Rolle der unersetzlichen und perfekten Familienmutter kompensiert worden war. Sie konnte daher weder den Schmerz ihrer Fehlbarkeit und Begrenztheit, noch die schmerzliche Erkenntnis ihrer Angewiesenheit auf Verbundenheit ertragen. Gegenüber ihrem übergroßen Leistungs- und Pflichtideal kam sie sich als komplette Versagerin vor, was nicht nur zu ständigen Selbstanklagen und endlosen

Beweisketten für ihr verpfuschtes Leben Anlaß gab, sondern auch zu Suizidphantasien. (Eigener Patientenbericht)

Rigide Leistungs- und Pflichtideale widersetzen sich nicht selten beharrlich therapeutischen Bemühungen, womit Wege zur Anerkennung von Begrenztheit und damit auch zur Selbstachtung verschlossen bleiben. Ihre Unbeeinflußbarkeit läßt Vergleiche zu vererbten Dispositionen zu. Langandauernde analytische Behandlungen zeigen jedoch, daß diese rigiden Vorgaben aus der Bildungsgeschichte des Selbst verständlich werden und nicht, zumindest nicht allein, auf genetischen Anlagen beruhen.

11.4 Das unterschwellige depressive Belastungssyndrom

Die durch das depressive Leiden entstehende Belastung ist *mikrotraumatischer* Natur. Kleine, jeden Tag vorfallende Überschreitungen des ökonomischen Haushalts, ständige kleine Kränkungen und Enttäuschungen in vielen Bereichen bewirken eine unterschwellige Belastung, die als solche kaum in Erscheinung tritt. Nur vage Zeichen, latente depressive Stimmungen, leichte Ermüdbarkeit, generelle Beeinträchtigung des Wohlbefindens und zahlreiche organische Störungen weisen darauf hin. In der medizinischen Praxis gibt die beschriebene unscheinbare Belastung zu zahlreichen, verschiedenste Organsysteme betreffenden Diagnosen Anlaß. Die vage Symptomatik ist zwar vielen Ärzten bekannt und auch der Tatbestand, daß sorgfältig vorgenommene Diagnosen keine Befunde ergeben; der hier beschriebene Zusammenhang der Symptomatik mit der Lebensbewältigung ist aber weitgehend unbekannt.

Das depressive Belastungssyndrom leistet auch zum Verständnis der psychotischen Formen von Depression einen wichtigen Beitrag. Der Übergang, von den noch weitgehend im Normalbereich befindlichen zu eindeutig pathologischen Formen von Depression, wird durch innere oder äußere Umstände bedingt, die zu einer Verstärkung der bereits bestehenden Belastung beitragen. Häufig bewirken dies ein plötzlich eintretender Verlust, eine Krankheit, Veränderungen im Beruf, Generationsprozesse oder Alter. An solchen Schnittstellen können die latenten Gefahren der *Depressiven Disposition* manifest werden. Konkret zeigt sich das in Formen der pathologischen Depression, die ich im Folgenden behandeln werde.

III. Teil: Die psychotische Abwandlung in der Endogenen Depression

12. Endogene Depression I (Melancholie, Zyklothymie, Bipolare Depression)

12.1 Begriffsbestimmung und Stellenwert in der Psychiatrie

Die *Endogene Depression* (Melancholie, Zyklothymie, psychotische Depression) ist eine gefürchtete Krankheit. Sie gilt als 'Totalfinsternis der Seele'. Lahmlegung des gesamten Lebens, Ängste von enormem, mitunter wahnhaftem Ausmaß, grenzenlose Hoffnungslosigkeit und Selbstanklagen bestimmen das häufig mit Suizid endende Krankheitsbild. Endogene Depressionen treten nicht selten plötzlich und ohne Vorankündigung auf, oft mitten im *Leben* eines erfolgreichen Menschen. Wie ein Schicksalsschlag scheint die Krankheit die Menschen zu treffen, ohne Möglichkeit zur Gegenwehr. Es ist allzu verständlich, daß man Störungen im Nervensystem und pathologische Veränderungen der Prozesse im Gehirn als primäre Verursachung in Betracht zieht.

In der Psychiatrie nimmt die Diagnostik einen bevorzugten Platz ein. Einordnung und Klassifizierung der Krankheitserscheinungen stehen daher in der psychiatrischen Literatur mit an erster Stelle. Allerdings scheint diesen Bemühungen kein abschließender Erfolg beschieden zu sein. Als zu groß erweist sich die Zahl der Variablen und Kriterien, ganz abgesehen von der Methodenfrage. Das Klassifizierungsthema hat in dem ICD-10 (*Internationale Klassifikation psychischer Störungen*) der Weltgesundheitsorganisation ein vorläufiges Ziel erreicht. Spezifische und nicht eindeutig definierbare Begriffe wurden aufgegeben, auch der Begriff der *Endogenen Depression*. Statt dessen tritt die Beschreibung der Symptomatik nach dem Kriterium einer allgemeinen *psychopathologischen Störung*, ihrer Facetten und ihrer jeweiligen Schweregrade in den Vordergrund. Damit wird eine Vereinheitlichung der Diagnostik und eine weltweit gültige Terminologie erreicht. Konkrete Erlebens- und Verhaltensweisen, die individuelle Persönlichkeit und die Situation, in der die 'Störung' auftritt, geraten dabei aber noch mehr aus dem Blickfeld als dies bereits vorher in der Psychiatrie der Fall war.

Der Begriff *Endogene Depression* wird im Folgenden beibehalten, da er ein typisches Krankheitsbild mit einer schon lange bestehenden Tradition erfaßt. Auch wenn die Eingrenzung von Krankheitseinheiten in der Psychopathologie durch die Mannigfaltigkeit der Erscheinungen und der daraus resultierenden Überschneidungen fragwürdig ist, so zeigen die mit *Endogener Depression, Melancholie, Zyklothymie* bezeichneten schweren Formen von Depression doch einen gleichbleibenden Kern. Dessen präzise Erfassung und Definition mag zwar durch Übergänge zu anderen Formen beeinträchtigt sein, nichtsdestoweniger bleibt eine typische Form bestehen, die in dieser Geschlossenheit auf dem weiten Gebiet von Psychopathologie sonst nicht anzutreffen ist. Der Begriff der *Endogenen Depression* bewährt sich sowohl in der Abgrenzung gegen neurotische (erlebnisreaktive) Depression, als auch in der gegen exogene (körperlich begründbare) und größtenteils auch gegen schizophrene Formen.

An dieser Stelle sei an Kurt Schneiders Systematik psychiatrischer Erkrankungen erinnert. Schneider teilt die gesamte Psychopathologie in zwei große Bereiche. Ein erster umfaßt all jene Formen, die als neurotisch, abnorm oder mit einem sonstigen *Abweichungsbegriff* bezeichnet werden. Sie gelten nicht als 'pathologisch' im Sinne von krank, sondern stellen 'Spielarten' menschlichen Lebens dar, selbst dann, wenn sie weit vom 'Normalen' abweichen. Zu diesem Bereich gehören auch die neurotischen Formen von Depression. (Schneider K 1992 S 2)

In einem zweiten Bereich erfaßte Formen werden dagegen als 'pathologisch' angesehen und auch als solche bezeichnet. Kriterium dafür ist der naturwissenschaftliche Krankheitsbegriff, den Schneider korrekt im Rahmen von *Verursachung* definiert. Als krank gilt demnach eine Erscheinung nur dann, wenn für sie eine *organisch-körperliche Ursache* nachgewiesen wird. Für einen Teil des zweiten Bereiches trifft dies auch zu. Bei zahlreichen psychopathologischen Symptomen gibt es organische Ursachen, die entweder auf äußere Einflüsse – z.B. Hirntraumen, Intoxikationen – oder auf degenerative Prozesse – z.B. sklerotische Prozesse (Alzheimer) – zurückzuführen sind. In der linken Hälfte des Schneiderschen Schemas sind die ätiologischen Faktoren aufgeführt, in der rechten die einer unmittelbaren Beobachtung und Deskription zugänglichen psychopathologischen Symptome. Zu dem zweiten Bereich zählt Schneider auch die beiden großen Psychoseformen Zyklothymie (Endogene Depression) und Schizophrenie. Der einzige – allerdings gewichtige – Unterschied zu dem anderen Bereich besteht in einem Forschungsdefizit, das durch die Fragezeichen angedeutet ist. Für diese Art Psychopathologie wird zwar auch eine organische Ursache angenommen, ein eindeutiges körperlich-organisches Substrat konnte aber bislang nicht nachgewiesen werden.

I. *Abnorme Spielarten seelischen Wesens*
  Abnorme Verstandesanlagen
  Abnorme Persönlichkeiten
  Abnorme Erlebnisreaktionen

II. *Folgen von Krankheiten*
  (und Mißbildungen)

Somatologische (ätiologische) Ordnung:	Psychologische (symptomatologische) Ordnung:
Intoxikationen	
Paralyse	
Interne Krankheiten	akut: Bewußtseinstrübung
Hirnmißbildungen	chron.: Persönlichkeitsabbau
Hirnverletzungen	(angeboren: Persönlich-
Hirnarteriosklerosen	keitstiefstand) und
Senile Hirnkrankheit	Demenz
Andere Hirnkrankheiten	
Genuine Epilepsie	
?	Zyklothymie
?	Schizophrenie

Seit der Erstellung der Schneiderschen Systematik sind über 50 Jahre vergangen und die Forschung hat seither enorme Fortschritte in einzelnen Bereichen erzielt. Grundsätzlich aber gilt die Auffassung Schneiders heute noch. Denn noch immer fehlt ein umfassender und eindeutiger Nachweis einer organischen Ursache für die Endogene Depression.

Von der Annahme, bei Depression und Schizophrenie handle es sich auch um körperlich begründbare Psychosen, leitet sich die zentrale Bedeutung von *'endogen'* ab. Endogen bedeutet, daß es sich um 'innere' (organische und nicht um äußere) Zustände oder Prozesse handelt, die als Krankheitsursache in Frage kommen. Sie sind aber noch nicht restlos erforscht. Schneiders Abhandlung zeichnet sich dadurch aus, daß der der Einteilung zugrunde liegende Krankheitsbegriff reflektiert wird. Schneider gerät damit allerdings in eine Zone jenseits von Naturwissenschaft. Der Krankheitsbegriff und dessen Gebrauch, so sagt er, beruhe auf einer *philosophischen Vorentscheidung*, deren Konzeption er *empirischen Dualismus* nennt. Dies bedeute, daß die Begriffe Soma und Psyche zur empirischen Darstellung von Sachverhalten Verwendung fänden. Maßgebend dabei sei die *hypothetische* Vorstellung, somatische Veränderungen hätten psychische Pathologie zur Folge. Dies käme z.B. in der Aussage zum Ausdruck: Ein sklerotischer Prozeß im Gehirn sei die *Ursache* für Demenz.

Schneider betont zwar, daß mit dem Ansatz eines 'empirischen Dualismus' keine "metaphysische Auslegung" verbunden sei; er kommt aber nicht umhin - was für das Niveau seiner Ausführungen spricht - sich dieser Fragestellung immer wieder zuzuwenden. So beschäftigt ihn die *"merkwürdige* Tatsache ..., daß die körperlich begründbaren Psychosen fast durchweg ganz anders aussehen, als diese (gemeint sind die endogenen Psychosen) bis heute nicht körperlich begründbaren." Als Konsequenz aus diesem Sachverhalt und im Hinblick auf die bislang bestehende Unwissenheit erwägt er sogar - allerdings mehr rhetorisch - eine Revision seiner Systematik: " Dann wäre also unser Psychosebegriff, der sich ja an Krankheit orientiert, nicht zu halten, ohne daß wir einen Ersatz wüßten." Die Frage, was dann die körperlich nicht begründbaren Psychosen wären, wird mit praktischen Erwägungen und dem Hinweis abgetan, daß eine Unterscheidung der endogen-psychotischen Bilder von erlebnisreaktiven Zuständen noch weit sicherer möglich sei, als diejenige von körperlich begründbaren. Da er einen "philosophisch-spekulativen" Weg für seine Wissenschaft als unakzeptabel ablehnen muß, bleibt nur das Eingeständnis von Unwissenheit. Das Zustandekommen der endogenen Psychosen "wäre dann ein anthropologisches Geheimnis". Schneider schließt seine Überlegungen mit dem bemerkenswerten Satz: "Daß es außer den abnormen Spielarten seelischen Wesens und den durch Krankheit begründbaren seelischen Abnormitäten auch noch diese 'endogenen Psychosen' gibt, ist ein Ärgernis für die Human-Psychiatrie. In der Veterinär-Psychiatrie ist das anders: es gibt nur das erste und das zweite". (Schneider K 1992 S 6)

Als Argumente für eine organische Verursachung werden in der psychiatrischen Literatur im wesentlichen folgende Argumente angeführt:

- Vererbung. Im familiären Umfeld der an Depression Erkrankten sind ebenfalls Psychosen anzutreffen. In der Zwillingsforschung weisen eineiige Zwillinge eine erhöhte Rate von Wahrscheinlichkeit auf, die Krankheit zu bekommen.
- Bindung an Generationsvorgänge. Depression tritt im Zusammenhang von Reifungsvorgängen auf. Pubertät, Lebensmitte, Alter sind bevorzugte Stationen, ebenso Schwangerschaft und Geburt. Klimatische Verhältnisse, bestimmte Jahreszeiten oder sonstige biologische Rhythmen gelten ebenfalls als Auslöser.
- Stereotype, auch im transkulturellen Vergleich nachweisbare körperliche Veränderungen, die als *vitale Verstimmtheit* bezeichnet werden.
- Der Eintritt der Krankheit erfolgt ohne Vorankündigung, häufig ohne einen erkennbaren lebensgeschichtlichen Zusammenhang. Gleiches gilt in manchen Fällen auch für die Wiederherstellung. Die Symptomatik bildet sich dabei ebenso unvorhersehbar zurück.
- Wahnhafte Symptomatik.
- Effektive Behandlung mit Psychopharmaka als triftiger Beweis für organische Verursachung.
- Ein 'autonom' ablaufender Krankheitsprozeß, der sich einer willentlichen Beeinflussung weitgehend entzieht und auch vom Erkrankten als fremdartig empfunden wird.

Diese 'harte' Auffassung wird von verschiedenen Autoren in Frage gestellt, allerdings selten in radikaler Form. Im Allgemeinen läuft es auf eine Relativierung hinaus, die den im Vorfeld nachweisbaren Lebensumständen und Persönlichkeitsmerkmalen größere Bedeutung beimißt. Die Auffassung, daß ein multifaktorelles Geschehen die endogene Entgleisung in Gang setzt, wird heute weithin geteilt. Im allgemeinen beruft sich der pauschale Einwand auf den Stellenwert lebensgeschichtlicher Umstände, denen in der 'biologischen' Theorie zu wenig Beachtung geschenkt würde. Eine differenzierte Betrachtung zeigt verschiedene Gründe für deren Nichtbeachtung.

- Der naturwissenschaftliche Krankheitsbegriff schließt lebengeschichtliche Faktoren aus, da er auf die organische Verursachung festgelegt ist.

- Die dramatische Symptomatik der Krankheit erfordert zumindest im akuten Stadium ein schnelles Eingreifen.
- Im multifaktorellen Ansatz werden heute das soziale Umfeld, psychische Vorbelastungen und Ereignisse im Vorfeld als mitbedingende Faktoren berücksichtigt.
- Die Mehrzahl der Patienten folgt der heute gesellschaftlich weithin akzeptierten Theorie der 'biologischen' Verursachung. An einer eingehenden Untersuchung ihrer Lebensumstände (Lebensbewältigung) sind sie unter Umständen ebensowenig interessiert wie die behandelnden Ärzte.

Argumente, die die Bedeutung der psychischen, persönlichen und sozialen Verhältnisse bei der Entstehung der Erkrankung hervorheben, bestehen zu Recht, da die naturwissenschaftliche Verursachungstheorie auf dem Leitbegriff Organismus beruht. Mit dieser Vorstellung sind die mannigfaltigen Weltbezüge und gesellschaftlichen Verhältnisse, in denen sich dieser 'Organismus' befindet und seine innerseelischen (psychologischen) Prozesse methodisch ausgeklammert. Im multifaktorellen Ansatz werden diese, in der organischen Erfassung ausgefallenen Bereiche zwar berücksichtigt, es handelt sich dann aber um verschiedene Methoden und auch um verschiedene Behandlungsansätze, denen eine einheitliche Grundlage fehlt. In der Praxis mag das eine untergeordnete Rolle spielen, da es hierbei um wie immer zustande gekommene Erfolge in der Therapie geht. Theoretisch gesehen ist der multifaktorelle Ansatz ein Versuch, von sehr verschiedenen Seiten her, ein unbekanntes X zu behandeln. Dieses unbekannte X ist der *konkret lebende Mensch*. Es geht daher im Folgenden nicht um den Versuch, der 'somatogenen', eine 'psychogene', 'situagene' oder 'soziogene' Theorie hinzuzufügen, sondern um eine anthropologische Reflexion dieses unbekannten. Aus ihr wird ersichtlich, daß Menschen nicht als isolierte Organismen leben, sondern daß sich *Leben* in Verhältnissen zur Welt, zu anderen und im Selbstverhältnis abspielt. Jede einzelwissenschaftliche Theorie bedeutet eine je verschiedene Abstraktion von diesem grundlegenden und einheitlichen Sachverhalt.

Konkrete Anthropologie interpretiert den Menschen nicht als zweigeteilt. *Leben* ist einheitlich, nicht mal psychisch und dann wieder somatisch, sondern wird als Ganzes gelebt, was nicht ausschließt, daß aus diesem Ganzen methodisch begründete Ausschnitte wissenschaftlich erforscht werden, und bestimmte Bereiche, wie der leibliche, im Vordergrund stehen können. 'Somatische' Vorgänge und Veränderungen im

Bereich von Depression werden nicht angezweifelt. Allein die alltäglichen Erscheinungen von Depression sind ohne 'körperliche Begleiterscheinungen' nicht denkbar. Es gibt weder eine körperlose Angst noch eine körperlose Depression, aber auch keine von der Verstehensstruktur ausgeschlossenen 'seelenlosen' Vorgänge. Wissenschaftlich nachweisbare abweichende Prozesse im Nervensystem stellen einen Ausschnitt aus dem umfassenden Geschehen *Leben* dar. Wird dieser notwendigerweise abstrakte Ausschnitt aus einem konkreten Ganzen ontologisiert, d.h. wird ihm ein eigener Seinsstatus zugewiesen, ist der Weg für die Verursachungstheorie geebnet. Stoffwechselvorgänge im Gehirn werden zu 'biologische', Psychosen bewirkende Ursachen umfunktioniert.

Der naturwissenschaftliche Krankheitsbegriff definiert Krankheit durch den empirischen Nachweis von Veränderungen oder Defekten im organisch-körperlichen Bereich. Obwohl dieser Krankheitsbegriff nicht zwingend einen kausalen Zusammenhang körperlicher Prozesse mit psychischen Symptomen impliziert, wird heute zunehmend ein kausales Verhältnis postuliert oder vorausgesetzt. Die wissenschaftlich korrekte Differenzierung zwischen zwei verschiedenen Ermittlungsebenen, zum einen der organbezogenen Feststellung, zum anderen der Erfassung psychischer Phänomene wird damit aufgegeben und die wichtige Frage nach ihrem Zusammenhang nicht mehr gestellt. Bei diesem Vorgang spielt die Überzeugung, nur die Erfassung körperlicher Prozesse könne zuverlässige Ergebnisse erbringen, eine entscheidende Rolle. Der körperlich-organische Bereich erhält Erkenntnispriorität und wird so zur Ursache. Schneiders Überlegungen, daß es sich bei diesen Fragen um 'philosophische Vorentscheidungen' handelt, scheinen mehr und mehr in Vergessenheit zu geraten.

12.2 Der Symptomkatalog der Endogenen Depression

Das Krankheitsbild der Endogenen Depression weist eine im Kern gleichbleibende Symptomatik auf. Gemeinsamer Nenner ist der Ausfall sonst selbstverständlich zur Verfügung stehender Funktionen und Verhältnisse.

- Interesse an Welt und anderen ist nicht nur zeitweise wie bei neurotischen Depressionen vermindert, sondern fällt überhaupt aus, und die Menschen müssen gewaltige willentliche Anstrengungen unterneh-

men, um auch nur minimale Verbindungen zu Weltverhältnissen und zu anderen Menschen herzustellen und aufrechtzuerhalten.
- Möglichkeiten zur Freude scheinen erloschen zu sein. Dasselbe gilt für Gefühle der Hoffnung, der Verbundenheit und Liebe, selbst für Trauer; auch sie sind abhanden gekommen. Es wird zu Recht behauptet, in der Endogenen Depression seien die Menschen nicht traurig, weswegen die Bezeichnung Depression nicht zuträfe.
- Das jeden positiven Zukunftsaspekt ausschließende Erleben von Endgültigkeit bedingt Hoffnungslosigkeit und Ausweglosigkeit. Die Zustände von Weltlosigkeit, Freudlosigkeit, Gefühllosigkeit usf. werden so erlebt, als blieben sie für immer so bestehen.
- Der Ausfall geht einher mit typischen Körpergefühlen wie Druck auf der Brust, Einengung im Hals, Kopf-, Herz- und Magenschmerzen. Charakteristisch sind Bewegungsarmut, schleppender Gang, gebeugte Haltung. Die Betroffenen sitzen stundenlang unbeweglich im Stuhl. Ihre Haut ist welk und schlaff, ihre Mimik erstarrt, ihre Sprache tonlos und unlebendig, ihr Haar ohne Glanz, auf ihrer Stirn zeigen sich tiefe Furchen, sie scheinen um Jahre gealtert.
- Das im psychiatrischen Begriff der *Vitalen Verstimmung* zusammengefaßte Syndrom beschreibt körperliche Lahmlegung: Appetitlosigkeit, Gewichtsverlust, Ausfall von sexuellem Interesse und Antrieb, Störungen der Menstruation, der Verdauung und vor allem Beeinträchtigung des Schlafs. Darüber hinaus gibt es ein weites Feld vegetativer Symptomatik und funktionaler Beschwerden, die nahezu alle Körperbereiche betreffen können. Herzaffektionen, Magen-Darm-Beschwerden, neuralgiforme Schmerzen, Schwitzen, Fieber, Mundtrockenheit usf.
- Auch die kognitiven Funktionen sind gelähmt, das Denken dreht sich im Kreis, banalste Zusammenhänge können nicht mehr verarbeitet werden. Entscheidungs- und Handlungsunfähigkeit sind charakteristische Kennzeichen.
- Wahnhafte Symptome oft in Form von drei typischen Ängsten: Existenzangst, Hypochondrie und Schuldangst.

Als allgemeines Merkmal der Endogenen Depression erweist sich das 'Nicht' oder 'Nicht-Mehr', das alle Lebensäußerungen erfaßt und nahezu zum Erliegen bringt. Dieses Nicht-Können unterscheidet sich von Erschöpfungszuständen, denen große Anstrengungen, pausenloser Arbeitseinsatz, Streß vorausgegangen sind. Letztere zeigen nicht die umfassende Lahmlegung; nach erfolgter Ruhe und Entspannung tritt der Normalzustand wieder ein. Bei der Endogenen Depression handelt es sich um ein nicht zur Ruhe kommendes Nicht-Können, das auch in der charakteristischen Schlafstörung und in den agitierten Formen von Depression seinen Ausdruck findet. Die Gedanken kreisen unaufhörlich um Ausweglosigkeit, Hoffnungslosigkeit und eigene Schuld an dem als katastrophal erlebten Zustand. Das *Leben* besteht zu einem großen Teil darin, das Nicht-Können in einem qualvollen Zustand zu durchleiden, was zwangsläufig zu Suizidideen führt.

Im Kapitel über Stimmung wurde das Phänomen des Nicht-Seins im Zusammenhang mit dem Gefühl der Leere behandelt, das in vielen psychopathologischen Zuständen auftritt. Ontologisch wurde dieses Nicht-Sein als Entzug von *Affirmativer Gestimmtheit* interpretiert, die ebenso selbstverständlich wie unbekannt ist und sich erst im Entzug in befremdlicher Weise bemerkbar macht. Es ist der tragende Grund menschlichen Lebens, der sich auf diese Weise entzieht und das Leben zum Erliegen bringt: ein höchst eigenartiger Zustand, da erst der Entzug diesen tragenden Grund zum Vorschein bringt.

Kurt Schneider hat die drei typischen Ängste der Endogenen Depression als die "Urängste der Menschheit" bezeichnet. Sie beträfen überindividuelle Merkmale und seien allen Menschen gemein. Daher könnten sie kein Ergebnis der Psychose sein und auch nicht von Defekten des Nervensystems abgeleitet werden. Die Psychose "decke" diese Urängste nur "auf". (Schneider K 1950 S 193) Leider finden sich bei Schneider keine Überlegungen dazu, wie diese 'Aufdeckung' zustande kommt.

Depressive zeigen auch im Vorfeld der Psychose große Existenzangst, Angst vor Verletzung und vor allem Angst vor Verfehlung. Die wahnhafte Steigerung verweist auf Angst vor *Vernichtung*, (Kap 6.7) die in allen drei Bereichen gefürchtet wird: auf die Angst, den Lebensunterhalt verloren zu haben, auf die Angst, unheilbar erkrankt zu sein und auf die Angst, eine nicht wieder gut zu machende Schuld auf sich geladen zu haben. Der Wahn deckt die drei "Urängste" jedoch nicht auf, wie Schneider meint, er ist vielmehr Folge oder Ausdruck des Zusammenbruchs der normalerweise bestehenden Schutzmauer, die Menschen vor übergroßer Angst und damit vor gefürchteter *Vernichtung* ihres Sein-Könnens bewahrt. Diese Schutzmauer wird in der Endogenen Depression durchbrochen und der Bedrohung in allen drei Bereichen sind somit keine Grenzen mehr gesetzt.

Nicht zu Unrecht gilt die Endogene Depression als unheimliche Krankheit. Dabei handelt es sich aber nicht um eine unbegreifliche Schicksalsmacht, die hier willkürlich und zufällig zuschlägt, das Unheimliche ist im menschlichen Sein begründet, das aufgrund seiner Verfassung die Möglichkeit des *Erlebens von Vernichtung des eigenen Seins* in sich trägt. Die Affirmative Gestimmtheit hält diese Möglichkeit und das auf ihr beruhende Selbstgefühl in Grenzen. Erst wenn die Schutzmauer des Selbst dem Druck übermäßiger und grenzüberschreitender Belastung nicht mehr standhält, kann Vernichtungsangst in ungeminderter Form auftreten und Anlaß zu wahnhafter Verarbeitung werden.

Ontologischer Grund für Depression ist die Verfassung menschlichen Seins. Sie allein ermöglicht Depression in allen empirisch vorfindbaren Formen. Insofern wird keine Ursachenforschung, einschließlich der molekularen Genforschung an ihr Ziel kommen, eine *Ursache* der Depression zu ermitteln, die diese als solche verständlich macht. Der anthropologische Nachweis für den Grund von Depression schließt keineswegs aus, daß es empirisch, nachweisbare, organismische Zustände und Vorgänge gibt, die mit depressiver Symptomatik in Zusammenhang stehen. Dabei handelt es sich aber um methodenbedingte Ausschnitte und somit immer nur um Teilerkenntnisse, mit denen niemals das komplexe Gesamterscheinungsbild der Depression erklärt werden kann. Anthropologische Interpretation schließt nicht aus, daß in das organismische Geschehen aufgrund dieser Teilerkenntnisse eingegriffen werden kann. Welche Rolle Psychopharmaka in diesem Gesamtgeschehen spielen, ist wissenschaftlich ungeklärt. Ihre Wirkung ist zwar oft effektiv, aber unspezifisch. So können sie bei verschiedenen anderen Erkrankungen und auch bei neurotischen Depressionsformen angewendet werden. In zahlreichen Fällen versagt deren Wirkung, ohne daß der Grund dafür bekannt wäre. Die Nebenwirkungen sind nicht harmlos, abgesehen von Gewöhnungsfolgen, die eine mögliche Aufarbeitung von Problemen und Konflikten beeinträchtigen oder gar verhindern. Der nicht eindeutige Erfolg der Psychopharmaka und deren Nebenwirkungen spiegeln die ausschnitthafte Erfassung und Behandlung wider, die immer nur Sektoren, nicht aber den Kern depressiver Erkrankungen erreicht.

In der Ursachenforschung der endogenen Depression nimmt die Zwillingsforschung einen bevorzugten Platz ein. Untersuchungen eineiiger Zwillinge weisen auch nicht 100% Konkordanz auf, die sie haben müßte, wenn Vererbung eindeutig als Grundlage der Endogenen Depression anzusehen wäre. Zweifellos gibt es konstitutionelle Bedingungen, die die

Entstehung von Endogenen Depressionen begünstigen, eine erhöhte Sensibilität allein könnte hierfür ausreichen. Kompensieren lebensgeschichtliche oder soziale Umstände diese Bedingungen, und ist die Verfassung des Selbst intakt, so vermögen Erbfaktoren ihre mitbedingende Wirkung nicht zu entfalten.

Endogene Depressionen bilden sich unter Umständen zurück, in vielen Fällen ohne bleibende Rezidive. Diese Reversibilität wird auch als Argument für eine körperliche Verursachung angeführt. Angesichts der Schwere der Krankheit stellt die von 'selbst' eintretende Rückbildung jedoch einen erstaunlichen Sachverhalt dar, der zu einer Reflexion herausfordert. Aus anthropologischer Sicht liegt der Grund für diesen Selbstheilungsprozeß darin, daß sich Affirmative Gestimmtheit wieder einstellt, was durch mehrere Umstände veranlaßt sein kann. Als große Entlastung erweist sich häufig ein Klinikaufenthalt, bei dem emotionalen Bedürfnissen nach Aufgehobenheit, Versorgung und Verständnis entsprochen wird. Wesentliche Entlastung im Bereich von Selbstanklage bringt das Schutzschild einer öffentlich anerkannten Krankheit. Schwer erträgliche familiäre und sonstige Beziehungskonstellationen werden durch die Kliniksituation ausgeschaltet. Die Arzt-Patient-Beziehung belebt die *Affirmative Gestimmtheit* durch Ermunterung, durch Gefühle ernst genommen zu werden und durch Vertrauen auf die Kompetenz und Autorität des Arztes. Die Patienten sind erneut zum *Leben* gestimmt und die Symptomatik zeigt umgekehrte Vorzeichen. Antrieb und Energie erwachen, Weltverhältnisse und Verhältnisse zu anderen realisieren sich; Gefühle stellen sich ein; der Lebensquell scheint wieder zu fließen. Allerdings geraten die Patienten nach der Wiederherstellung in das gewohnte soziale Umfeld, ohne daß sich an diesem oder an der Disposition zur Krankheit etwas geändert hätte. Der Zustand des wiedergewonnenen Selbstgefühls hält gerade solange an, bis die nächste Belastungsgrenze erreicht wird. Dieser Aspekt müßte bei dem bekannten Phasenverlauf der Endogenen Depression weit mehr berücksichtigt werden als biologische Rhythmen oder jahreszeitliche Einflüsse, die für den depressiv Disponierten ebenfalls Belastungen darstellen, da sie seine Gestimmtheit beeinflussen.

Therapiemaßnahmen bei der Endogenen Depression weisen im historischen Überblick eine Gemeinsamkeit auf. Sie zeichnen sich durch mehr oder weniger gewaltsame Versuche zu Stimmungsanhebung oder Umstimmung aus. In der Antike wurden Musik, Ortswechsel und sexuelle Aktivität empfohlen. Im 19. Jahrhundert waren es kalte Duschbäder und

Rotationsmaschinen mit schnellen Drehbewegungen, die zu diesem Zweck eingesetzt wurden. In unserem Jahrhundert erwartete man eine Umstimmung durch Elektrokrampfbehandlung und Insulinschocktherapie. Die 'chemische Keule' der Gegenwart schlägt die gleiche Richtung ein. Der in den letzten Jahren propagierte Schlafentzug und Einsatz körperlicher Anstrengung und Bewegung scheinen die am wenigsten gewaltsamen Maßnahmen zu sein. Psychotherapeutische Behandlungen sind in akuten Stadien unangebracht, da sie immer das Engagement der Patienten voraussetzen. Behandlungserfolge selbst schwerster Depressionen beweisen aber, daß eine Veränderung auch auf diesem Weg möglich ist. (Arieti S Bemporad J 1983; Benedetti G 1983 1987 1992) In weniger schweren Fällen werden psychotherapeutische und verhaltenstherapeutische Behandlungen mit oder ohne Einsatz von Psychopharmaka erfolgreich angewendet. Psychoanalytisch orientierte Therapie bietet darüber hinaus den Vorteil der Aufarbeitung früher Traumata.

Als Beispiel einer ganzheitlichen Interpretation der Endogenen Depression wird die *Depressive Disposition* herangezogen. Das mit ihr beschriebene Syndrom gibt unter bestimmten Umständen Anlaß zu unerträglichen und nicht mehr zu bewältigenden *Belastungskonstellationen*, da die *Depressive Disposition* bereits selbst eine unterschwellige und kontinuierliche Belastung darstellt. Ihre psychotische Abwandlung besteht in einer Extremüberschreitung menschlicher Grenzen, die in der Depression und in der Schizophrenie jeweils andere Gestalt annimmt.

13. Endogene Depression II. Die psychotische Abwandlung als Grenzüberschreitung

13.1 Belastung, Belastungstoleranz und die Grenzen des Menschen

Die Frage nach einem Zusammenhang zwischen Streß und Krankheit nimmt in wissenschaftlichen Untersuchungen einen breiten Raum ein. Es gibt zahlreiche Versuche, 'Belastung' wissenschaftlich zu definieren, wobei der physiologische Bereich sich für eine objektivierende Feststellung besonders gut eignet. Der bekannte Streßforscher Selye definiert auf dieser Ebene Streß als ein unspezifisches Reaktionsmuster, das als "allgemeines Adaptionssyndrom" Eingang in die Terminologie gefunden hat. Es kann nach Selye durch ganz verschiedenartige Reize wie "Kälte, Hitze, Röntgenstrahlen, Adrenalin, Insulin, Tuberkelbazillen oder Muskeltätigkeit" ausgelöst werden (Selye H 1956, 1976, 1979). Streß wird damit als unspezifische Antwort auf jegliche Art von Belastung definiert, die durch physiologisch meßbare Veränderungen in Organsystemen nachweisbar ist; physikalischen Gesetzmäßigkeiten gleich, bei denen auch meßbare Kräfte auf Strukturen einwirken und diese verformen können, wenn sie einen bestimmten Grad an Intensität erreichen. Diese Definition von Belastung ist aber nicht nur durch den Rückgriff auf physikalische Modelle fragwürdig, sondern auch durch die mehrdeutige Verwendung des Begriffes: Belastende Umweltfaktoren können demnach ebenso Streß bedeuten wie das Versagen adaptiver Mechanismen. Schließlich besagt Streß nach diesem Konzept auch Ergebnis einer gestörten Anpassung, Dysfunktion oder Krankheit.

Selyes psychophysiologisches Modell mannigfaltiger Umweltreize, auf die der Organismus physiologisch in gleichbleibender Weise reagiert, löste eine regelrechte Flut von Untersuchungen aus. Autonome, neuroendokrine, immunologische usf. Mechanismen verschiedener Organsysteme werden auf meßbare Streßreaktionen hin untersucht. Neurobiologische Untersuchungen konzentrieren sich auf viszerale Aktivitäten, zerebrale Regulationssysteme und deren vielfältige Verknüpfungen. Streßreaktionen auf der kognitiven Ebene, im affektiven Bereich und im Verhalten geraten zum Untersuchungsobjekt. Im transaktionellen Ansatz wird die individuelle Verschiedenheit der Reaktion auf Streß berücksichtigt, wobei der jeweiligen subjektiven Interpretation einer bedrohlichen Situation ein besonderer Stellenwert zukommt. Die Life-Event Forschung setzt umgrenzte Ereignisse wie Tod des Ehegatten, Scheidung, Heirat, Aufnahme von Schulden, Gefängnis usf. als Streßfaktoren an und untersucht mit Hilfe von Fragebögen oder von Interviews die statistische Häufigkeit von Krankheiten. Individuelle Perzeption und Situationsbewältigung belastender Lebensereignisse stehen im Zentrum anderer Untersuchungen, wobei verschiedene Bereiche wie Frustration von Triebbedürfnissen, wirkliche oder angedrohte Verletzung im Sinn von Schmerz oder Verstümmelung, drohender Verlust von Objekten, Thema sind.

Die große Zahl wissenschaftlicher Forschungsprojekte zu Streß ist heute kaum mehr überschaubar. Sie zeichnen sich zum einen durch die Forderung nach Objektivierung, zum anderen durch die Aufteilung in einzelne Sektoren zur Sicherstellung der Meßbarkeit aus. Aufgrund der daraus resultierenden Zersplitterung des Wissens gerät die Frage, was Belastung beim Menschen konkret bedeutet und worin sie letzten Endes besteht, völlig aus dem Blickfeld. Denn alle Fragen, die in diese Richtung weisen, können mit objektivierenden Methoden weder gestellt noch beantwortet werden.

Ein zentraler Begriff der Konkreten Anthropologie ist die *Seinsübernahme*. Er erfaßt die menschliches Leben in besonderer Weise kennzeichnende Lebensbewältigung und darüber hinaus das Phänomen einer prinzipiellen Belastung, die mit ihr verbunden ist. Leben muß jeden Tag bewältigt werden, was ohne Kraftanstrengung nicht gelingt. Auch Ruhephasen, Freizeit, Erholung und Entlastung verweisen mittelbar auf die 'Last des Lebens'. Die begriffliche Erfassung von Belastung wird dadurch erschwert, daß Seinsübernahme kein isolierbarer Begriff ist, sondern nur im Zusammenhang mit anderen Strukturen voll begreifbar wird. Da Seinsübernahme immer verstanden ist, und menschliches Leben sich in den drei Verhältnissen abspielt, zeigen sich Belastungen ebenda und sie sind auch immer interpretiert. Im Verhältnis zur Welt sind es Belastungen durch schwere Arbeit und körperliche Anstrengung, durch Existenzkampf, Existenznot, physische Verletzung durch Naturereignisse; im Verhältnis zu anderen durch Verlust, Trennung, Enttäuschung, Verletzung, Entwertung und Mißbrauch; im Selbstverhältnis durch Selbstentwertung, Selbstanklage und Selbstdestruktion.

Die großen Unterschiede, mit denen Menschen auf Belastungen reagieren, verweisen auf die jeweilige Verfassung des Selbst. Was die einen als unerträgliche Belastung erleben, kann für andere eine Herausforderung sein. In Kriegszeiten treten auf Grund der Solidarität stiftenden allgemeinen Notlage weniger Belastungssymptome auf als in Zeiten des Wohlstands und geordneter Verhältnisse. Erhöht ist die Belastungstoleranz auch, wenn Gewinn erwartet wird oder Anerkennung; sie sinkt, wenn Anstrengung und Mühe sich nicht lohnen und Anerkennung ausbleibt. Ebenso spielen Stimmungen bei Belastbarkeit eine erhebliche Rolle, in depressiven Stimmungen ist sie vermindert, in gehobenen erhöht. Vor dem Hintergrund der Verfassung des Selbst wird die große Mannigfaltigkeit von Belastungsmöglichkeiten und auch der weite Spielraum unterschiedlicher Reaktionen begreifbar; ebenso das vergebliche Unterfangen, einen wissenschaftlich eindeutigen und umfassenden Streßbegriff zu definieren.

Mannigfaltigkeit von Belastungsfaktoren und Spannbreite von Belastbarkeit dürfen nicht darüber hinwegtäuschen, daß es Toleranzgrenzen gibt. Werden sie extrem überschritten, tritt der Zustand unerträglicher Belastung ein, dessen allgemeine akute Kennzeichen Schock, Ohnmacht, hochgradige Erregung und Panik sind. Im Folgenden werden Nachweise dafür erbracht, daß psychotische Formen von Depression ebenfalls als Folge grenzüberschreitender Belastung verstanden werden können.

13.2 Endogene Depression als Folge grenzüberschreitender Belastung

Akute Folgen unerträglicher Belastung (Traumen) sind im allgemeinen Schock und Ohnmacht. Sie zeigen einerseits Grenzen von Erträglichkeit und andererseits den Übergang zu einem anderen Zustand. Bei Bewußtlosigkeit wird nichts mehr wahrgenommen, die Brücken zur Welt und zum Selbstverhältnis sind abgebrochen, beim Schock sind es Orientierungsverlust und Fassungslosigkeit. Analog zu diesen Erscheinungen lassen psychotische (endogene) Depressionssymptome zwar eine andere Form, prinzipiell aber den gleichen Tatbestand erkennen. Im Unterschied zum erstgenannten Bereich fehlt ein traumatisches Ereignis. Der Zustand, der hier der unerträglichen Belastung folgt, ist komplexer Natur, der nur in einer detaillierten Betrachtung transparent wird.

- Das Fehlen eines auffälligen Traumas fungiert als eines der Hauptargumente für die somatische Verursachung der psychotischen Depression. Als ebenso von dieser Fehlanzeige bestimmt erweist sich die klassifikatorische Abgrenzung von neurotischen zu psychotischen Formen, denn für jene erstere wird eine *erlebnisreaktive* Belastung in Betracht gezogen.

- Bei der Beschreibung der *Depressiven Disposition* wurde eine unterschwellige und daher nicht ohne weiteres erkennbare Belastung bereits mehrfach erwähnt. Sie tritt nicht offensichtlich und auch nicht bedrängend in Erscheinung und sie ist dem Betreffenden und seinem sozialen Umfeld unbekannt. Diese macht sich zwar in zahlreichen Erscheinungen, jedoch nur vermittelt, bemerkbar. Diese werden meist nicht als Belastung, sondern als somatische Dysfunktionen oder sonstige vage symptomatische Erkrankungen gewertet. Unter Umständen zeigt sich die Belastung überhaupt nicht, oder sie verbirgt sich groteskerweise hinter einer Fassade großer Leistungsfähigkeit, Betriebsamkeit und Hektik. Mit dem Begriff einer *larvierten Depression* soll dieser Sachverhalt erfaßt werden. Ganz sicher stellt die *Depressive Disposition* nur eine der zahlreichen Formen schwer erkennbarer Belastung dar. Durch die Beschreibung der Disposition lassen sich jedoch die konkreten Verhältnisse unterschwelliger Belastung prinzipiell begreifbar machen. Von daher gesehen greift das Argument einer im Vorfeld von Psychosen nicht feststellbaren schwerwiegenden Belastung nicht.

- Der einer grenzüberschreitenden Belastung folgende Zustand der psychotischen Depression betrifft den Ausfall nahezu sämtlicher Lebensfunktionen. Auf den Ausfall wird in ähnlicher Weise reagiert wie auf ein traumatisches Ereignis und darum finden sich auch in den akuten Stadien hochgradige Erregung und panische Angst (Vernichtungsangst). In den nachfolgenden Stadien kommt der Unterschied als andauernde, nicht nur vorübergehende Funktionsunfähigkeit, in Form typischer Ängste und qualvollen Leidens an diesem Zustand zum Vorschein. Wegweiser für eine Interpretation des Folgezustandes sind die bereits erwähnten drei Ängste. Sie treten in der Endogenen Depression nicht zufällig auf, sondern sind bereits in der Prädisposition nachweisbar, wenn auch ihr Ausmaß im Normalbereich bleibt. Solchermaßen bereitliegende Angstformen geraten zu wahnhafter Übersteigerung durch das Hinzutreten von Vernichtungsangst, bei der das Gefürchtete – die Existenzvernichtung, die todbringende Krankheit und die nicht wiedergutzumachende Schuld – als total, nicht korrekturfähig oder als bereits eingetreten erlebt wird. Der scheinbar völlig außerhalb des Normalen liegende pathologische Zustand ist deshalb keineswegs sinnlos oder unbegreiflich, sondern eine zwar weitgehende, aber immer noch, im Rahmen allgemeiner menschlicher Verhältnisse liegende Abwandlung.

In der anthropologischen Betrachtung stellt die Endogene Depression ein außerordentliches Spiegelbild menschlicher Existenz dar; gerade die Extremform dieser Abwandlung läßt Grundvoraussetzungen und somit auch Grenzen menschlichen Lebens erkennen. Dieses Spiegelbild stößt allerdings auf keine große Gegenliebe und das Abschieben der Depression in die Pathologie muß auch als Abwehr schmerzlicher Tatbestände begriffen werden.

Es sei hier an einige Aspekte erinnert, die bereits bei der Beschreibung der *Depressiven Disposition* ausführlich erörtert wurden. Nicht nur konkrete Verhältnisse von Belastung werden durch sie greifbarer, sondern auch die Komplexität der Verhältnisse erscheint transparenter. Gewissenhaftigkeit, Altruismus, Schuldbereitschaft und mangelnde Selbstachtung wurden als Schwerpunkte der Disposition herausgestellt. Das Schwer-Nehmen, das Hängen-Bleiben, sowie latente depressive Stimmungen und Gefühle kommen hinzu. Die Belastung entsteht aber nicht allein durch diese 'Charakterzüge' und ihre Folgen, sondern ebenso durch den Ausfall der polaren Gegenseiten, die zum Ausgleich und damit zur Entlastung beitragen. Findet beispielsweise ein gewissenhaft arbeitender Mensch Anerkennung für seine Leistung, wird sein Einsatz für andere registriert, so werden depressive Verstimmungen keinen hohen Grad erreichen, und die Belastung erträgliche Grenzen nicht überschreiten.

Anhand des Begriffs des Selbst wurde die subjektive Verschiedenheit, auf Belastung zu reagieren, interpretiert. Dabei erwies sich die *Verfassung des Selbst* als Kriterium. Selbstsicherheit, Selbstvertrauen und Selbstachtung bilden wesentliche Ecksteine einer Schutzmauer, die einen angstfreien und von Depression verschonten Freiraum auch unter großen Belastungen ermöglicht. Ist die Verfassung des Selbst dagegen defizient, von Selbstunsicherheit, Mißtrauen gegenüber der Welt, den andern und dem eigenen Selbst und dazu noch von Selbstentwertung bestimmt, wird diese elementare Schutzfunktion beeinträchtigt. Das in dieser Weise – aus inneren Gründen – bedrohte Selbst versucht sich dann mit Abwehr- oder Kompensationsstrategien vor diesen Gefahren zu schützen, was nur eingeschränkt und vor allem nur um den Preis einer beeinträchtigenden Lebensbewältigung gelingt.

Es gibt zahlreiche Strategien dieser Art. Eine davon ist der kompensatorische Einsatz von Leistung. Leistungsfähigkeit wird in westlichen Gesellschaften und zunehmend auf der ganzen Welt hoch bewertet und erfährt damit öffentliche Anerkennung. Eine tiefgehende Selbstentwertung kann durch erhöhte Leistung einen Ausgleich erfahren. Sie fungiert dann als Beweis für den eigenen Wert und dient unter Umständen auch als Rechtfertigung für *Leben*. Parallel dazu gibt es in Leistungsgesellschaften Entwertungsbeurteilungen für Menschen, die keine oder zu wenig Leistung erbringen. Demnach verwundert es nicht, daß Leistungsfähigkeit als Lebensziel und Lebenssinn im Selbstkonzept einen hohen Stellenwert einnehmen können. Abwehr und Kompensation von Depression zeigen sich im Zwang zu pausenloser Aktivität, in Hektik und in Tendenzen zur Leistungssteigerung.

Kompensatorischer Einsatz von Leistung kann Anlaß zu einer unterschwelligen und chronischen Form von Belastung sein, die äußerlich nicht nur nicht erkennbar ist, sondern gegenläufige Phänomene nach sich zieht. Treten Umstände ein, die die Kompensation vorübergehend oder ganz in Frage stellen, wird die bestehende Belastung verstärkt und die damit abgewehrte Depression manifest. Eine plötzlich eintretende Psychose ist unter Umständen die Folge.

> Eine Patientin, die aufgrund ihrer Persönlichkeitsstruktur der Depressiven Disposition eindeutig zuzuordnen ist, hatte Aktivität und Leistung in ihrem Selbstkonzept einen bevorzugten Platz eingeräumt. Sie galt in ihrem sozialen Umfeld als besonders tüchtig und fröhlich und sah sich selbst auch so. Mit sportlichen Aktivitäten wollte sie auch dem durch Krankheit und Alter bedingten Verfall prophylaktisch begegnen und hatte sich ein sich jährlich steigerndes Leistungsniveau als Ziel gesetzt. Eine Konfrontation mit den Schattenseiten des Lebens vermied sie konsequent. Sie war auf Harmonie, Streitvermeidung und Vermeidung jeglicher Form von Aggression festgelegt und mußte viele Kränkungen einstecken, die sich durch die mangelnde Konfrontation, Distanzierung und der Verleugnung eigener Bedürfnisse ergaben. Sie übersah auch eine sehr schwere und tiefgehende Kränkung, die ihr durch den Verrat ihrer besten Freundin zugefügt wurde, für die sie sehr viel getan hatte und die ihr uneingeschränktes Vertrauen besaß. Die Wahrnehmung des überaus schmerzlichen Ereignisses versuchte sie mit gesteigerten Aktivitäten zu verdrängen, wozu ihr eine größere Reparatur an ihrem Haus eine Gelegenheit bot. Sie konnte nachts nicht mehr schlafen, und die Gedanken an die Kränkung ließen sie nicht mehr los. Nach drei schlaflosen Nächten und pausenloser Tagesarbeit unternahm sie in der vierten Nacht einen Suizidversuch, der rechtzeitig entdeckt werden konnte. Den lebensrettenden Maßnahmen in der Klinik folgte eine schwere (endogene) depressive Phase. (Eigener Patientenbericht)

In der Vorgeschichte von Depressionen finden sich nicht selten Hochdruckkrankheiten, die zu einer eigenen psychiatrischen Krankheitseinheit, der *hypertonischen Depression* Anlaß gaben. Hypertonie wird in der Psychiatrie jedoch selten mit Überbelastung in einen Zusammenhang gebracht und auch die Betreffenden erleben diese Erkrankung nicht als Alarmzeichen. Man kann die Spannbreite von Belastungsfähigkeit auch daran erkennen, daß Menschen sich über Jahre und Jahrzehnte hindurch einer unterschwelligen Überforderung aussetzen, ohne daß sich eine auffällige Symptomatik entwickelt. Die Überforderung tritt erst dann in Erscheinung, wenn weitere Belastungen hinzukommen, die für sich genommen kein allzu großes Ausmaß zeigen müssen. Es ist der berühmte kleine Tropfen, der auch hier das Faß zum Überlaufen bringt. Mangelndes Selbstvertrauen und Selbstentwertung treten dann massiv und mit einem Mal zu Tage. Tellenbach schildert dazu eindrücklich den Fall einer Patientin.

> Die Ärztin H.G. war ... auf Praxisfahrt in einen nicht abgeblendeten Lastwagen hineingefahren. Sie war nicht bewußtlos, trug aber multiple Knochenbrüche an Armen und Beinen davon. Die Unfallsituation ertrug sie ebenso tapfer wie das Krankenlager in der chirurgischen Abteilung. Die Genesung zog sich länger hin als sie erwartet hatte. Schließlich wurde ihr angekündigt, daß nun auch eine operative Korrektur des anderen Beines nötig sein würde. Damit sah sie sich auf zunächst unabsehbare Zeit auf Eis gelegt. In diesem Moment setzte die Melancholie, begleitet von wahnhaften Schuld- und Bestrafungsphantasien ein ... Bei der Nachexploration gibt die remittierte Patientin folgendes an: Der Großvater väterlicherseits sei bekannt gewesen durch seine ganz außerordentliche Genauigkeit und Exaktheit. Dieser Großvater habe durch Suizid geendet. Der Vater müsse diese Genauigkeit geerbt haben. Auch auf sie selber sei dieser Sinn für das Ordentliche und Akkurate übergegangen. Zugleich damit auch der Arbeitswille, der vor keiner Belastung zurückschrecke ...
> Ihrem Selbstanspruch, der von hohem Niveau war, blieb jetzt nahezu jede Verwirklichung versagt. Nachdem die erste Betäubung gewichen war, habe sich ihr dieses Zurückstehenmüssen immer stärker aufgedrängt. Sie sei immer mehr in ein Gefühl des Schuldigbleibens geraten. Ihr Zustand sei eigentlich unter Null auf Minuswerte gesunken. Nun müsse sich ihre Umgebung ganz um sie kümmern, wobei sie doch gewohnt gewesen sei, sich um die anderen zu kümmern. (Tellenbach H 1976 S 140)

Dieser Fallbericht zeigt eine schon lange bestehende Überforderungssituation, die im wesentlichen auf die durch dispositionelle Momente bedingte Einseitigkeit zurückzuführen war. Es bestand offenbar ein großer Belastungsspielraum, wie das geduldige Ertragen des Krankenlagers beweist. Durch die Ankündigung einer zweiten Operation wurde die Grenze überschritten; ein sehr unauffälliger Auslöser, wenn er isoliert betrachtet wird. Die auf pausenlosen Arbeitseinsatz gestimmte Frau war nunmehr auf unabsehbare Zeit weiterhin zu Untätigkeit und Angewiesenheit auf andere verurteilt. Ein Zustand, der für sie eine große und schließlich unerträgliche Belastung bedeutete.

Paradoxerweise gibt es Situationen, bei denen nicht Belastung, sondern *Entlastung* die entscheidende Rolle spielt. Der Zusammenhang zwischen offensichtlich belastenden Ereignissen mit nachfolgender Depression ist allgemein bekannt und bereitet dem Verständnis keine Schwierigkeiten. Wie steht es aber mit Situationen, bei denen eine Entlastung im Mittelpunkt steht wie Wochenende, Feiertage, Urlaub oder eine erfolgreich bestandene Prüfung? Durch äußere Umstände bedingtes Ausbleiben einer Leistungsforderung muß nicht zwangsläufig die 'innere' Anforderung tangieren. Leistungsideale im Selbstverhältnis werden von äußeren Entlastungsmöglichkeiten nicht berührt. Entlastung beeinträchtigt das seelische Gleichgewicht, wenn Leistung als Kompensation eines labilen Selbst eingesetzt wird. Das Phänomen der Entlastung verdeutlicht überdies den positiven Aspekt von Belastung. Belastung durch Arbeit, Leistung, Anstrengung ist normalerweise lebensdienlich; Ruhe, Passivität, Nichtstun als solche sind keine erstrebenswerten Ziele. Sie stehen nach dem Gesetz der Polarität immer in einem Verhältnis zu Aktivität, Anstrengung und Einsatz. Entscheidendes Kriterium hierbei ist weniger das quantitative Ausmaß von Belastung und Entlastung, sondern der Zusammenhang, in welchem diese Faktoren innerhalb einer konkreten Konstellation stehen.

Der Psychiater Walter Schulte hat auf den "Wetterwinkel" von Entlastung im Vorfeld depressiver Erkrankungen hingewiesen und hervorgehoben, daß gerade Entlastungssituationen eine besondere Anforderung beinhalten können (Schulte W 1951). Er macht dafür eine mangelnde Fähigkeit, eine nicht zur Verfügung stehende Einstellung verantwortlich und meint, für seelische Gesundheit sei die Fähigkeit zu Belastung genauso erforderlich wie die zu Entlastung.

Die hier vorgetragenen Überlegungen hinsichtlich Belastung, Überforderung und Belastungstoleranz lassen grundsätzliche Verhältnisse im Vorfeld *Endogener Depressionen* erkennen. Ein entscheidendes Moment dabei ist die Unauffälligkeit von Belastungsfaktoren, die bereits lange vor Ausbruch der Krankheit bestehen. Als Beleg und zur Demonstration dieses Sachverhalts werden drei spezifische Depressionsformen näher betrachtet.

13.3 Spezifische Depressionsformen

Bezeichnungen für spezifische Depressionsformen wie: Umzugsdepression, Entlastungsdepression, Beförderungsdepression, Wochenenddepression, Schwangerschafts- und Wochenbettdepression, Klimakterische Depression, Schulddepression, Erschöpfungsdepression, Entwurzelungsdepression, Altersdepression haben in der psychiatrischen Literatur zwar noch nie eine erstrangige Stelle eingenommen, in den letzten Jahren werden sie aber fast überhaupt nicht mehr erwähnt. Die Behandlung mit Psychopharmaka spielt dabei eine entscheidende Rolle, da spezifische Lebensumstände und ihr möglicher Zusammenhang mit der Erkrankung nicht mehr beachtet werden müssen. Die nachfolgenden Fallbeispiele stammen daher auch alle aus der älteren Literatur, was keineswegs bedeutet, daß sie an Aktualität verloren hätten, denn vergleichbare lebensgeschichtliche Situationen, die Anlaß zu diesen Krankheitsbegriffen waren, gibt es nach wie vor. Einige der oben genannten Begriffe weisen bereits eine lange Tradition auf, was als Beleg dafür angesehen werden kann, daß es derartige Situationen bereits in der weiter zurückliegenden Vergangenheit gab. So wurde der Zusammenhang von Klimakterium und Depression bereits vor 150 Jahren von Esquiriol (1838) und v. Feuchtersleben (1845) thematisiert.

Der Rückgriff auf diesen Sektor der psychiatrischen Tradition erfolgt hier aus unterschiedlichen Gründen:

- An dem faktischen Zusammenhang zwischen wiederkehrenden Lebenssituationen und dem Auftreten von Depression hat sich nichts geändert. Es ist eine Frage der Einstellung, ob man diesen keineswegs unauffälligen Tatbestand zur Kenntnis nimmt oder nicht.
- Wenn ein Zusammenhang heute in der Psychiatrie kaum mehr beachtet wird, so ist dies auf die Vorherrschaft der 'biologischen' Verursachungstheorie und auf die Behandlung mit Psychopharmaka zurückzuführen. Eine Beachtung spezifischer, lebensgeschichtlicher Umstände ist dabei nicht erforderlich.
- Das Problem des Zusammenhangs zwischen Situation und Depression betrifft neben methodischen Aspekten vor allem das Menschenbild. *Wiederkehrende und typisch menschliche Situationen* sind Gegenstand einer anthropologischen Reflexion.

Bei der Frage nach dem Grund der psychotischen Abwandlung von Depression steht die Grenzüberschreitung durch Belastung im Mittelpunkt. Unter diesem Gesichtspunkt werden Umzugsdepression, Schwangerschafts- und Klimakterische Depression dargestellt. Von den beiden anderen unterscheidet sich die Umzugsdepression durch das Fehlen eines biologischen Faktors, der bei der Schwangerschaftsdepresssion und der Klimakterischen Depression eindeutig vorliegt.

Alle drei Depressionsformen treten in typischen und bekannten Situationen auf. Es handelt sich um 'normale' Vorgänge, die unausweichlich mit menschlichem Leben verbunden sind. Da im 'Normalfall' diese Situationen ohne große Auffälligkeiten bewältigt werden, erfährt die Auffassung, daß psychotische Depressionen in diesem Zusammenhang in erster Linie auf organischen Veränderungen beruhen, eine Bestätigung.

13.3.1 Depressionen im Zusammenhang mit Wohnungswechsel

Umzug bzw. Wohnungswechsel gilt im allgemeinen als ein zwar aufwendiges, letztlich aber unspektakuläres Unternehmen. Warum aber werden manche Menschen depressiv, wenn ein Wohnungswechsel stattfindet oder bevorsteht? Oft ist die neue Wohnung schöner, größer und komfortabler als die alte; der Wechsel bedeutet dann sogar eine qualitative Verbesserung der Wohnsituation. Trotzdem treten dessen ungeachtet depressive Symptome in diesem Zusammenhang auf. Betrachtet man die Wohnung allein als Schutz vor klimatischen Einflüssen und als Gelegenheit zum Schlafen und Essen, dann ist es in der Tat unbegreiflich, warum der Umzug in eine andere Wohnung Menschen schwer fallen kann.

Wohnen ist eine Seinsweise, die allein von der Verfassung menschlichen Lebens her verständlich wird. Wohnen heißt Aufenthalt in einer Welt. Menschen halten sich immer irgendwo und in irgendeinem Verhältnis zur Welt auf, und Wohnen gehört in besonderer Weise zu diesem 'Aufenthalt'. Beim Menschen gibt es keine vorgegebene oder 'natürliche' Form des Wohnens. Menschen müssen sich den Aufenthalt und das Wohnen immer 'einräumen'. Die große Vielfalt an Wohnmöglichkeiten und Einrichtungen beweisen es. Wohnungen bieten vor allem Schutz: Schutz vor klimatischen Einflüssen, aber auch Schutz vor anderen Menschen. Mannigfache Sicherungsvorkehrungen gegen Einbruch, Übergriffe und Beschädigungen lassen dies erkennen.

Zu den angeführten Funktionen des Wohnens kommt die Schutz und Sicherheit bietende 'innere Dimension' hinzu. Wohnung als vertrauter

Ort, der emotionale Sicherheit, Schutz und Halt bietet: Wohnung als Schutz vor Öffentlichkeit, vor dem Druck gesellschaftlicher Konventionen, Möglichkeit zur Abgrenzung gegen andere. Diejenigen, mit denen man in der Wohnung zusammenlebt, sind im Normalfall Menschen, die man kennt, auf die man sich verlassen kann, mit denen man das *Leben* teilt und die so zu Halt und Sicherheit beitragen. Allerdings gibt es in diesem Bereich auch Konstellationen, bei denen durch Streit und Unfrieden die affirmative Befindlichkeit von Aufgehobenheit und Vertrautheit in Frage gestellt wird.

Selbstaussage einer Patientin mit Endogener Depression nach Umzug in eine neue Wohnung:

> Als wir im September zurückkamen, da war ich eben nicht zu Hause. Da fing das an, daß ich dachte, das haben wir falsch gemacht, was wohnen hier alles für komische Menschen. Vorher in dem Wohnblock waren alles jüngere Frauen, mit denen man sprechen konnte, und hier war niemand, mit dem ich sprechen konnte, und es war alles so einsam. Und dann kam die Sonne nicht so ins Wohnzimmer wie vorher. Die Wohnung war mir nicht so vertraut. Das Kinderzimmer war anders als vorher, und das hat mich sehr gestört. Und die neue Wohnung hatte so einen feuchten Modergeruch, der mich störte. Ich mußte nur immer denken, wie schön das vorher war, was ich da jeden Tag gemacht hatte, wie mein Mann nach Hause kam, wie die Kinder gespielt haben. Das wurde immer mehr und ich habe nur noch um die Wohnung herumgesponnen.
> (Pauleikhoff B 1959 S 459)

Bei einem Wohnungswechsel geht es nicht um den Austausch von Unterkunft, sondern um das Aufgeben der bisherigen Form des Aufenthalts. Das Gefühl von Aufgehobenheit war auf die bisherige Wohnung bezogen und die gibt es nun nicht mehr. Ein Wohnungswechsel wird für manche Menschen zum Problem, weil auch er Trennung und unter Umständen Verlust bedeutet. Trennung vom bisherigen Aufenthaltsort vermag schwerwiegende Konflikte hervorzurufen, wenn das Festhalten gegenüber dem Loslassen überwiegt. An der alten Wohnung wird auch festgehalten, wenn ihr allein die Funktion von Aufgehobenheit zugeschrieben wird und sie deshalb durch keine andere ersetzt werden kann. Egal, ob es die Wohnung als solche ist, ihre Lage oder Einrichtung, ob es die Menschen innerhalb oder im Umkreis der Wohnung sind oder mit der Wohnung verbundene Erinnerungen, immer ist es die Vergangenheit, von der sich die Betreffenden nicht trennen können. Positive Aspekte der neuen Wohnung können dadurch nicht wahrgenommen werden.

Wie sehr die Bedeutung der alten Wohnung ins Bewußtsein tritt, nachdem die neue bezogen ist, veranschaulicht die Selbstaussage einer Patientin mit Endogener Depression.

> Das Schlimmste sei, daß sie in die kleine Wohnung so eingewöhnt, und daß in dieser die Erinnerung an die vor vier Jahren verstorbene Mutter so lebendig sei. Der Gedanke, dort heraus zu müssen, alles zu ändern, sei ihr immer unerträglicher geworden. Wenn sie wenigstens in der Nähe hätte bleiben können, wo die Freundin wohnte. In einer künftigen neuen Wohnung müsse sie allenthalben neue Beziehungen knüpfen, alles werde fremd und unvertraut sein.
> (Tellenbach H 1976 S 126)

Es ist nicht leicht auszumachen, ob das Hängen-Bleiben an den alten oder die mangelnde Fähigkeit, sich den neuen Verhältnissen anzupassen, ausschlaggebend für eine derartige Reaktion ist. Entscheidend scheint zu sein, daß der neue Aufenthalt von vornherein als fremd, keine Aufgehobenheits- und Schutzfunktion bietend erlebt wird. Einen Zusammenhang zwischen Erkrankung und Wohnungswechsel können die Betroffenen meist nicht erkennen.

Im folgenden Beispiel ist eine Patientin mit pathologischen Angstzuständen und depressiver Erschöpfung in ein Haus umgezogen, das nur wenige hundert Meter von der alten Wohnung entfernt war. Sie geriet in diese Zustände besonders bei Gewitter oder Sturm.

> Die Kranke vermochte nicht, sich darüber klar zu werden, warum Unwetter, besonders Wind, sie in so große Angst versetzte, obgleich sie wußte, daß keine wirkliche Gefahr bestand. Verschiedene eingehende Befragungen ergaben, daß die Symptome zum ersten Mal einige Tage nach dem Wohnungswechsel eingetreten waren. Der Umstand, daß die Patientin nun vom gewohnten Wohnzentrum weiter entfernt war (wenn auch nur um einige hundert Meter) und daß sie sich fast immer allein in einem Haus befand, mit dem sie - da es neu war - weder angenehme noch unangenehme Erinnerungen verknüpfte, weckte in ihr das Gefühl, daß sie Gefahren aller Art ausgesetzt sei, besonders solchen, die der Mensch von jeher fürchtet: Unbilden der Witterung, Regen, Wind und Blitz. Das neue Haus wurde von der Patientin nicht als glücklich erlebt: es konnte sie nicht vor den Unbilden der Witterung schützen und war nicht mehr Mittelpunkt der Familie; es hatte wohl Mauern, erfüllte aber nicht seine eigentliche Aufgabe. Die Kranke hatte keinen vernünftigen Grund, sich in dem neuen Haus, das - wie sie selbst zugab - viel besser war als das frühere, fremd zu fühlen. Die Formulierung des Problems von diesem Gesichtspunkt war für sie eine wirkliche Überraschung. (Bovi A 1967 S 254)

Auch dieses Beispiel kann belegen, wie schwierig es für Betroffene ist, einen Zusammenhang zwischen Wohnsituation und Erkrankung zu erkennen, aus dem einfachen Grund, weil Bedingungen und Verhältnisse der Funktion einer Wohnung in emotionaler Hinsicht unbekannt sind. Unauffälligkeit und scheinbare Bedeutungslosigkeit von Situationen und Ereignissen in Zusammenhang mit depressiven Erkrankungen sind Phänomene, auf die bereits mehrfach hingewiesen wurde.

13.3.2 Schwangerschaftsdepression

Schwangerschaft und Geburt sind gravierende Lebensereignisse. Sie beinhalten gesundheitliche Risiken für Mutter und Kind. Darauf richtet sich die medizinische Betreuung in erster Linie. Schwangerschaft und Geburt führen aber auch andere, nicht weniger einschneidende Veränderungen herbei, die ebenfalls Risiken für das *Leben* darstellen, wenn man darunter das hier beschriebene *Konkrete Leben* versteht. Dazu gehören:

- Die Angewiesenheit der Mutter auf partielle Übernahme ihrer eigenen Lebensbewältigung durch andere (Versorgtheit).
- Die Form der eigenen Lebensbewältigung der Mutter.
- Die durch die Situation bedingte erhöhte Angewiesenheit im emotionalen Bereich von Aufgehobenheit und Anerkennung.
- Die gesellschaftliche Bewertung von Schwangerschaft und Geburt, somit der Mutterrolle.
- Die eigene Einschätzung der Mutter im Selbstverhältnis im Hinblick auf Forderungen, die mit Schwangerschaft, Geburt und mit der Phase der Kleinkindbetreuung verbunden sind.
- Die Lebenspläne der Mutter hinsichtlich des Stellenwertes und der Einordnung von Schwangerschaft und Geburt und deren Integration in ihre sonstigen Ziele und Ideale.

Gesellschaftliche Regelungen, arbeitsrechtliche Bestimmungen, Zahlungsverpflichtungen des Vaters usf. weisen darauf hin, daß die materielle Versorgung der Mutter nicht selbstverständlich und in jedem Fall gesichert ist. Mit der Angewiesenheit auf Versorgung sind vielfältige Abhängigkeiten verbunden, die Anlaß zu Problemen und Beeinträchtigungen geben können. Schwangerschaft und Geburt, und vor allem der Umgang mit dem Neugeborenen stellen besondere Anforderungen dar; in der Phase nach der Geburt sind es die ständige Präsenz des Kindes und dessen kontinuierlicher Anspruch auf Versorgung. Das Dasein des Neuankömmlings stellt für die Mutter, aber auch für ihr soziales Umfeld eine nicht zu unterschätzende Belastung dar. Materielle Sorgen, Partnerkonflikte oder Berufsprobleme intensivieren die Situation.

Schwangerschaft bringt Belastungen mit sich, die zu bereits vorhandenen hinzukommen können. Wenn sich Störungen auch im psychischen Bereich bemerkbar machen, so ist dies nicht verwunderlich. Das Krankheitsbild der Endogenen Depression tritt in der Folge von Schwangerschaft und Geburt immer wieder auf, und es stellt sich nun die Frage wie dieser Zusammenhang konkret zu begreifen ist.

In einer Untersuchung über den Zeitpunkt des Auftretens von Depression im Verlauf von Schwangerschaft, Geburt und Wochenbett kommt *Pauleikhoff* zu dem Ergebnis, daß während der Schwangerschaft Psychosen sehr selten zu beobachten seien. Dagegen erreiche das Auftreten psychotischer Depressionen nach dem Wochenbett einen signifikanten Höhepunkt. Pauleikhoff sieht den Grund in einer Mehrbelastung, die erst nach der Rückkehr der Mutter aus der Klinik in ihre Alltagsumgebung und mit der Wiederaufnahme der Besorgung des nunmehr erweiterten Haushalts schlagartig auftrete.

Latente Überforderung ist vielen Müttern unbekannt. Sie wissen weder vorher, was mit einem Kind auf sie zukommt, noch können sie nach eingetretener Situation erkennen, daß sie einer extremen Belastung ausgesetzt sind. Selbstaussagen tendieren nur in Richtung Versagen, nicht in die, warum die Unfähigkeit eingetreten ist. Die Beanspruchung steht überdies in einem Verhältnis zu anderen, von denen Hilfe und Beistand erwartet wird. Normalerweise trägt das Umfeld der Situation Rechnung und hilft der Mutter in Gestalt von Übernahme ihrer Funktionen oder Betreuung des Kindes. Garantiert ist dieser Beistand jedoch nicht, er kann auch dadurch ausbleiben, daß Frauen zu wenig Forderungen stellen, ein Aspekt der Depressiven Disposition. Eigene Bedürfnisse werden zu wenig, die Erwartungen der anderen zu viel berücksichtigt, was zwangsläufig ein Ausbleiben von Hilfe konstelliert.

Schuld kann ebenfalls Belastung provozieren. Nicht selten sind es finanzielle Schulden, deren Last als drückend empfunden wird. Aber auch die Schuld gegenüber Pflichten und Ansprüchen anderer spielt als Belastungsmoment eine Rolle. Beides kann miteinander einhergehen, wie folgender Fallbericht einer an Endogenen Depression erkrankten Frau zeigt.

> Längere Zeit nach der völligen Genesung machte die Patientin u.a. folgende Angaben: sie habe sich dazumal sehr "geschreckt vor den Schulden". Schon

immer habe sie Schulden gescheut. Sie sei auch immer bemüht gewesen, kleine Schulden rasch zu tilgen. Das Risiko eines Baues mit großer Verschuldung habe sie im Gegensatz zu ihrem Mann nur äußerst ungern eingehen wollen. Sie sei immer sehr gewissenhaft gewesen, sei sich selbst und anderen auch menschlich nicht gerne etwas schuldig geblieben.
Nach dem Hausbau habe sie, um auch ihrerseits die Schuldenlast verringern zu helfen, Strickarbeiten auf sich genommen. Auf diese Weise sei sie tags und oft bis in die tiefe Nacht hinein tätig gewesen. Als sich dann eine Gelegenheit bot, in der Fabrik zu arbeiten, habe sie tagsüber gearbeitet; dabei sei für sie am Abend sehr viel Arbeit liegen geblieben. Außerdem hätten ihre Kinder ja auch ihre Mutter als Mutter, habe ihr Mann sie auch als Mann beansprucht. Auf diese Weise habe sie sich eigentlich dauernd überanstrengt, habe zunehmend Kopfschmerzen bekommen, so daß sie schließlich im Mai vergangenen Jahres mit der Arbeit habe aufhören müssen. Nun kam sie in andere Umstände. Es sei ihr vorgekommen, als ob dies ihre Kräfte nun endgültig übersteige. Da sie alles recht genau zu machen pflegte, sei sie in den letzten Jahren immer hinter ihren eigenen Ansprüchen zurückgeblieben, vor allem eben hinsichtlich der Sorgfalt der Arbeit. All dies – die doch schon beachtliche Familie; die Schulden auf dem Hause; das eigene Leiden am Hochdruck mit viel Kopfschmerzen, rascher Ermüdbarkeit, Schwindelanfällen; dann die Aussicht auf ein weiteres Kind – habe ihr schließlich den Mut genommen. (Tellenbach 1976 S 98)

Es gibt sicher noch weitere Momente, die zu unlösbaren Konflikten Anlaß geben wie z.B. das Nicht-Akzeptieren des Kindes. Es geht hier aber nicht um eine vollständige Aufzählung der Möglichkeiten, sondern um grundsätzliche Zusammenhänge einer Belastungskonstellation mit dem Auftreten von Depression.

In der Sicht von 'biologischer' Fortpflanzung eignet sich Schwangerschaft und Geburt besonders gut für einen Vergleich mit außermenschlichem Leben. Prinzipiell finden sich in anatomischer, physiologischer, endokrinologischer usf. Hinsicht nur quantitative Unterschiede zu Schwangerschaft und Geburt bei Säugetieren. Wenn man diesen Bereich jedoch unter dem Blickwinkel der Lebensbewältigung (Seinsübernahme) betrachtet und nicht nur die somatisch-biologischen Vorgänge im Auge behält, zeigt sich ein völlig anderes Bild. Der Unterschied betrifft dann nicht mehr organismische Prozesse und Zustände, sondern Lebensstrukturen, die menschliches Sein insgesamt betreffen. Schwangerschaft und Geburt erweisen sich dabei als typisch menschlich.

13.3.3 Klimakterische Depression

Klimakterium läßt sich wie Schwangerschaft und Geburt als biologischer Vorgang begreifen. Aus medizinischer Sicht steht der somatische Bereich und die hormonelle Umstellung des Organismus im Zentrum der Beachtung. Eine Betrachtungsweise, die wie bei Schwangerschaft und Geburt Lebensstrukturen berücksichtigt kommt hier zum gleichen Ergebnis: auch das Klimakterium erweist sich als typisch menschlich. Die bekannten somatischen Beschwerden treten nicht isoliert vom Lebensablauf auf, sie geben Anlaß zur Beunruhigung, werden somit registriert. Auf sie wird auf verschiedene Weise reagiert. Es handelt sich um Vorgänge, die in der Verstehensstruktur und im Selbstverhältnis begründet sind und allein von daher verständlich werden. (Kap. 7.4 Kreatürliches Selbst)

Entscheidendes Moment des Klimakteriums ist das Zu-Ende-Gehen einer zentralen Möglichkeit: die unbeeinflußbare Beendigung einer 'biologischen' Potenz. Das Zu-Ende-Gehen von Möglichkeiten gibt es zwar in vielen Bereichen, das Klimakterium ist aber ein Zeitabschnitt, der in besonderer Weise eine Konfrontation mit Vergänglichkeit provoziert.

Altersprozesse stellen Kränkungen dar. Menschen reagieren darauf wie auf einen Verlust. Die Frage nach der Art des Verlustes läßt sich nicht einfach beantworten, denn der Verlust betrifft weder den materiellen noch den mitmenschlichen Bereich. Es geht um den Verlust von Möglichkeiten, die einmal bestanden haben und die einem früheren Lebensabschnitt vorbehalten waren. Der unaufhaltsame Prozeß des Alterns beginnt nicht erst gegen Ende des Lebens: im organischen Sektor erreichen Menschen bereits mit 20 Jahren Kulminationswerte. Schwellenwerte betreffen Lebensphasen, so z.B. den als 'Mitte des Lebens' bezeichneten Abschnitt. Von da an reduzieren sich die Möglichkeiten, die in früheren Lebensabschnitten wie selbstverständlich zur Verfügung standen, deutlicher als zuvor. Ein wichtiger Aspekt dabei ist die leibliche Erscheinung und körperliche Leistungsfähigkeit. Bilder einer nie endenden Jugend und Phantasien von Verjüngung und Aufhebung des Altersprozesses bis hin zu Ideen zur Abschaffung des Todes sind nur möglich, weil Menschen ein (verstehendes)Verhältnis zu ihrem Körper haben. Kränkung durch Alter betrifft konkret das leibliche Selbstbild, das sich auf Aussehen, Attraktivität, Funktion und Zustand des Körpers bezieht. Der unerbittlich fortschreitende Altersprozeß fordert eine Änderung des Selbstbildes und damit auch des Selbstkonzeptes. Verlust und Beeinträchtigung durch Altersprozesse können wie in anderen Bereichen nur durch einen schmerzlichen Trauerprozeß bewältigt werden. Die gerade in diesem Bereich häufig auftretenden Abwehr- und Verleugnungsstrategien verweisen auf eine profunde Kränkungsmöglichkeit und den damit einhergehenden Schmerz.

Kränkung durch Altersprozesse stellt eine eigenartige Form von Belastung dar. Wird diese durch andere Momente verstärkt, so kann auch sie einen unerträglichen Grad erreichen. Folgender Krankheitsbericht zeigt eine charakteristische Kombination von Kränkung durch Altersprozesse mit latenter Überforderung im Rahmen der *Depressiven Disposition*.

> Die Patientin war in allen Dingen immer sehr genau gewesen; sie konnte nicht "pfuschen". Von jeher war sie besonders empfindlich und wehrlos gegen Lieblosigkeiten. "Wenn mich jemand anschreit, da bin ich schon fertig". Setzte sie sich selbst einmal ins Unrecht, so kam sie tagelang darüber nicht hinweg, mußte sich wiederholt entschuldigen. Auch Verstöße gegen das Gewissen wurden sehr schwer genommen; ... Zu ihren Aufgaben zählten telephonische Verhandlungen mit Kunden, die Korrespondenz und die alleinige Besorgung eines großen Haushaltes, da die meisten Angestellten im Hause wohnten und alle bei ihr speisten. Sie stand um 4 Uhr morgens auf, und hatte sich bis in die Nacht hinein um ihre Leute zu kümmern. Dabei war sie immer gut gelaunt und voll leistungsfähig.
> Die erste etwas länger hingehende Bedrückung hatte sich vor 2 ½ Jahren eingestellt, als sie erstmals Haar verlor." Das hat mich also zu Tode gekränkt", wo doch das " Haar der Schmuck der Frau ist". In diese Beunruhigung durch den Haarausfall steigerte sie sich regelrecht hinein. "Man will doch seinem Mann noch gefallen; der soll doch noch eine ansehnliche Frau haben". Dann kamen Zahnverluste hinzu. Auch davon war sie empfindlich getroffen. ... Sie nahm innerhalb eines ½ Jahres 10 kg an Gewicht ab, da sie ... vorübergehend glaubte ... einen Tumor zu haben ... Die Regel wurde unpünktlich und sistierte schließlich endgültig. Kurz darauf begannen langsam die ersten psychotischen Störungen. Sie versuchte trotz allem ihr Arbeitspensum durchzuführen, konnte aber bald ohne Hilfe nicht mehr durchkommen. War sie schon früher nie disponiert gewesen, zu improvisieren, so brachte sie Unvorhergesehenes jetzt in regelrechte Bedrängnis. Als sich Weihnachten Besuch ansagte, konnte sie erstmals nicht schlafen, nicht "abschalten", weil ihr immer vor Augen stand, was sie nicht bewältigt hatte. Auch ihrem Mann gegenüber begann sie, sich mehr und mehr schmerzlich insuffizient zu fühlen. Das ist die Situation, aus der heraus sich langsam eine Melancholie entwickelte. Erstmals gestand sie sich ein, wie viel leichter jetzt alles wäre, wenn Kinder da wären. Sie hatte nun auch mit Suizidanwandlungen zu kämpfen. Später faßte sie ihre Situation lapidar in die Worte zusammen: "Man will doch nicht zum alten Eisen geworfen werden".
> (Tellenbach H 1976 S 103)

Das von Betriebsamkeit und Besitzerwerb bestimmte Daseinsziel hatte offenbar das Defizit im Selbst weitgehend kompensieren können. Durch die leiblichen Veränderungen wird es nun in Frage gestellt, nicht zuletzt auch dadurch, daß das Klimakterium das Ende der Gebärfähigkeit bedeutet. Man kann vermuten, daß diese Möglichkeit im Lebensentwurf der Patientin zu wenig berücksichtigt wurde, und nie eine Auseinandersetzung mit diesem Thema stattfand.

Philosophie und Theologie reklamieren nicht selten die Angst vor dem Tod als spezifisch menschlich. Der Mensch sei das einzige Lebewesen, das um seinen Tod wisse, ihn als malum futurum erkennen könne. Diese Aussage ist zwar nicht falsch, sie überspringt aber konkrete menschliche Verhältnisse. Todesangst als Angst zu sterben, kommt sehr selten vor im Vergleich zur Angst vor dem Zu-Ende-Gehen von Möglichkeiten. Im obengenannten Fallbeispiel sind es leibliche Veränderungen, die ein Ende markieren, nicht aber schon das Ende als Tod oder Sterben. Phänomenologisch zutreffend bezeichnet die Patientin ihre Angst als Angst, *"zum alten Eisen geworfen zu werden"* . Im seelischen Haushalt hat das leibliche Selbstbild auch die Funktion von Bestätigung und Anerkennung. Jugendliche Attraktivität dient nicht selten als Quelle von Selbstbestätigung und Selbstachtung. Diese Quelle versiegt im Lauf des Lebens; das Klimakterium führt dies unter anderem exemplarisch vor. Die bislang bestehende, von körperlicher Attraktivität und kompensatorischem Einsatz von Leistung bestimmte positive Einschätzung des Selbst verliert an Tragfähigkeit. Das Auftreten einer Endogenen Depression geschieht im Kontext einer Konstellation, die sowohl das Selbstkonzept als auch eine schon lange bestehende latente Belastung betrifft, die sich durch das Klimakterium zu einer unerträglichen aufsteigert.

Ziel der Darstellung dieser drei spezifischen Formen von Depression war, das *Phänomen der unscheinbaren Belastung* im Zusammenhang mit dem Auftreten schwerer Formen von Depression ins Blickfeld zu bringen. Die allein in einer konkreten Betrachtung in Erscheinung tretende Belastung erweist sich hierbei als Anlaß für eine Grenzüberschreitung, die zu einer der schwersten Erkrankungen des Menschen führen kann.

14. Zusammenfassung und abschließende Betrachtung

Angst wird in wissenschaftlichen Theorien nahezu ausschließlich in Relation zur biologischen Anpassung gesetzt, was wiederum Vergleiche und Analogien zu Angst oder Furcht bei außermenschlichen Lebensformen ermöglicht. Im Rückschluß auf den Menschen wird dann Angst als lebenserhaltender Affekt, als Gefahrensignal, interpretiert.

Die zahlreichen neurotischen, psychopathologischen und psychotischen Ängste lassen jedoch Zweifel an einer derartigen lebenserhaltenden Bedeutung aufkommen. Aber auch im 'normalen' Bereich gibt es genügend Angstformen, die zur Kategorie einer biologischen Zweckmäßigkeit nicht gut passen wollen. Depressive Erlebensweisen finden dort ebenfalls nur mit Zwang einen Platz, stellen sie doch in der Überzahl unerträgliche oder mißbefindliche Zustände dar. Neurotische Formen von Angst und Depression beeinträchtigen die Lebensbewältigung mehr oder weniger erheblich; psychotische bringen sie völlig zum Erliegen. Die Suizidtendenz zeigt das krasse Gegenteil einer lebensdienlichen Anpassung.

Den meisten Untersuchungen zu Angst und Depression liegt eine Betrachtungsweise zugrunde, die äußeren Anlässen und Ereignissen den maßgebenden Stellenwert für ängstliche Erlebens- und Verhaltensweisen oder depressive Reaktionen zuweist. Die 'innere' Dimension des Menschen bleibt dabei ausgeblendet oder findet nur am Rand Berücksichtigung.

Der nicht zu leugnende Tatbestand, daß Menschen sehr unterschiedlich auf Angstanlässe und Verluste reagieren, verweist allerdings kategorisch auf die 'innere Dimension'. Begründet sind diese Unterschiede in Strukturen, die Verstehen, Stimmungen und das Selbst betreffen. Die vorliegende anthropologische Reflexion beschreibt einige dieser, menschliches Leben kennzeichnenden Strukturen.

- Es gibt verschiedene Möglichkeiten, Welt, andere und sich selbst zu verstehen. Verstehen bezieht sich auf einen breit gefächerten Bereich und das in der abendländischen Tradition eine Vorrangstellung einnehmende *rationale* Denken ist nur eine unter zahlreichen anderen Möglichkeiten. Angstanlässe und Verluste können sehr verschieden interpretiert werden, auch in realitätsverkennender Weise. Fehlinterpretationen sind jedoch keineswegs sinnlos, sondern verstehbar. Sie dokumentieren auf ihre Weise die Problematik menschlichen Daseins.

- Adäquate Einschätzung von Bedrohung und Verlust ist von Voraussetzungen abhängig. Lebenspraktisches Wissen und intakte Selbststrukturen garantieren einen Spielraum möglicher Bewältigung von Angst und Depression. Beide, das spezifische 'Wissen' und die Selbststrukturen sind jedoch vielfältigen Beeinträchtigungen ausgesetzt und damit in ihrer Funktion nicht selbstverständlich.

- Der Erschließungsaspekt der Stimmung ist ein Faktor, der in der Literatur zu Angst und Depression nahezu völlig übersehen wird. In den verschiedenen Stimmungslagen wird jedoch das Verhältnis zur Welt, zu den anderen und zum eigenen Selbst vor einzelnen Wahrnehmungen und gezielten Denkprozessen interpretiert. Sie bewirken, daß Welt insgesamt auf verschiedene Weise erfahren wird. In einer ängstlichen oder depressiven Stimmung erscheint Welt anders als in einer gehobenen oder in einer von Zuversicht und Gelassenheit bestimmten. Auf Angst oder Depression festgelegte Stimmungen ziehen, sofern sie nicht mit anderen Stimmungen abwechseln und dadurch in ihrer Funktion relativiert werden, pathologische Folgen in allen Lebensbereichen nach sich. Die anthropologischen Überlegungen zur Stimmung zeigen überdies, daß ihre Funktion als Vorverständnis für Weltverhältnisse nicht auf den pathologischen Bereich beschränkt ist. Auch im 'normalen' Leben kommt dieser Funktion ein entscheidender Stellenwert zu.

- *Affirmative Gestimmtheit* ist ein Begriff für die Grundvoraussetzung, daß Menschen zum *Leben* gestimmt sein müssen. Diese Art Gestimmtheit ist nicht leicht nachweisbar, da *Leben* und Gestimmtheit normalerweise eine Einheit bilden. Erst im Entzug von Gestimmtheit tritt diese Voraussetzung in Erscheinung. Die bei zahlreichen psychiatrischen Erkrankungen auftretenden Zustände von Gefühlen der 'Leere' und die als Depersonalisation und Derealisation bezeichneten Symptome sind faktische Manifestationen des Entzugs Affirmativer Gestimmtheit. Diesen Entzug zeigt die Symptomatik der *Endogenen Depression* drastisch in der Weise des Ausfalls nahezu sämtlicher Lebensfunktionen.

- *Affirmative Gestimmtheit* steht in Relation zur Dimension von Aufgehobenheit. Aufgehobenheit ist in mannigfaltigen Gefühlen und Stimmungen des Sich-Aufgehoben-Fühlens nachweisbar. Sie beziehen sich auf Weltverhältnisse, auf andere und auf das Selbst. Menschen sind auf die Dimension von Aufgehobenheit ebenso angewiesen wie auf Versorgung mit Nahrung. Äußere Bedingungen stellen nur eine Voraussetzung dar, es müssen ebenso innere Bereitschaften für Wahrnehmung der Möglichkeiten von Aufgehobenheit bereitliegen. Selbst optimale äußere Verhältnisse sind für das Zustandekommen und die Aufrechterhaltung Affirmativer Gestimmtheit letztlich irrelevant, wenn diese emotionalen Bereitschaften fehlen.

- Eine weitere Quelle Affirmativer Gestimmtheit ist die emotionale Überzeugung, das Leben meistern zu können. Sie steht in Relation zu lebenspraktischem Wissen und zu intakten Selbststrukturen.

- Mit dem Begriff der Verfassung des Selbst werden Selbststrukturen wie Selbstsicherheit, Selbstvertrauen und Selbstachtung erfaßt, die in unterschiedlichem Ausmaß zu Verfügung stehen. Deren Potentiale sind zwar angelegt, zu ihrer Entwicklung sind aber mitmenschliche Beziehungen unabdingbare Voraussetzung. Kinder machen in einer lang andauernden Entwicklung in Interaktionen mit ihrem sozialem Umfeld Erfahrungen im Bereich von Aufgehobenheit, Versorgtheit, Vertrauen und Anerkennung, die gemeinsam über Ausbildung und Qualität der Selbststrukturen entscheiden.

Leben bedeutet prinzipiell Belastung, da die Lebensbewältigung ständig geleistet werden muß. Unter 'normalen' Verhältnissen fällt dies nicht weiter auf, Streßphänomene, Ermüdung und Bedürfnisse nach Ruhe, Erholung und Schlaf weisen darauf hin. Falls die Lebensbewältigung aber beeinträchtigt ist – wie z.B. in der *Depressiven Disposition* – wird die ohnehin bestehende Belastung insgesamt intensiviert. Eine Mehrbelastung muß nicht auffällig sein, sie ist den betreffenden Menschen meist nur in Form einer unterschwelligen und vagen Symptomatik bekannt. Krankheit, Trennungen, Verluste und Verletzungen können die latente Belastung verstärken. Hier entscheidet die Qualität des lebenspraktischen Wissens und das Ausmaß von Selbstsicherheit, Selbstvertrauen und Selbstachtung darüber, ob die Mehrbelastung produktiv bewältigt werden kann. Psychotische Formen von Angst bzw. Depression sind Reaktionen auf unerträgliche Belastungen.

Menschliches Leben steht in der ständigen und letzten Endes nicht aufhebbaren Möglichkeit von Beeinträchtigung, Verletzung und Verlust. Es gibt keinen Menschen, der sich in absoluter Weise davor schützen könnte. Dieser prinzipiellen Verfassung menschlichen Seins entspricht die Angst vor dem Eintreten dieser Möglichkeiten, und Depression ist die Antwort auf bereits erfolgte Beeinträchtigung und Verlust. Man könnte daraus schließen, daß Menschen angesichts dieser prinzipiellen

Möglichkeit ständig Angst haben und immer depressiv sein müßten. Hier sind Gegenkräfte wirksam, einem Schutzwall vergleichbar, Kräfte, die ebenfalls in den Strukturen des *Lebens* begründet sind. Sie ermöglichen angstfreies und von Depression verschontes Lebens. Ohne diesen Freiraum gibt es kein auf Dauer befriedigendes *Leben*. Die Schutzmauer beruht auf den affirmativen Qualitäten von Aufgehobenheit, Selbstsicherheit, Selbstvertrauen und Selbstachtung. Zu ihnen gehören die mannigfaltigen 'positiven' Stimmungen und Gefühle wie Freude, Lust, Hoffnung und Liebe. Gelingen der Lebensbewältigung und die Überzeugung, dem Leben gewachsen zu sein, gehören ebenso dazu wie ein tragfähiges Selbstkonzept.

Menschen können Angst und Depression innerhalb eines 'normalen' Spielraums bewältigen, solange diese Schutzmauer intakt ist. Die Grenzen werden durchbrochen, wenn schwerwiegende äußere Umstände – Bedrohung und Verletzung im Übermaß – Anlaß dazu geben. Aber auch hier entscheiden die 'inneren' Verhältnisse – die Verfassung des Selbst – über Ausmaß und Intensität von Angst und Depression. Ist die Verfassung des Selbst von vornherein labil, so führt dies zu chronischen Formen von Selbstunsicherheit, prinzipiellem Mißtrauen und Selbstentwertung. Ohne ersichtlichen Grund sind Menschen dann für Angstanlässe sensibilisiert, sie zeigen auf der faktischen Ebene folgenden ontologischen Tatbestand: sie leben so, als seien sie einer ständigen Bedrohung ausgesetzt. Die Beschreibung der *Depressiven Disposition* hat gezeigt, daß Menschen sich auch in einem latent depressiven Zustand befinden können. Sie leben dann so, als würden sie ständig einen Verlust und Kränkungen erleiden und führen so faktisch den ontologischen Tatbestand von Depression vor.

Narzißmus- und Borderline-Störungen, wie sie seit mehr als drei Jahrzehnten in der Psychoanalyse beschrieben werden, zeichnen sich durch die sogenannte *'narzißtische Kränkbarkeit'* aus, die zu verheerenden Folgen im Verhältnis zu anderen führt und eine befriedigende Lebensbewältigung nachhaltig beeinträchtigt. Diese übermäßige und für Außenstehende oft groteske Kränkbarkeit ist eine Folge der labilen oder defizienten Verfassung des Selbst. Sie bedingt auch die Beeinträchtigung von kognitiven Ichfunktionen, die als solche intakt sein können. Psychoanalytische Konzepte beschäftigen sich mit pathologischen Abwehrformen und Kompensationen, die das kränkbare Selbst schützen. Letztere lassen sich als nicht tragfähige Versuche verstehen, die jeweiligen Einbruchstellen der Schutzmauer abzudecken. Pathologisch müssen sie deshalb genannt werden, weil sie eine befriedigende Lebensbewältigung nachhaltig verhindern und laufend Mißlingen provozieren. Man kann ein kränkbares Selbst zwar durch viele Strategien vor Verletzungen schützen, aber alle haben ihren Preis: es werden damit immer mehr oder weniger große Beeinträchtigungen der Lebensbewältigung erkauft. Aus diesem Grund garantiert allein eine Stabilisierung der Selbststrukturen bleibende Abhilfe. Die Bedeutung der *Ontogenese* (damit ist hier die individuelle kindliche Entwicklung von der Geburt bis zum Erwachsenen gemeint) erkannt zu haben, ist das bleibende Verdienst der Psychoanalyse Freuds. Es hat den Anschein, als müßte noch einige Zeit vergehen, bis die enorme Bedeutung der Kindheit für ein befriedigendes Leben und insbesondere für das Zusammenleben der Menschen in vollem Umfang gewürdigt wird. Zwar wurde von der Psychoanalyse diese Bedeutung erkannt und ihr in der Praxis Rechnung getragen. In der Theorie kommt dies aber nicht gebührend zum Ausdruck. Der Grund hierfür liegt nicht nur in der mißverständlichen und für Außenstehende oft unverständlichen psychoanalytischen Fachsprache und den sich widerstreitenden Meinungen verschiedener Schulen, sondern vor allem im Mangel einer anthropologischen Reflexion. Erkennbar wird die Bedeutung des *ontogenetischen Aspekts* letzten Endes nur von daher.

Eine Reflexion auf das Thema Vererbung kann dies verdeutlichen. Anlage und Umwelt sind gängige Begriffe zur Darstellung und Beurteilung der jeweiligen Anteile für die Prägung der voll entwickelten Form eines Lebewesens. Der abstrakte Begriff Umwelt verschleiert jedoch die spezifischen Bedingungen der menschlichen Ontogenese und die humanspezifischen Bedürfnisse des Kleinkindes. Der *ontogenetische Aspekt* macht die Vererbungsthesen der Geisteskrankheiten nicht hinfällig, modifiziert sie jedoch in entscheidender Weise, da diese allein auf den *phylogenetischen Aspekt* (stammesgeschichtliche Vererbung) festgelegt sind und ausschließlich Gene als Basis für Vererbung gelten lassen. Eine Sichtweise, die die Beziehungsdimension der Kindheit berücksichtigt, läßt ebenfalls einen 'Vererbungseffekt' erkennen. Denn alle genetisch bedingten Potentiale entwickeln sich allein in dieser Dimension, und die daraus folgenden Prägungen wirken, als wären sie vererbt.

Beispielhaft für die mögliche Analogie zwischen einer auf Gene festgelegten Interpretation von Vererbung und einer Interpretation, die die im ontogenetischen Prozeß entstandenen Muster der Lebensbewältigung berücksichtigt, ist die *Depressive Disposition*. Für die anthropologische Betrachtung hat sie große Bedeutung, da sie einen transkulturellen und überhistorischen Kern besitzt und somit auf bestimmte Konstanten menschlichen Daseins verweist. Einige dieser Konstanten wurden mit elementaren Lebensbereichen, Beziehungsstrukturen, Stimmungen und Gefühlen beschrieben. Der einer genetischen Vererbung analoge Stellenwert der *Depressiven Disposition* wird dadurch ersichtlich, daß die Disposition die gleichen Wirkungen zeigt wie eine Erbanlage. Sie ist einer konstitutionellen Charakterstruktur vergleichbar, die unbeeinflußbar und unbewußt Erleben und Verhalten bestimmt. *Nichtsdestoweniger ist diese Prädisposition nicht unmittelbar auf genetische Anlagen rückführbar, sondern auf die ontogenetische Entwicklung derselben in sozialen Beziehungen.* Es ist schwer zu entscheiden, welche der beiden Anteile eine größere Bedeutung hat, vieles spricht dafür, daß der Ontogenese der entscheidende Stellenwert für die Prägung des erwachsenen Individuums zukommt.

Die hier vorgetragene Interpretation von Depression scheint im Widerspruch zu den die gegenwärtige Psychiatrie beherrschenden organischen Verursachungstheorien im Bereich der Psychosen zu stehen. Dieser Widerspruch erhält ein besonderes Gewicht durch Tatbestände, die für eine körperliche Basis der schweren Formen von Depression zu sprechen scheinen. Dazu gehört in erster Linie die Beobachtung, daß bei diesen Formen ein von Willen und Denken völlig unabhängiges, häufig als fremdartig empfundenes und unverstehbares Geschehen den Menschen ergreift, dem dieser weitgehend hilflos ausgeliefert ist. Überträgt man diesen beeindruckenden Ablauf auf die Ebene körperlicher Vorgänge, die dafür verantwortlich sein sollen, dann scheint eine naheliegende Erklärung der psychotischen Depression gefunden zu sein. Eine Übertragung der unmittelbaren Beobachtung des unverstehbaren und unbeeinflußbaren Geschehens auf körperlich-organische Prozesse ist allerdings nur unter Zuhilfenahme der Leitvorstellungen von Soma und Psyche möglich.

Es ist der Macht traditioneller Begriffe zu verdanken, daß der eigentlich offenkundige Tatbestand ignoriert wird, daß die organische Verursachungstheorie in den Begriffen von *Soma und Psyche* begründet ist. Die falsche Schlußfolgerung entsteht nicht dadurch, daß es körperliche Vorgänge und Zustände gibt, die bei Depressionen festgestellt werden können, sondern sie entsteht dadurch, daß man wie auch immer ermittelte körperliche Prozesse als *Ursache des Erlebens und Verhaltens* annimmt und so einen kausalen Zusammenhang herstellt. Es kann gar kein Zweifel daran bestehen, daß Angst und Depression ebenso 'körperlich' wie 'psychisch' in Erscheinung treten. Allein die Beobachtung des ängstlichen

Erlebens und Verhaltens zeigt mit aller Deutlichkeit, daß sich Angst nicht in einem luftleeren seelischen Bereich abspielt. Sie ist mit körperlichen Gefühlen der Einengung, erhöhter Herzfrequenz, Schweißausbrüchen usf. verbunden. Der Tatbestand spiegelt ganz allgemein wider, daß Menschen leiblich leben und daß alle Lebenserscheinungen leiblich sind. Insofern gehören Herzklopfen und Adrenalinausschüttung gleichfalls zur Angst wie Verwirrung und Panik. Analog zu diesen jedermann zugänglichen Beobachtungen kann mit gutem Grund angenommen werden, daß in allen Fällen pathologischer Angst und Depression 'körperliche' Prozesse ablaufen, und dies auch dann, wenn diese unbekannt sind oder sich einer objektiven Feststellung entziehen.

Der Trugschluß hinsichtlich der organischen Verursachung beginnt, wenn man die 'körperlichen' Vorgänge und Prozesse ontologisiert, d.h. ihnen einen eigenen Seinsstatus verleiht und sie so zum Ausgangspunkt der kausalen Betrachtung macht. Es ist aber immer der konkrete Mensch, der depressiv oder ängstlich 'ist', d.h. lebt. Erst die durch die Methode bedingte ausschnitthafte Erfassung greift einen Sektor aus diesem konkreten *Leben* heraus. Dagegen wäre nichts einzuwenden, ginge der Blick dabei auf die konkrete Ganzheit des *Lebens* nicht verloren. Das genau tritt aber ein, wenn die Ausschnitte eine reale Seinsausstattung erhalten. Stoffwechselprozesse oder sonstige Vorgänge im Gehirn scheinen dann die 'eigentliche' Realität des Menschen zu sein und die gestörten Erlebens- und Verhaltensweisen die Folge davon.

Eine Sichtweise, die der Diktatur des Körper-Seele Schemas nicht mehr unterworfen ist und den Absolutheitsanspruch der Naturwissenschaft zu relativieren vermag, ermöglicht eine anthropologische Interpretation auch der psychotischen Formen von Angst und Depression. Solch eine Forschungsmethode zeichnet sich durch drei wesentliche Eckdaten aus.

- Psychotische Formen von Angst und Depression unterscheiden sich nicht grundsätzlich von Formen, wie sie im alltäglichen Leben auftreten. Auch der psychotisch Paranoide erlebt immer noch Angst vor Beeinträchtigung, Verletzung, Verrat oder Mißachtung, selbst wenn der Außenstehende dafür keinen oder wenig Anhalt finden kann. Gemeinsame Basis der pathologischen und der 'normalen' Angst sind Strukturen menschlichen *Lebens*, die grundsätzlich Anlaß zu möglicher Beeinträchtigung geben, vor allem die Struktur des Verstehens, dem letztendlichen Grund für unterschiedliche Interpretation von Angstanlässen. Gleiches gilt für den psychotisch Depressiven, der ebenfalls Ängste zeigt, die auch im normalen *Leben* auftreten.

- Menschliches *Leben* ist zwar prinzipiell durch Offenheit gekennzeichnet, indem Menschen aufgrund ihrer Verstehensstruktur viele Welten entwerfen und sich darin einrichten können, nichtsdestoweniger zeigt sich aber auch hier die antinomische Polarität in Form der Begrenzung. Die Grenzen des Menschen sind nicht eindeutig festgelegt, sie können aufgrund der Offenheit immer wieder überwunden werden. In der Endogenen Depression zeigen sich jedoch unüberwindbare Grenzen in Form unerträglicher Belastung. Menschen können zwar auch in diesem Bereich ihre Grenzen zeitweise überschreiten und belastende Situationen lange Zeit aushalten; an bestimmten Punkten tritt aber das Wesensmerkmal menschlicher Begrenztheit in Form des psychotischen Zusammenbruchs konkret und unübersehbar in Erscheinung.

- Ein weiterer Gesichtspunkt ist der Ausfall *Affirmativer Gestimmtheit*, der bei psychotischer Angst und Depression ebenfalls eine große Rolle spielt. Dieser Bereich entzieht sich nicht nur einer objektivierenden Feststellung, er ist auch phänomenologisch schwer erfaßbar und daher weitgehend unbekannt. Ein höchst merkwürdiger anthropologischer Tatbestand. Denn einerseits stellt dieser Bereich eine unabdingbare Grundvoraussetzung für menschliches Leben dar, mit weitreichenden Folgen für alle menschlichen Bereiche. Andererseits ist dieses Gebiet unbekannt und unerforscht. Die psychotischen Formen von Angst und Depression machen auf ihre Weise darauf aufmerksam.

Literatur

Abraham K (1924) Versuch einer Entwicklungsgeschichte der Libido auf Grund der Psychoanalyse seelischer Störungen. Neue Arbeiten zur ärztlichen Psychoanalyse, Heft 11 (Neudruck 1971: Psychoanalytische Studien I. Fischer, Stuttgart)

Arieti S Bemporad J (1983) Depression, Krankheitsbild, Entstehung, Dynamik und psychotherapeutische Behandlung. Klett, Stuttgart

Balint M (1959) Thrills and regressions. Hogarth, London (Dt. 1960: Angstlust und Regression. Klett, Stuttgart)

Balint M (1968) The basic fault.Therapeutic aspects of regression. Tavistock, London. (Dt. 1970: Therapeutische Aspekte der Regression – Die Theorie der Grundstörung. Klett, Stuttgart)

Bateson G, Jackson DD, Haley J et al. (1969, 1974) Schizophrenie und Familie. Suhrkamp, Frankfurt am Main

Baudelaire CH (1956) Ausgewählte Werke IV. Fischer, Frankfurt am Main

Benedek T (1938) Adaption to reality in early infancy. Psychoanal Q 7: 200 – 215

Benedetti G (1983) Todeslandschaften der Seele. 5. Aufl. 1998 Vandenhoeck & Ruprecht Göttingen

Benedetti G (1987) Analytische Therapie der affektiven Psychosen in: Psychiatrie der Gegenwart 5. Affektive Psychosen S 369-386 Springer, Berlin

Benedetti G (1992) Psychotherapie als existentielle Herausforderung. Vandenhoeck & Ruprecht, Göttingen

Binswanger L (1969) Melancholie und Manie. In: Ausgewählte Werke in 4 Bänden

Blankenburg W (1971) Der Verlust der natürlichen Selbstverständlichkeit. Beiträge aus der allgemeinen Medizin 21. Heft. Enke, Stuttgart

Blankenburg W (1970) Anthropologisch orientierte Psychiatrie. In: Die Psychologie des XX Jhdts. Bd. X Psychiatrie.

Blankenburg W (1996) Vitale und existentielle Angst. In: Lange H, Faller H (Hrsg) Das Phänomen Angst. Suhrkamp, Frankfurt am Main

Bovi A (1967) Wohnungswechsel und Geisteskrankheiten. Anthropologische Bemerkungen. Der Nervenarzt 38 Jg. 6

Ciompi L, Heimann H (Hrsg) (1991) Psychiatrie am Scheideweg. Springer, Berlin Heidelberg New York

Ditfurth H. (1965) Aspekte der Angst. Thieme, Stuttgart

Dawkins R (1978) Das egoistische Gen. Springer, Berlin Heidelberg New York

Erikson EH (1963,²1971) Kindheit und Gesellschaft. Klett, Stuttgart

Freud S (1905) Drei Abhandlungen zur Sexualtheorie. GW Bd. 5 Fischer, Frankfurt am Main

Freud S (1913) Totem und Tabu GW Bd.9

Freud S (1916a) Trauer und Melancholie GW Bd.10

Freud S (1916b) Vergänglichkeit GW Bd.10

Freud S (1923) Das Ich und das Es GW Bd.13

Freud S (1933) Neue Folgen der Vorlesungen zur Einführung in die Psychoanalyse GW Bd.15

Gebsattel E v. (1954) Prologomena einer medizinischen Anthropologie. Springer, Berlin Göttingen Heidelberg

Glatzel J (1973) Endogene Depressionen. Enke, Stuttgart

Goffman E (1963) Stigma. Int Univ Press, New York (Dt. 1967 Stigma. Über Techniken der Bewältigung beschädigter Identität. Suhrkamp, Frankfurt am Main)

Heidegger M (1927) Sein und Zeit. Niemeyer, Tübingen

Henseler H (1976) Die Theorie des Narzißmus. In: Kindler Lexikon 'Die Psychologie des XX Jhdt'. Bd.1 S 453-471, Kindler, München

Katschnig H (Hrsg) (1986) Life events and psychiatric disorders: controversial issues. Cambridge Univ Press, London, New York

Khan MR (1963) The concept of the cumulativ trauma. Psychoanal Stud Child 18: 286-306

Klibansky R, Panofsky E, Saxl F (1992) Saturn und Melancholie. Studien zur Geschichte der Naturphilosophie und Medizin, der Religion und der Kunst. Suhrkamp, Frankfurt am Main

Knapp G (1970) Mensch und Krankheit. Klett, Stuttgart

Knapp G (1979) Der antimetaphysische Mensch. Klett, Stuttgart

Knapp G (1984) Naturgeschichtliche Auffassung von Kultur bei Darwin und Haeckel. In: Brackert H, Wefelmeyer E (Hrsg) Naturplan und Verfallskritik. Suhrkamp, Frankfurt am Main

Knapp G (1988) Narzißmus und Primärbeziehung. Springer, Berlin Heidelberg New York

Knapp G (1988a) Wie heilt Psychoanalyse? Eine wenig beachtete Diskrepanz zwischen Praxis und Theorie in der Psychoanalyse. In: Klußmann R, Mertens W, Schwarz F (Hrsg) Aktuelle Themen der Psychoanalyse. Springer, Berlin Heidelberg New York

Kohut H (1971) The analysis of the self. Int Univ Press, New York (Dt.:1973 Narzißmus. Suhrkamp, Frankfurt am Main)

Kohut H (1977) The restauration of the self. Int Univ Press, New York (Dt.1979: Die Heilung des Selbst. Suhrkamp, Frankfurt am Main)

Lang H, Faller H (Hrsg) (1996) Das Phänomen Angst. Suhrkamp, Frankfurt am Main

Lange J (1928) Handbuch der Geisteskrankheiten. 6 Bd. Spezieller Teil II. Springer, Berlin

Lazarus RS, Folkman S (1984) Stress, Appraisal and Coping. Springer, New York

Lewin BD (1982) Das Hochgefühl. Zur Psychoanalyse der gehobenen, hypomanischen und manischen Stimmungen. Suhrkamp, Frankfurt am Main

Mahler MS, Pine S, Bergman A (1975) The psychological birth of a human infant. Basic Books, New York (Dt. 1978: Die psychische Geburt des Menschen. Fischer, Frankfurt am Main)

Mentzos S (1995) Depression und Manie. Psychodynamik und Therapie affektiver Störungen. Vandenhoeck & Ruprecht, Göttingen Zürich

Mundt Ch, Fiedler P, Lang H, Kraus A (Hrsg) (1990) Depressionskonzepte heute: Psychopathologie oder Pathopsychologie. Springer, Berlin Heidelberg New York

Nietzsche F (1956) Die Genealogie der Moral. Hanser, München

Pascal B. (1956) Gedanken. Reclam, Stuttgart

Pauleikhoff B (1959) Über die Auslösung endogener depressiver Phasen durch situative Einflüsse. Arch f Psychiatrie u Ztschft f d gesamte Neurologie 198

LITERATUR

Pauleikhoff B (1964) Seelische Störungen in der Schwangerschaft und nach der Geburt. Enke, Stuttgart

Psychoanalytisches Seminar Zürich (Hrsg) (1983) Die neuen Narzißmustheorien. Zurück ins Paradies? Syndikat, Frankfurt am Main

Riemann F (1975) Grundformen der Angst. 9. Aufl. Ernst Reinhard, München Basel

Rangell L (1976) Gelassenheit und andere menschliche Möglichkeiten. Suhrkamp, Frankfurt am Main

Seyle H (1956) The stress of life. 1976 (rev.ed.).1979 (rev.ed.) McGraw-Hill, New York

Schneider K (1921) Pathopsychologische Beiträge zur psychologischen Phänomenologie von Liebe und Mitfühlen. Ztscht f d gesamte Neurologie u Psychiatrie. Bd.64 109

Schneider K (1946) Klinische Psychopathologie. 14. Aufl. 1992 Thieme, Stuttgart

Schneider K (1950) Die Aufdeckung des Daseins durch die cyclothyme Depression. Der Nervenarzt 21 Heft 5. S 193-194

Schmid-Degenhard M (1983) Melancholie und Depression. Kohlhammer, Stuttgart

Schopenhauer A (1961-1965) GW Bd VI. Wissenschaftliche Buchgesellschaft Darmstadt

Schopenhauer A (1965) GW Bd V

Schöpf A (1981) Das Selbst, seine innere Natur und die Anderen. In: Bittner G (Hrsg) Das Selbstwerden des Kindes. Bonz, Stuttgart

Schulte W (1951) Die Entlastungssituation als Wetterwinkel für Pathogenese und Manifestierung neurologischer und psychiatrischer Krankheiten. Nervenarzt Jahrg.22 Heft 4

Spitz RA (1945) Hospitalism: An Inquiry into the genesis of psychiatric conditions in early childhood. Psychoanal Study Child 1: 53-74

Spitz RA (1946a) Hospitalism: A follow-up report. Psychoanal Study Child 2: 113-117

Spitz RA (1946b) Anaclitic depression: An inquiry into the genesis of psychiatric conditions in early childhood II. Psychoanal Study Child 2: 313-342

Spitz RA (1967 ²1985) Vom Säugling zum Kleinkind – Naturgeschichte der Mutter-Kind-Beziehung im ersten Lebensjahr. Klett, Stuttgart

Starobinsky J (1960) Geschichte der Melancholiebehandlung. Von den Anfängen bis 1900. Acta Psychosomatica 4

Tellenbach H (1961) Melancholie. ³1976 Springer, Berlin Heidelberg New York

Wahl H (1985) Narzißmus? Kohlhammer, Stuttgart

Winnicott DW (1953) Transitional objects and transitional phenomena. Int J Psychoanal 34 S 89-97

Winnicott DW (1965) The maturational processes and the facilitating environment. Hogarth, London. (Dt. 1974: Reifungsprozesse und fördernde Umwelt. Kindler, München)

Winnicott DW (1979) Vom Spiel zur Kreativität. Klett, Stuttgart

Index

A

ABRAHAM K· 11
abstrakt· 16, 35
Abstraktionsgrad· 37
affektive Zufuhr· 99, 100
Affirmative Gestimmtheit· 91
Aggression· 29, 71
Aggressionstrieb· 29, 166
aggressiver Zugang· 71
AHREND H· 49
Altersprozesse
    Kränkungen· 210
Anaklitische Depression· 100
Anerkennung· 123, 168
Angewiesenheit· 54
Angst· 9, 10, 12, 19, 54
    Anpassungswert· 213
    biologische· 76
    irrationale· 33
    konkrete· 34
    paranoide· 122
    pathologisch · 43
    psychotisch· 11
    vor Dunkelheit· 32
    vor Nichtanerkennung· 136
Angst vor dem Leben· 45, 73
    Angewiesenheit· 66
Angst vor Krankheit· 12
Angst vor Verarmung· 12
Angst vor Verfehlung· 12
Anwesenheit · 119
Apathie· 91
ARISTOTELES· 16, 17
Astrophysik· 37
Aufgehobenheit
    Begriff· 117
Aufgehobenheit.
    Dimension· 102
Aufgehoben-Sein· 102
Aufgenommen-Sein· 117
Aufgeschlosssenheit· 85

B

Bakterienphobie· 73
BALINT M· 101, 110, 111, 113, 119
BATESON G · 124

BAUDELAIRE CH· 99
Begrenztheit· 143
Belastung· 195
    grenzüberschreitende· 197
Belastungssyndrom· 198
    depressives· 182
Belastungstoleranz· 195, 197
BENEDEK T· 121
BERGSON H · 62
BINSWANGER L· 145
Bios· 16
bipolare Depression· 12
Bipolarität· 85
BLANKENBURG W· 104
BLONDEL M· 62

C

Charakter· 148
coping· 61

D

DARWIN· 25
Dekonstruktion· 20
Depersonalisation· 91
Depression· 11, 12, 19
    anaklitische· 99
    biologische Interpretation· 33
    Endogene· 183
    Endogene, Begriff· 184
    Endogene, Symptome· 189
    Endogene, Therapie· 193
    gehört zu jedem Leben· 55
    Klimakterium· 210
    konkrete· 34
    Last des Lebens· 55
    pathologisch · 43
    Schwangerschaft· 207
    Wohnungswechsel· 204
Depression und Situation· 203
depressiv
    Begriff· 147
    typologischer Aspekt· 147
Depressive Disposition· 69
Depressives Leiden
    Individuation· 179

Unvollkommenheit · 175
Vergänglichkeit · 174
Derealisation · 91
DESCARTES · 22
Destruktion · 53
DILTHEY W · 23, 62
Disposition · 150
　Begriff · 150
DOSTOJEWSKI F · 167

E

Egoismus vs Altruismus · 158
Einheitspsychose · 103
Einseitigkeit · 86
ENGELS F · 49
Entlastung · 202
Entwicklung
　kindliche · 52
ERIKSON EH · 120
Erklären · 25
Erschließungscharakter · 79
Evidenz · 36, 72
Evolutionstheorie · 19
Existenzangst · 12

F

Flugangst · 65
Flugträume · 106
FREUD A · 109
FREUD S · 20, 24, 27, 28, 66, 87, 108, 159, 163, 174

G

GADAMER H · 62
GEBSATTEL E · 97
Gefühl der Leere · 96, 191
Geist · 16, 18
Gesetz der Polarität · 153
Gestimmtheit
　zum Leben · 96
Getragen-Sein · 112, 117
Gewissen · 162
GOETHE · 162
GOFFMAN E · 131, 133
Grenzüberschreitung · 86

H

HEGEL · 83
HEIDEGGER M · 23
HEISENBERG · 14
HELL D · 33
Hingabe · 118
Hospitalismus · 100
HUSSERL E · 20, 22, 30
Hypochondrie · 12

I

Ich-Identität · 121
Ichpsychologie · 108
Idealismus · 17
Identität · 130
Identitätsgefühl · 131
Identitätskrise · 131
Identitätsmangement · 132
Identitätsverlust · 133
Individualität · 37
Intentionalität · 21
Interpretation · 25, 27
Irrational · 64
　Angst · 65

J

JASPERS K · 23

K

KANT · 35, 58
KERNBERG O · 109
Klaustrophobie · 65
KLEIN M · 109
KLIBANSKY R · 146
KNAPP G · 110
KOHUT H · 110, 112
konkret · 16, 35
Konkrete Anthropologie · 16, 36
Körper und Seele · 139
Körper-Seele Problem · 34, 36
Körpersprache · 144
Krankheitsbegriff
　naturwissenschaftlicher · 189
Kreativität · 76

L

LANGE J · 87, 95, 96
Langeweile · 91, 92, 93
Leben · 17, 23, 24
   Alltagsleben · 20, 28, 59
   Begriff des · 32
   konkretes · 20, 38
Leben.
   zentraler Begriff · 45
Lebensangst · 60
Lebensaufgabe · 47
Lebensbewältigung · 13, 30
   entscheidender Stellenwert · 45
   Gelingen und Nichtgelingen · 46
   Kompetenz · 53
Lebensgeschichte · 60
Lebensgestaltung · 47
Lebenskrisen · 135
lebenspraktisches Wissen · 59, 105
   Gelingen und Mißlingen der
      Lebensbewältigung · 61
   Nichtbeachtung, Selbstverständlichkeit · 61
Lebensprinzip · 17
Lebenstrieb · 30
Lebensunterhalt · 47
Lebenswelt · 22
LEIBNIZ · 83
Leiden · 173
   zwei Formen · 173
Leistung
   kompensatorischer Einsatz · 200
Leitbegriffe · 14
Logik des Herzens · 62
LORENZ K · 33
Loss of Feeling · 94
Lustprinzip · 30

M

Manie
   Abwehrtheorie · 88
   Normalvorbild · 88
MARX K · 49
Materialismus · 17, 18
Materie · 16, 18
Melancholie · 84, 145, 183
Mensch
   konkret lebender · 43
   konkreter · 20
Menschenbild · 26, 31
   biologisches · 31
Messerphobie · 68

Methode
   naturwissenschacftliche · 19
   naturwissenschaftliche · 24
   phänomenologische · 35
Musik · 118

N

Narzißmus · 29, 112
   Mythos · 114
   Pathologischer · 110
   Primärer · 108, 113
Narzißmustheorien · 107
narzißtische Kränkbarkeit · 216
Naturalismus · 18
Natur-Geist-Bestimmung · 17
Naturwissenschaft
   zweckrationales Denken · 63
Neurologie · 34
Nichtanerkennung · 123
NIETZSCHE · 63, 83, 99, 164
normal - pathologisch
   Unterschied · 56

O

Offenheit · 46, 60, 156
oknophil · 110
Ontogenese · 217
Optimismus · 83
Ordnung · 155
Ordnungen
   Alltagsleben · 157
organische Verursachung · 187
   Trugschluß · 219
organische Verursachungstheorie · 218

P

PASCAL B · 62, 94
PAULEIKHOFF B · 205
Pessimismus · 13
Phänomen · 35
Phänomenologie · 21, 23, 25, 30, 35
   philosophische · 20
Phase des Fraglosen-Getragen-Seins · 106
philobatisch · 110
Philosophische Anthropologie · 14, 15, 23
Phobien · 10
PLATON · 16
Polarität · 151
Positivismus · 22

Praktische Philosophie · 61
Primäre Liebe · 110
Primären Verstehen
    Kreativität · 76
    mythische Welterfahrung, Denken in Bildern, symbolisches Denken · 64
Psyche · 16
Psychischer Apparat · 26
Psychoanalyse · 20, 25, 30
Psychopharmaka · 34, 43, 192
    Nebenwirkungen · 43
Psychotherapie · 44
    Lebensbewältigung · 44

R

RANGELL L · 181
Recht auf Leben · 167
RIEMANN F · 150

S

SCHELER M · 23, 62
Schlafstörungen · 118
SCHNEIDER K · 184, 187, 191
SCHOPENHAUER A · 13, 83, 93, 159
Schuld · 161
Schuldangst · 12
Schuldbereitschaft · 162
Schuldgefühle · 161
SCHULTE W · 202
Seinsübernahme · 30, 46
    angewiesen auf · 52
    Angst und Depression · 53
    eigene · 51, 52
    gegenseitige · 50
    Kinder · 51
    Nicht-Leben-Können · 48
    Selbstverhältnis · 51
Seins-Übernahme
    im Verhältnis zur Natur · 48
Seinsübernahme.
    im Verhältnis zu anderen · 50
Selbst
    Begriff · 129
    Konstitution · 138
    kreatürliches (leibliches) · 139
    Verfassung · 136
Selbstbewußtsein · 129
Selbstdestruktion · 30, 164, 167
Selbstentwertung · 135, 166
Selbstgefühl · 96, 134, 136
    Identität · 129

Selbstkonzept · 134
Selbstmord · 74
Selbst-Psychologie · 111
Selbstsicherheit · 129
Selbstverantwortung · 52
Selbstverhältnis · 40, 129
    im leiblichen Bereich · 141
    Unzugänglichkeit · 70
Selbstvertrauen · 123, 129
SELYE H · 195
Sexualität · 29
Soziobiologie · 19
SPITZ R · 99, 100, 119, 124
Sprache · 31
Stimmung
    ängstliche · 81
    depressive · 79
    gehobene · 79
    manische · 81
Stimmungsstabilität · 90
Streß · 195
Streß und Krankheit · 195
Strukturen des Konkreten Lebens · 43
Strukturen menschlichen Lebens. · 36
Stufentheorie · 17
Subjekt-Objekt Beziehung · 41

T

TELLENBACH H · 154, 201, 206, 211
Todesangst · 212
Todestrieb · 29
Trauer · 11, 174
    Schmerzvermeidung · 173
Trauerprozeß · 173
Trauerprozesse · 144
Triebbegriff · 26, 28
Triebe · 29
Triebkonzept · 29
Typus melancholicus · 154

Ü

Überforderung · 143
Über-Ich · 163
UEXKÜLL J · 57
Umwelt · 57
Unbewußtes · 70, 71

V

Verdeckung des Konkreten · 20

Vererbung
  phylogenetisch vs ontogenetisch · 217
Vergänglichkeit · 83
Verhältnis zu anderen · 40
Verhältnis zur Natur · 40
Verhältnisse · 39
Verletzlichkeit · 54
Vernichtungsangst · 126
Vernichtungsangst. · 191
Vernunft · 16
Vernunftprinzip · 17
Verschlossenheit · 89
Versorgtheit · 119
Verstehen · 25, 41
  Bedeutung von Können · 58
Verstehensart
  lebenspraktisches Wissen · 59
  Wahrheit · 63
Verstehensarten · 58
  Intuition und Phantasie · 61
Verstehensstruktur · 57
Verstellung des Konkreten · 19
Vertrauen · 120
Verursachungstheorie
  organische · 188
vitale Verstimmtheit · 187
Vitale Verstimmung · 190

W

WAHL H · 110

Welt · 38
Weltanschauung · 83
Weltaufenthalt · 39, 41
  Angst und Depression · 41
  gravierende Veränderung · 69
  immer verstanden · 57
  Verstehen · 42
  Verstehen und Lebensbewältigung · 57
Weltbegriff · 22
Welterfahrung
  ursprüngliche · 21, 22
Weltsicht
  tragische · 83
Wesensmerkmale · 15
WINNICOTT DW · 101, 119, 120
Wissensformen · 62
Wohnen · 204

Z

Zeitlichkeit · 60
Zoe · 16
Zuversicht · 121
Zwang
  innerer · 158
zweckrationales Denken · 63
Zyklothymie · 183

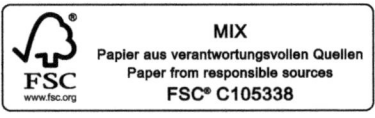

Printed by Libri Plureos GmbH
in Hamburg, Germany